ERCAN DEMIR mit Julien Wolff

NATÜRLICH
fit und schlank

Bibliografische Information der Deutschen Nationalbibliothek
Die Deutsche Nationalbibliothek verzeichnet diese Publikation in der Deutschen Nationalbibliografie. Detaillierte bibliografische Daten sind im Internet über http://d-nb.de abrufbar.

Wichtiger Hinweis
Sämtliche Inhalte dieses Buchs wurden – auf Basis von Quellen, die die Autoren und der Verlag für vertrauenswürdig erachten – nach bestem Wissen und Gewissen recherchiert und sorgfältig geprüft. Trotzdem stellt dieses Buch keinen Ersatz für eine individuelle Fitness- und Ernährungsberatung sowie medizinische Beratung dar. Wenn Sie medizinischen Rat einholen wollen, konsultieren Sie bitte einen qualifizierten Arzt. Der Verlag und die Autoren haften für keine nachteiligen Auswirkungen, die in einem direkten oder indirekten Zusammenhang mit den Informationen stehen, die in diesem Buch enthalten sind.

Für Fragen und Anregungen
info@rivaverlag.de

Originalausgabe
1. Auflage 2019

Nymphenburger Straße 86
D-80636 München
Tel.: 089 651285-0
Fax: 089 652096

Redaktion: Stefanie Heim
Umschlaggestaltung: Laura Osswald
Umschlagabbildungen: Nils Schwarz, shutterstock/pio3
Model: Tanja Kollbauer
Layout: Katja Muggli, www.katjamuggli.de
Satz: Daniel Förster, Belgern
Bildnachweis: alle Fotos im Innenteil von Nils Schwarz, außer:
Icons im Rezeptteil: Katja Muggli; Ercan Demir: 12, 16; Fritz Hegemann/www.all-stars.de: 15; www.climaqx.com, Eschener Gaste 28, 26603 Aurich: 49; shutterstock: Alexander Prokopenko: 168, asife: 171, Barbara Dudzinska: 147, Bojan Milinkov: 25, Charles Curtis: 122, Elena Veselova: 151, etorres: 184, Foxys Forest Manufacture: 115, Goskova Tatiana: 143, Ildi Papp: 173, Julia Jetta: 175, karen roach: 28, Lesya Dolyuk: 183, Liliya Kandrashevich: 159, Liv friis-larsen: 162, 167, Magrig: 164, MaKo-studio: 177, Rasulov: 181, Slawomir Fajer: 161, Solis Images: 40, Sudowoodo: 124, Tatiana Volgutova: 158, Valentyn Volkov: 131, Yulia von Eisenstein: 179

Druck: Firmengruppe APPL, aprinta Druck, Wemding
Printed in Germany

ISBN Print 978-3-7423-0684-5
ISBN E-Book (PDF) 978-3-7453-0265-3
ISBN E-Book (EPUB, Mobi) 978-3-7453-0266-0

Weitere Informationen zum Verlag finden Sie unter
www.rivaverlag.de
Beachten Sie auch unsere weiteren Verlage unter www.m-vg.de

ERCAN DEMIR mit Julien Wolff

NATÜRLICH *fit und schlank*

Das Erfolgsprogramm des Trainers von Sophia Thiel

Die besten Rezepte, Übungen und Trainingspläne zum Abnehmen und Fitwerden

riva

INHALT

Anhang

VORWORT

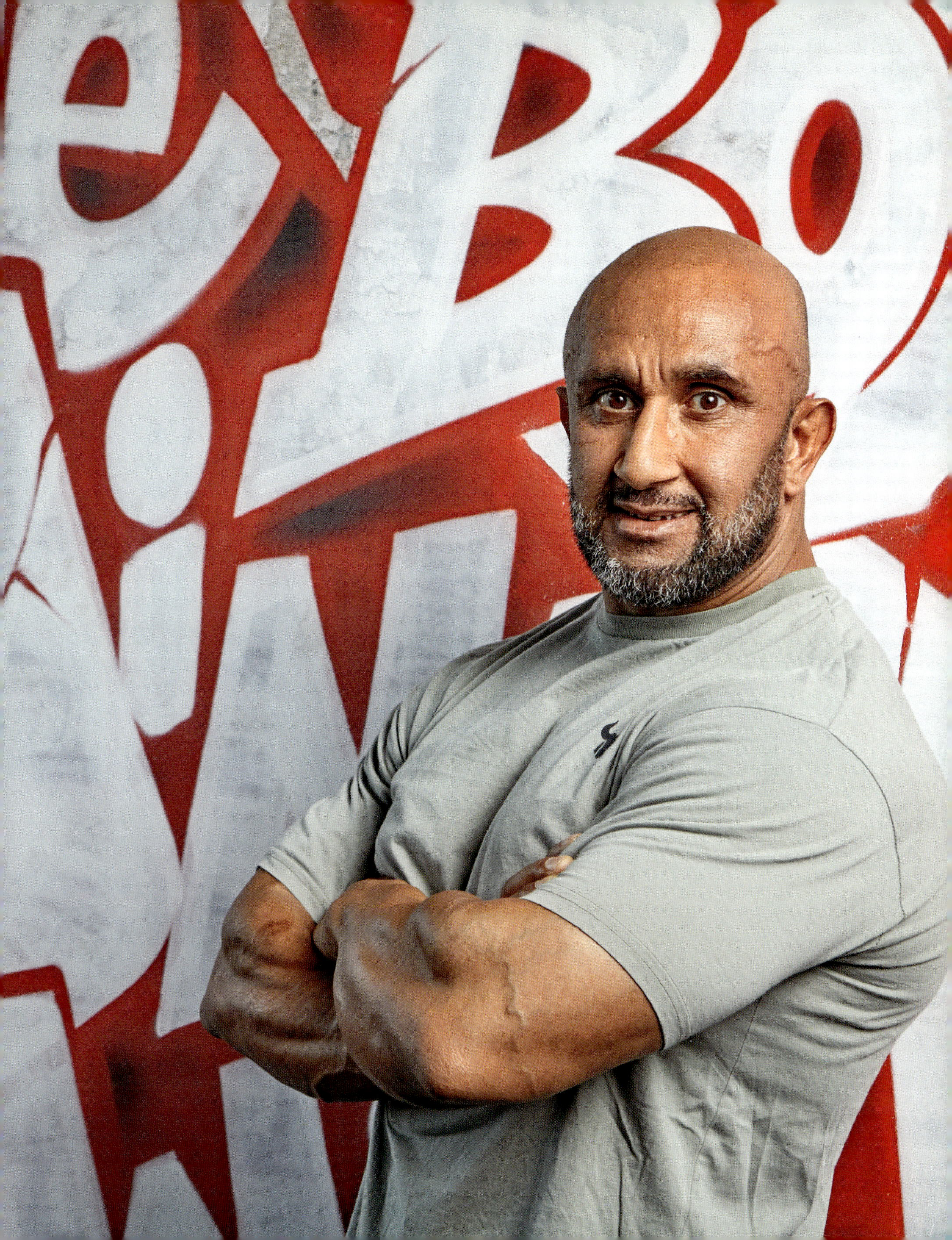

Liebe Leserin,

um was geht es im Leben? Auf diese Frage hat jeder seine eigene Antwort. Meine ist ganz klar: Es geht darum, sich so oft wie möglich lebendig zu fühlen und glücklich zu sein. Es geht darum, ein Macher beziehungsweise eine Macherin zu sein. Ich bin überzeugt davon, dass wir all das nur sein können, wenn wir gesund und vital sind, wenn wir fit sind – körperlich und mental – und vor allem auf natürliche Weise fit. Die Grundlagen dafür sind für mich Sport und eine bewusste und ausgewogene Ernährung. Mit diesem Buch möchte ich dir zeigen, wie du natürlich fit wirst und bleibst – durch Krafttraining.

Krafttraining ist mehr als Sport, es ist eine Schule fürs Leben. Und es ist ein Training, das uns besser aussehen lässt, das uns unseren Körper so richtig wahrnehmen lässt, uns fordert und uns im Alltag leistungsfähiger macht. Krafttraining zeigt uns, wie viel Spaß es bringt, unsere Grenzen auszuloten, sie zu verschieben sowie unseren Körper und Geist zu bilden, wie das Wort »Bodybuilding« schon sagt. Bodybuilding und Fitness haben mich gelehrt, nichts dem Zufall zu überlassen. Erfolgreich sind diejenigen, die einen Plan haben und sich an ihn halten. Dieses Buch kann dein Plan sein, deine Anleitung.

Ich möchte dir meine Philosophie für das richtige Krafttraining und eine gesunde Lebensweise zeigen, meine Tipps und Tricks und meine Formel, mit der ich Sophia Thiel in Topform gebracht habe. Aber nicht nur sie habe ich begleitet, auch viele andere Athletinnen und Athleten, genauso wie Hobbysportler und -sportlerinnen aus aller Welt. Eine meiner Kundinnen fliegt extra einmal im Monat von London nach München, um mit mir in meinem Gym zu trainieren. Ich bin seit rund 30 Jahren im Kraftsport tätig, habe quasi alles erlebt und mich mit den verschiedensten Systemen in Sachen Training und Ernährung beschäftigt. Immer wieder habe ich mich hinterfragt, immer wieder etwas verändert, immer wieder optimiert, immer wieder wollte ich dazulernen und Neues ausprobieren. Ob es nun vegane Ernährung oder Supersätze sind – ich bin offen für Neues, das ist meine Lebenseinstellung. Ich habe vieles richtig gemacht und manches falsch, aber ich habe festgestellt: je natürlicher, desto besser und gesünder.

In den vergangenen Jahren habe ich mich auf das Training von Mädchen ab dem Teenageralter und Frauen spezialisiert. Ich betreue ausschließlich naturale Sportlerinnen, manche persönlich in meinem Gym, andere aus der Ferne. Mit Sophia habe ich die Welt bereist, mich mit Trainern aller Kontinente ausgetauscht und unsere Fans in YouTube-Videos und Instagram-Storys mit auf die Reise genommen. In diesem Buch findest du mein Wissen erstmals gebündelt. Ich habe *Natürlich fit und schlank* so geschrieben, dass jede – von der Einsteigerin bis zum Profi – das Beste aus sich herausholen kann, und zwar langfristig. Von heute auf morgen kann sich niemand transformieren. Ich möchte dir zeigen, dass es sich lohnt, Geduld zu haben, dass es sich lohnt, achtsam mit deinem Körper umzugehen, langfristig zu denken und konstant auf das richtige Training und die richtige Ernährung zu achten. Ich möchte dir zeigen, wie du am effektivsten Fett verbrennst und deinen Körper straffst.

Ich habe dieses Buch entsprechend den drei Säulen meines Erfolgssystems unterteilt: mein Powersystem, mein Training und mein Ernährungskonzept. Die Trainingspläne habe ich für dich jeweils mit einem Schwierigkeitsgrad versehen, sodass du dich je nach Trainingslevel daran orientieren kannst. Die Übungen habe ich den einzelnen Körperpartien zugeordnet, damit du dir ganz einfach den für dich perfekten Trainingsplan zusammenstellen kannst. Am Ende des Buches findest du zudem Vorlagen für deinen Trainingsplan und deinen Ernährungsplan (Seite 188/189), die du ausfüllen und in deine Sporttasche legen oder an deinen Kühlschrank kleben kannst.

Mein Buch soll dir helfen, richtig und effektiv zu trainieren und die Nahrungsmittel zu essen, die dir nicht nur schmecken, sondern gleichzeitig dafür sorgen, dass du Muskeln aufbaust, stärker wirst und – sofern das dein Ziel ist – auch abnimmst. *Natürlich fit und schlank* soll für dich der Impuls sein, deine eigene Reise zu deiner Wunschfigur zu starten. Beginnen musst du die Reise selbst, doch soll dir dieses Buch der perfekte Begleiter sein.

Denke immer dran: Es geht nicht nur darum, dein Ziel zu erreichen. Es geht auch darum, den Weg zu deinem Ziel zu genießen. Der beste Zeitpunkt, sich auf diesen Weg zu machen, ist heute, und zwar genau jetzt.

Ich wünsche dir viel Erfolg und vor allem Freude!
Dein

Ercan

1 / MEINE STORY

Sport hat mich gelehrt, was wir mit einem starken Willen und mit Disziplin in unserem Leben erreichen können. Bodybuilding und Fitness sind mehr als Sport. Sie sind eine Einstellung. Und mit dieser Einstellung habe ich schon Tiefschläge verarbeitet – und mir meine Träume erfüllt. Der Weg bis dorthin war allerdings hart.

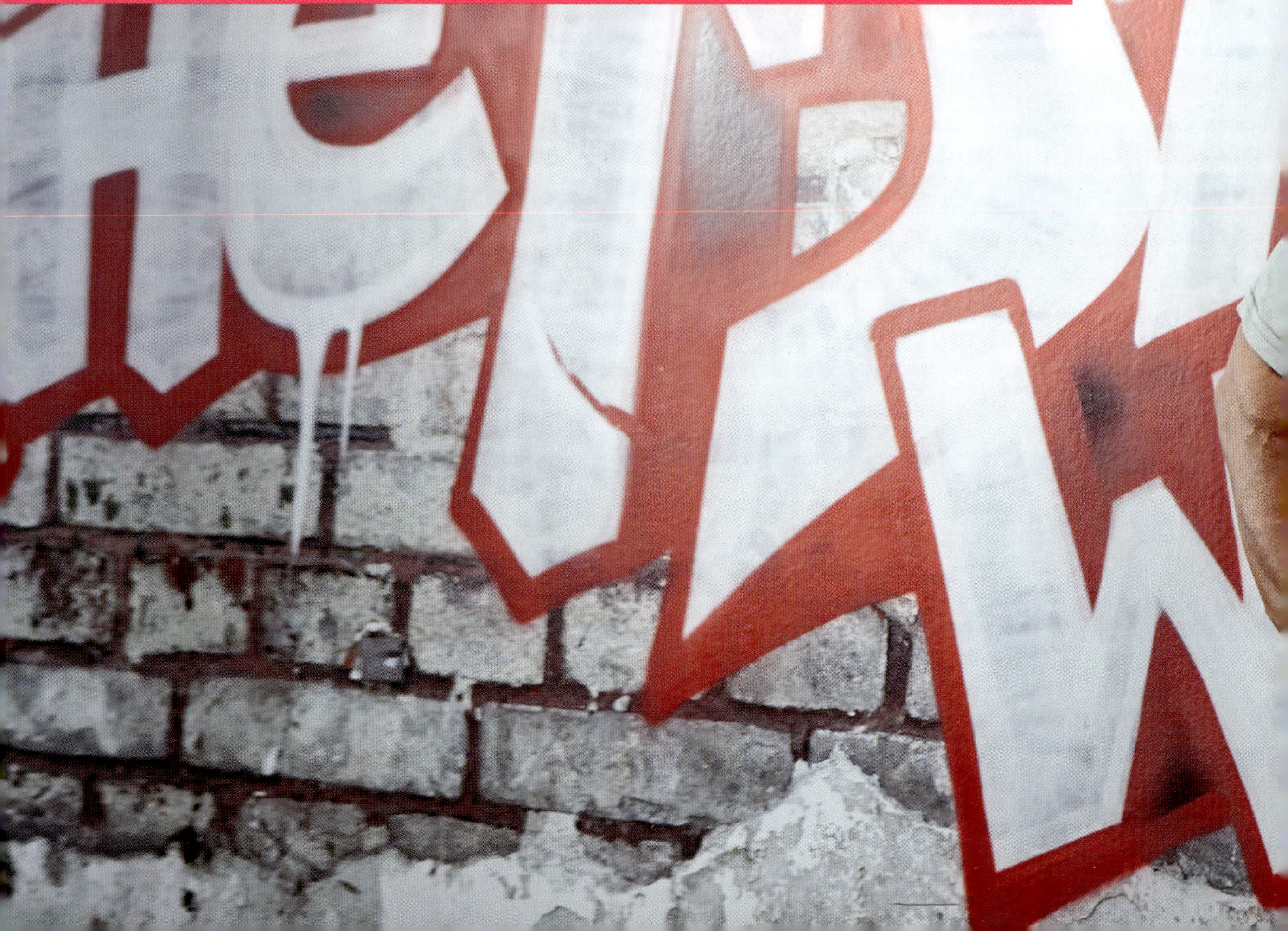

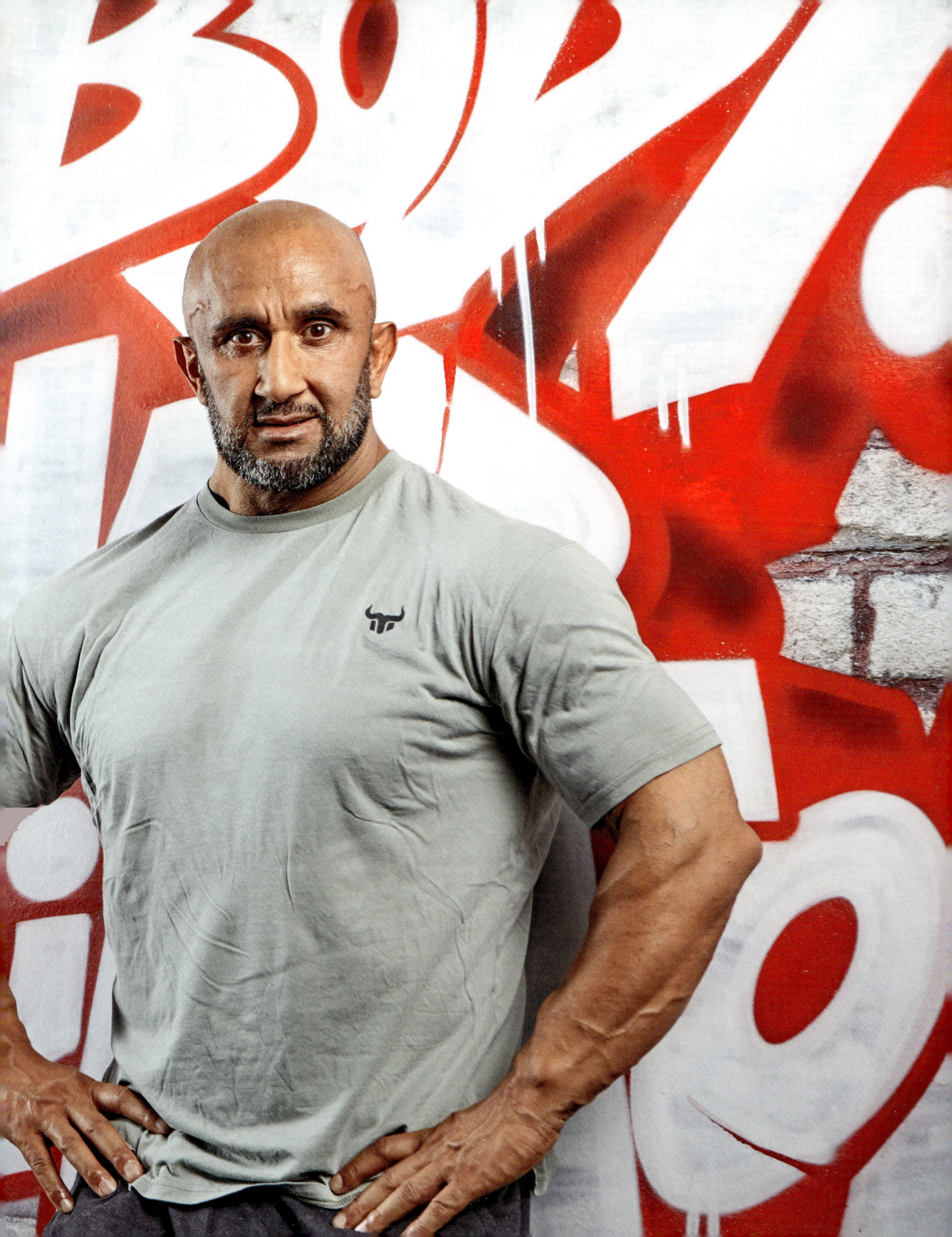

Mit Kraftsport in ein besseres Leben

Sport hat mein Leben verändert. Er hat es in die richtige Richtung gelenkt, sogar schon zweimal. Ich stamme aus Westanatolien und wachse in einfachen Verhältnissen auf. Wir haben nicht viel, und doch habe ich eine schöne Kindheit. Fußball ist meine Leidenschaft. Meine Heimatregion ist so hügelig, dass die Kinder aus der Nachbarschaft und ich keine ebene Fläche zum Kicken haben. Also spielen wir auf der Straße, die Torpfosten bauen wir uns aus ein paar Steinen. Immer wenn ein Auto kommt, müssen wir unser Spiel unterbrechen. Doch ich liebe es.

Als ich zehn Jahre alt bin, wandern meine Mutter Sultan und mein Vater Ismail mit mir nach München aus. Sie versprechen sich in Deutschland ein besseres Leben. Für mich ist die erste Zeit hier sehr schwierig. Wenn sich die Kinder in der Schule und auf dem Spielplatz unterhalten, verstehe ich kein Wort, ich kann ja noch kein Deutsch. Doch ich kann Fußball spielen und meine Eltern melden mich in einem kleinen Verein an. Schnell wird der TSV 1860 auf mich aufmerksam und verpflichtet mich. Wegen meiner langen schwarzen Haare nennen mich die anderen Kinder Ruud Gullit, denn dieser niederländische Fußballstar hatte damals auch so eine Frisur. Später wechsle ich zum großen FC Bayern und beginne parallel eine Ausbildung zum Bäcker. Doch als ich 15 bin, reißt mir in einem Spiel das Kreuzband. Damals, in den 80er-Jahren, ist die Medizin längst nicht so weit wie heute, die Verletzung lässt meinen Traum, Fußballprofi zu werden, von einem auf den anderen Tag platzen. Ich bin am Boden.

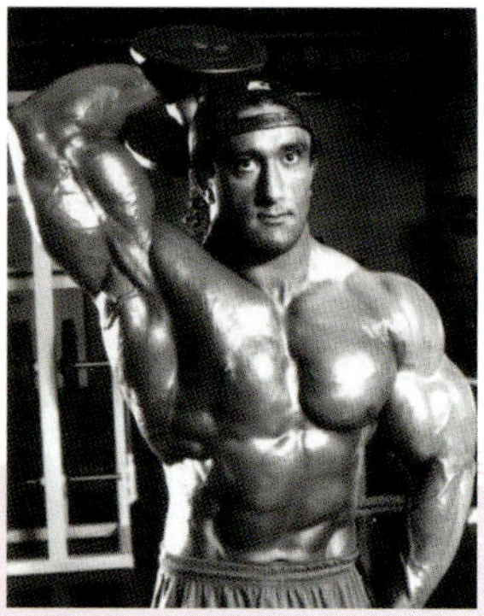

Ich brauchte Jahre, um meinen Körper zu formen. Dieses Foto zeigt mich in meinen Anfängen als Bodybuilder.

Und wieder hilft mir der Sport aus meinem Tief heraus. Diesmal ist es jedoch nicht der Fußball – sondern Bodybuilding. Nach meinem Kreuzbandriss muss ich eine Reha machen und in der Klinik lerne ich eine Physiotherapeutin kennen, die mich aufbaut: »Du musst weitermachen! Du musst trainieren, Ercan! Geh in ein Fitnessstudio und melde dich dort an.« Gesagt, getan.

Das Training gefällt mir sofort. Ich kann an meine körperlichen Grenzen gehen, ohne mein lädiertes Kreuzband zu sehr zu belasten. Ich fühle mich im Training total lebendig und genieße es, zu spüren und zu sehen, wie meine Muskeln wachsen und ich in dem Sport besser und besser werde. Mein türkischer Nachname

Demir bedeutet auf Deutsch »Eisen«, und vielleicht bin ich einfach zum Stemmen von Eisen, von Hanteln und Gewichtsscheiben, geboren. Auf jeden Fall liebe ich den Kraftsport schon bald.

Bereits nach einem Jahr Training nehme ich an meinem ersten Wettkampf teil, der Münchner Stadtmeisterschaft. Und ich gewinne. Kurz danach gewinne ich auch die Süddeutsche Meisterschaft. Ich erkenne, dass ich Talent habe, und entwickle einen enormen Willen und Ehrgeiz. Ich will mehr! Mein großes Ziel ist es, Jugendweltmeister zu werden – der Beste des Planeten. Meine Eltern sehen das skeptisch: Ich solle lieber Geld verdienen, sagen sie, schließlich wollen sie irgendwann zurück in ihr geliebtes Anatolien. Doch ich will meinen Traum leben und fliege im Alter von 19 Jahren zur Weltmeisterschaft nach São Paulo in Brasilien, starte für die Türkei – und gewinne. Die Jury bewertet mich mit der Idealnote 10.

Ich steigere mein Körpergewicht in dieser Zeit durch hartes Training und disziplinierte Ernährung von 100 auf 123 Kilogramm. Eine meiner Stärken sind meine Beinmuskeln, viele nennen mich »Mister Oberschenkel«. Ich treffe die zu dieser Zeit besten Bodybuilder, unter anderem Andreas Münzer aus Österreich und Dorian Yates aus England. Aber ich will noch mehr erreichen und werde Europameister, Vizeweltmeister und gewinne achtmal die türkische Meisterschaft.

DISZIPLIN UND WILLE FORMEN CHAMPIONS

Während dieser Zeit arbeite ich für Siemens in der Mikrochip-Abteilung in der Nachtschicht. Das bedeutet, dass mein Arbeitstag um 22 Uhr abends beginnt und um 6 Uhr morgens endet. Danach lege ich mich bis mittags schlafen, esse im Anschluss und fahre um 17 Uhr zum Training. Danach wieder essen und zurück zur Arbeit. Mein Tag ist auf die Minute durchgetaktet. Wenn ich mit dem Auto auf dem Weg zum Training mal keine grüne Welle erwische, bedeutet das für mich, dass ich entweder nur kürzer trainieren kann oder schneller duschen muss.

Heute höre ich von Menschen, die eine bessere Figur bekommen wollen, oft: »Ich kann mich nicht an den Ernährungsplan halten und nicht trainieren, denn ich arbeite im Schichtdienst.« Das ist eine Ausrede! Auch mit einem Alltag voller Schichtarbeit steht einer bewussten Ernährung und regelmäßigem Training nichts im Weg. Ich kann das aus eigener Erfahrung sagen, ich habe trotz Nachtarbeit die Europameisterschaft gewonnen.

Schon damals, als in Deutschland noch niemand das Wort »Meal Prep« kennt, bereite ich mir mein Essen jeden Tag vor und nehme es mit zur Arbeit. 6000 Kilokalorien nehme ich täglich zu mir, denn ich will zulegen und Muskeln aufbauen. Ich setze auf natürliche Lebensmittel, esse viel Reis, Quark und Eiklar. Wo ein Wille, da ein Weg.

Ich trete in dieser Zeit häufig auf, zum Beispiel in Diskotheken oder auf Festen, und verdiene mit meinem Sport gutes Geld. Doch dann habe ich erneut Verletzungspech: Beim Training erleide ich einen Gewebeschaden am Bizeps. Das Gewebe sinkt ein und es ist zu spät für eine Operation. Die Symmetrie meines Körpers, mit das wichtigste Kriterium im Bodybuilding, ist nicht mehr so schön wie vorher.

Der gemeinsame Weg mit Sophia beginnt

Vorerst beende ich meine Wettkampfkarriere und schlage ein neues Kapitel in meinem Leben auf. Ich übernehme das Studio im Münchner Dreimühlenviertel, in dem ich mit dem Trainieren angefangen habe. Es ist das zweitälteste Studio in München. Ich nenne es »Ercans Body Gym«. Für mich wird dieses Gym mehr als ein Studio voller Hanteln, es wird mein Leben, mein zweites Zuhause. Jeden Tag bin ich hier, helfe Menschen und lerne von Menschen – seit 1999. Meine jüngsten Mitglieder sind Teenager, meine ältesten über 70 Jahre alt. Der Sport verbindet uns. An der Hantelstange sind wir alle gleich.

2010 kehre ich auf die Wettkampfbühne zurück. Ich nehme an der Seniorenweltmeisterschaft in meiner Heimat, der Türkei, teil und schaffe es auf den zweiten Platz – mit 40 Jahren. Mein Freund Michael Reithmeier dreht einen Dokumentarfilm über meine Vorbereitungen auf diesen Wettkampf und die Zeit danach. *Pumping Ercan* läuft sogar in einigen Kinos und wird mit Preisen ausgezeichnet.

Damals bringe ich nicht nur mich in Topform, sondern auch andere Hobbysportler und Athleten. Männer jeden Alters, die an Bodybuilding-Wettkämpfen teilnehmen wollen. Nahezu alle schaffen es auf die ersten Plätze. Ich merke, dass sich meine Vorbereitung der Athleten für diese auszahlt und dass es mir wiederum unheimlich viel Freude bereitet, für andere den perfekten Ernährungsplan und das ideale Trainingssystem zu erstellen. Ich arbeite dabei mit meiner Erfahrung und meinem Auge, weniger mit Computern oder Apps. Bei einem Formcheck sehe ich sofort, wo die Stärken und Schwächen des Sportlers oder der Sportlerin liegen und wie wir daran arbeiten können. Jeder von uns hat ein Talent mit auf seinen Lebensweg bekommen, meine Fähigkeiten als Trainer ist meines.

Schüchtern, aber voller Power

Dann, eines Tages im Jahr 2014, passiert etwas, aus dem etwas Großes entstehen sollte. Ein junger Mann kommt in mein Studio, im Schlepptau hat er seine Freundin. »Schau mal, Ercan, das ist die Sophia. Sie trainiert seit kurzer Zeit und sie kann mit deiner Hilfe sicher viel erreichen, oder? Würdest du sie trainieren?« Seine Freundin ist damals noch recht schüchtern. Sie spricht wenig und schaut sich erst mal alles zurückhaltend an: mein Gym, mein Büro, die Bilder der muskelbepackten Männer an den Wänden, die ich trainiert habe. Doch trotz ihrer Schüchternheit spüre ich sofort, dass dieses Mädchen ein ganz besonderer Mensch ist, ein Mensch mit großem Potenzial. »Klar, wir können gern mal gemeinsam trainieren und sehen, wo du stehst«, sage ich zu Sophia.

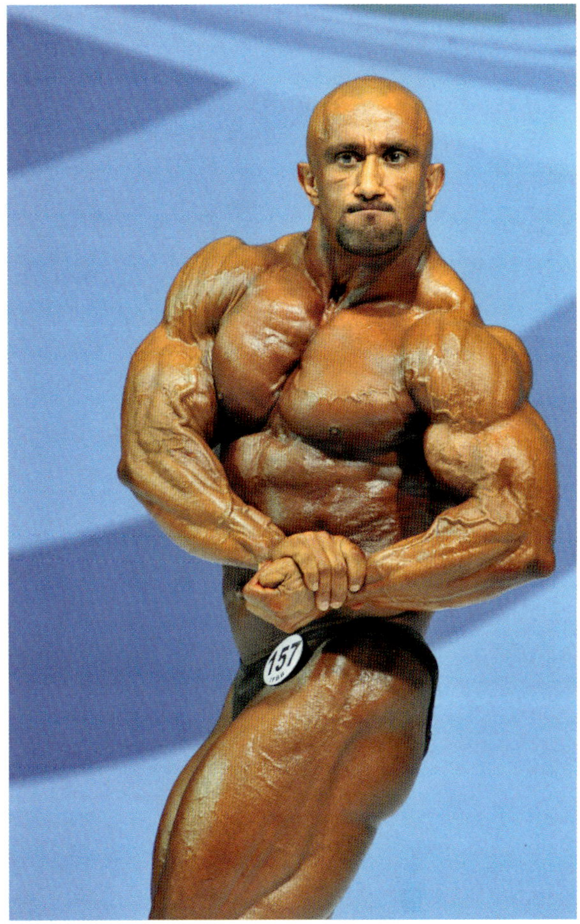

Wer am meisten gelitten hat, siegt! Wettkämpfe in ganz Europa forderten mir alles ab.

Sophia erzählt mir, dass sie den Kraftsport erst vor Kurzem für sich entdeckt und durch ihn sehr viel abgenommen habe. Sie sei lange übergewichtig gewesen, habe sich vor allem von Pommes und Schokolade ernährt und zu ihrer »schwersten« Zeit 80 Kilogramm gewogen. Diäten hätten nichts geholfen, immer wieder machte der berühmte Jo-Jo-Effekt alles wieder zunichte. Schluss sei damit erst gewesen, als Sophia das Krafttraining und die cleane Ernährung entdeckte. Sie zeigt mir beeindruckende Vorher-Nachher-Fotos von ihrer Transformation. Und gleich im ersten Training merke ich, was Sophia auszeichnet. Dieses Mädchen hat Power, Willen, Ehrgeiz, Disziplin. Alles, was es braucht, um in diesem Sport viel zu erreichen.

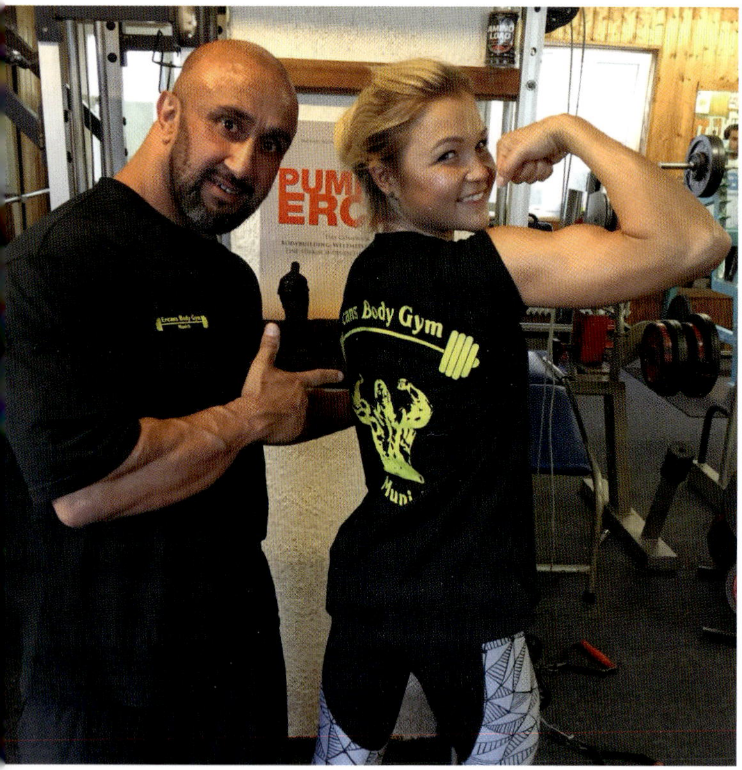

Sport als gemeinsame Leidenschaft: Hier seht ihr Sophia und mich beim Training in meinem Gym in München.

Wir vereinbaren, dass ich sie von nun an regelmäßig trainiere. Wenige Monate später nimmt Sophia an ihrem ersten Wettkampf teil, den Süddeutschen Meisterschaften. Auf Anhieb belegt sie den dritten Platz. Ihre Karriere nimmt rasant Fahrt auf: Das ProSieben-Magazin *Galileo* berichtet über sie, Sophia postet auf Facebook, Instagram und YouTube immer mehr Fotos und Videos von sich und uns beim Training. Auch ich entdecke die sozialen Medien für mich – als tolle Option, anderen Menschen unseren Sport und unsere Lebensweise auf eine authentische Art näherzubringen. Unsere Fangemeinde wächst enorm schnell. Sophia hat heute Millionen Follower, ich Hunderttausende.

Ich habe es mir zur Aufgabe gemacht, mein Wissen weiterzugeben, andere Menschen vor Fehlern zu bewahren, sowohl online als auch offline. Mit Sophia gelingt uns das in immer größerem Maße. Wir reisen durch die Welt, auf Messen bitten uns die Fans um Selfies und Autogramme, wir halten Workshops ab und inspirieren Menschen aller Altersklassen. Sophia entwickelt ihr eigenes Onlinetrainingsprogramm, mit dem bereits wenig später Tausende trainieren. Sie wird zum Idol einer ganzen Generation, zum Vorbild von Millionen Mädchen und Frauen, zum Fitnesssuperstar. Der Sport hilft mir und ihr, unsere Träume zu leben.

Vor Sophia hatte ich nur selten Frauen trainiert. Früher waren beinahe nur Männer in meinem Studio, hauptsächlich »schwere Jungs«. Heute sind ganz viele Mädchen und Frauen bei mir: Models und Moderatorinnen, Wettkampfathletinnen, aber auch Schülerinnen, Hausfrauen und Seniorinnen. Sie alle sehen an Sophias Beispiel, dass Frauen keine Angst vor Muskeln haben müssen. Im Gegenteil, Muskeln lassen Frauen toll aussehen, sorgen für eine bessere Haltung und schützen im Alltag vor Verletzungen.

Beginne deine Story jetzt!

Bodybuilding ist für alle da. Für mich ist die Arbeit an unseren Körpern eine Lebensphilosophie. Mit dem richtigen Training und der richtigen Ernährung machen wir unseren Körper stark – und unseren Geist. Bodybuilding und Fitness auf dem natürlichen Weg machen uns stark fürs Leben.

Meine Geschichte ist noch lange nicht zu Ende. Während ich diese Zeilen schreibe, bin ich 48 Jahre alt. Ich trainiere weiterhin sechsmal die Woche. Längst trainiere ich nicht mehr so schwer wie früher, mit weniger Gewicht, um meine Gelenke und Sehnen zu schonen, doch immer noch genauso intensiv. Das Gefühl, nach einem Training total ausgepowert zu sein, bleibt für mich eines der schönsten Gefühle überhaupt. Auch wenn ich an keinen Wettkämpfen mehr teilnehme, ernähre ich mich mit wenigen Ausnahmen clean, esse ausschließlich frische und qualitativ hochwertige Lebensmittel. Ich trinke so gut wie nie Alkohol, rauche nicht und nutze kaum Nahrungsergänzungsmittel wie Proteinpulver. Ich lebe nicht so, weil ich es muss, sondern weil ich es will und weil ich mich durch diese Lebensweise enorm vital und gut fühle.

Ich gebe nahezu jeden Tag Personal Training und liebe es zu sehen, wie meine Athletinnen Fortschritte machen und in diesem Sport aufgehen und Erfüllung finden. Mit den nächsten Kapiteln beginnt dein Personal Training. Jetzt beginnt deine Story.

2 / Mein Powersystem für Frauen

Ein gesunder und starker Körper ist für viele ein Traum. Doch nur vom Träumen hat ihn noch niemand bekommen. Du musst hart dafür arbeiten. Aber es wird Arbeit sein, die dir Spaß macht – und sie wird sich auszahlen, versprochen! Ich habe eine Philosophie und ein System entwickelt, die dir helfen, nicht nur anzufangen, sondern auch dranzubleiben. Sie werden dich motivieren, dich stützen und dich fordern. Also: Auf geht's!

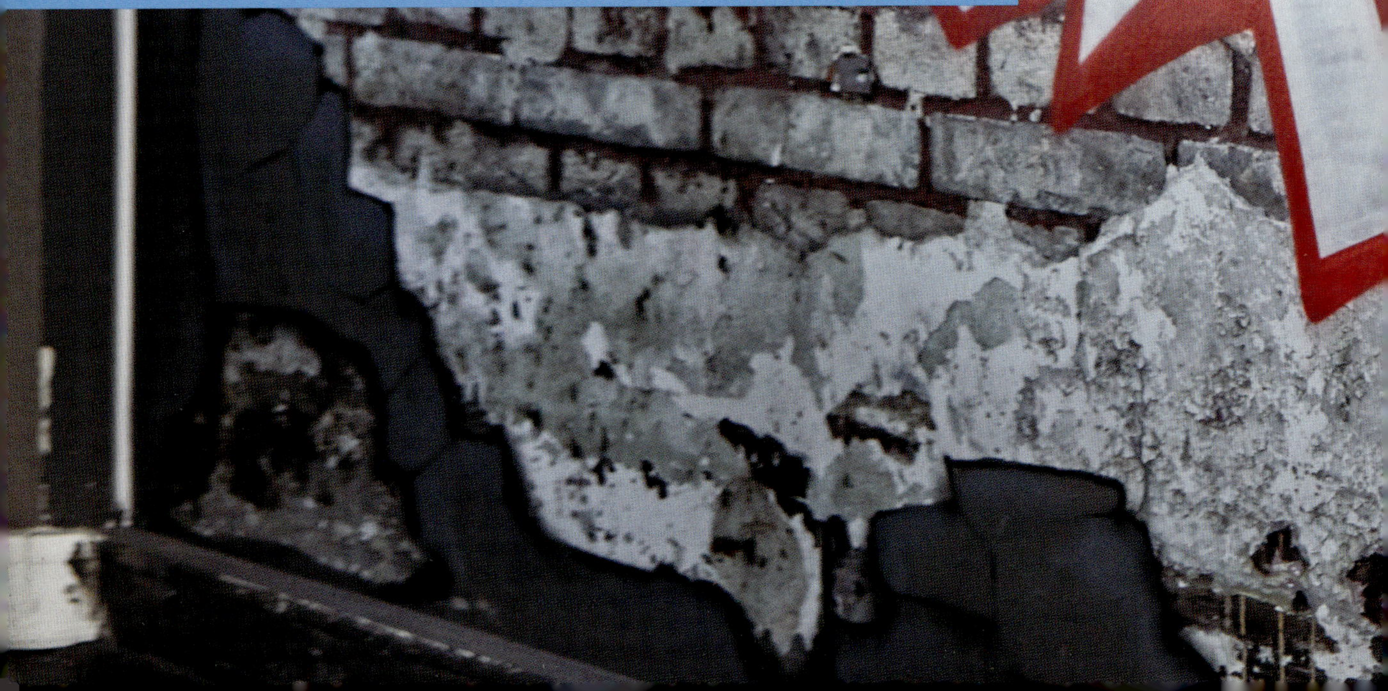

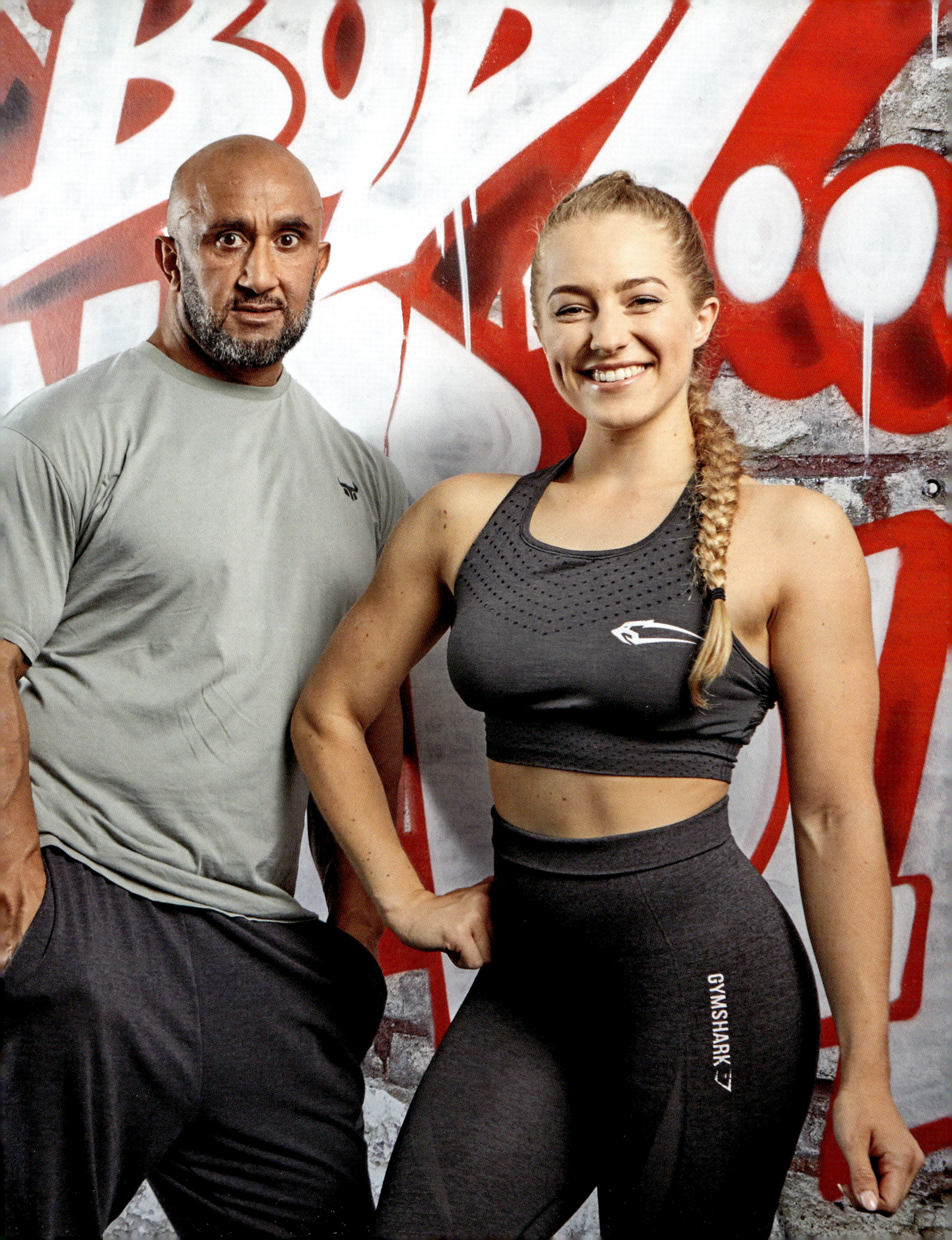
GYMSHARK

KÖRPER UND GEIST FORMEN

Mein Spitzname ist »Pumping Ercan«. Diesen Kosenamen hat mir mein Freund Michael Reithmeier gegeben, der den gleichnamigen Dokumentarfilm über mich gedreht hat. Wir haben den Filmtitel an »Pumping Iron« angelehnt, ein Kultfilm über Bodybuilder, in dem Arnold Schwarzenegger im Mittelpunkt steht. Ich will mir nicht anmaßen, mich mit Arnie zu vergleichen, doch eines haben wir in jedem Fall gemeinsam: Pumpen ist für uns viel mehr als Sport.

Pumpen ist für mich nicht das, was es für viele andere darstellt. Pumpen steht für mich nicht für stupides »Aufpumpen« der Muskeln, es ist für mich kein abwertendes Wort für unseren Sport. Bodybuilder galten früher als Proleten. Heute ist das nicht mehr so, und ich bin sehr froh über diese Entwicklung. Letztlich ist nämlich jeder, der an seinem Körper arbeitet, ein Bodybuilder. Pumpen ist für mich Sinnbild dafür, etwas aus seinem Leben, seinem Körper und aus seinem Geist zu machen. Hart zu trainieren und mich gesund zu ernähren, das tue ich eben nicht nur für meinen Körper, sondern auch für meinen Kopf und meine Seele. Dieses Trio funktioniert nur zusammen. Meine Philosophie besteht aus acht Schlüsselfaktoren, die auch du dir zu eigen machen kannst:

» Zielstrebigkeit
» Bewusstsein
» Achtsamkeit
» Disziplin
» Lebensfreude
» Selbstverantwortung
» Dankbarkeit
» Kontrolle

Es geht darum, bewusst mit deinem Körper, deinem Geist und deiner Seele umzugehen. Das ist heute bei all den Ablenkungen, die uns unsere schöne Welt bietet, gar nicht so einfach, aber total wichtig. Achtsam mit dir selbst zu sein, heißt, auf deinen Körper zu hören, ihm wieder mehr Achtung zu schenken – vor, im und nach dem Training.

In meiner Philosophie schließen sich Disziplin und Lebensfreude nicht aus, im Gegenteil, sie ergänzen sich. Wer sein Ziel diszipliniert verfolgt, hat mehr Freude im Leben, und zwar nicht erst dann, wenn er es erreicht, sondern schon auf dem Weg dorthin. Mit meiner Philosophie wirst du diesen Weg ganz bewusst erleben. Du wirst ihn sogar genießen, auch dann, wenn er mal holprig ist und dich auf die Probe stellt.

Übernimm Verantwortung für dich

In meinen vielen Jahren als Trainer habe ich mit den unterschiedlichsten Menschen zu tun gehabt. Eines hatten sie oft gemeinsam: Sie schoben die Verantwortung für ihren Körper und ihre Gesundheit von sich weg. Ihr Chef war schuld, dass so wenig Zeit für Sport blieb. Und dass sie sich viel zu fettig und süß ernährten, lag an ihren Eltern oder ihrem Partner, weil die immer falsch einkauften.

Die Schuld bei anderen zu suchen, ist schön einfach, aber nicht richtig und nicht zielführend. Übernimm Verantwortung für dich selbst! Du hast dein Leben selbst in der Hand. Ein gesunder und starker Körper ist eine wunderbare und wichtige Basis für ein glückliches und erfülltes Leben. Stelle dich deiner Verantwortung deinem Körper und deinem Geist gegenüber, fordere dich und fördere dich.

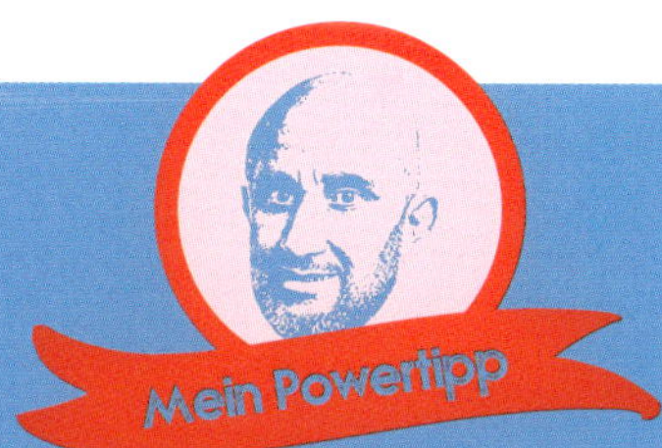

Die Kraft des Schreibens: Mach deine Pläne und Ziele greifbar

Eine Empfehlung von mir hinsichtlich der drei Bereiche Training, Ernährung und Motivation: Gewöhne dir an, die für dich wichtigen Dinge aufzuschreiben – deine Ziele, deine Pläne, deine Erfolge. Ein festgehaltener Plan ist noch viel bindender als einer, den du lediglich im Kopf geschmiedet hast. Wenn du deinen Plan anfassen kannst, ist er real und du fühlst dich verpflichtet, ihn einzuhalten.

Akzeptiere und respektiere deine Gene

Oft heißt es, jeder könne alles schaffen, was er unbedingt will. Ich finde, das stimmt nicht. Wir können im Leben sehr viel erreichen – aber nicht alles. Bezogen auf deinen körperlichen Fortschritt gibt es Grenzen. Dies gilt für jeden Menschen. Wir können gegen unseren eigenen Schweinehund kämpfen, gegen unsere Faulheit, gegen unsere schlechten Essgewohnheiten, und wir können sie besiegen. Unsere Gene hingegen setzen uns unüberwindbare Grenzen. Daher sollten wir diese akzeptieren und respektieren.

Bist du eher klein und hast kräftige Beine, wirst du nie die Proportionen einer großen Frau mit langen, dünnen Beinen bekommen. Das brauchst du aber auch gar nicht! Betrachte deine Gene nicht als deinen Feind, sondern als deinen Freund. Die Natur hat uns allen Stärken und Schwächen beschert. An den Schwächen können wir arbeiten, klar, doch konzentrieren sollten wir uns auf unsere Stärken – und dankbar für sie sein!

Sei immer offen für Neues und Anderes

Ein Zitat, das oft Albert Einstein zugeschrieben wird, begleitet mich schon lange und hält mich immer wieder davon ab, es mir in meiner Komfortzone gemütlich zu machen: »Die Definition von Wahnsinn ist, immer wieder das Gleiche zu tun und andere Ergebnisse zu erwarten.« Konstanz ist Teil meiner Philosophie. Du solltest nicht alle paar Tage deinen Trainingsplan wechseln, nur weil du auf Instagram oder bei YouTube eine neue Übungsabfolge entdeckt hast, die dich reizt. Lass dich nicht ablenken. Um erfolgreich zu sein, gehört es dazu, etwas durchzuziehen und an seinen Weg zu glauben, auch wenn er mal nicht gerade verläuft.

Doch mit Konstanz meine ich nicht, verbohrt oder ignorant zu sein. Du solltest immer offen für neue und andere Ansätze sein und dich, wenn möglich, ständig weiterbilden. Sei lernwillig und weltoffen. In Sachen Tipps zu Ernährung und Training solltest du auf deinen Instinkt vertrauen: Hat derjenige, der im Gym immer deine Übungsausführung kritisiert, wirklich Ahnung, wovon er spricht? Will er oder sie nur den Besserwisser spielen oder dir wirklich helfen? Stelle dir immer diese Fragen und entscheide dann, auf wen du hören möchtest.

Modernes Oldschool-Bodybuilding

Du kannst deinen Körper auf ganz verschiedene Arten trainieren: mit Kettlebells oder Schlingentrainern, beim Crossfit, mit Calisthenics-Übungen, mit Ropes, beim Zirkeltraining oder in Gruppenkursen. In den Fitnessstudios und Parks in ganz Europa bieten Trainer eine riesige Palette an Trainingsformen an. Ich finde das toll und beschäftige mich regelmäßig mit neuen Trends und Methoden. Trotzdem ist das klassische Krafttraining immer mein liebstes Training geblieben und bildet den Mittelpunkt meiner Philosophie. Ich sehe mich als Oldschool-Bodybuilder – als modernen Oldschool-Bodybuilder. Mein Anspruch ist es, die klassischen Grundübungen mit modernen Ansätzen in Sachen Training und Ernährung zu verbinden.

Was ich am Krafttraining mit Gewichten so toll finde? Es bietet unzählige Möglichkeiten und wird deshalb nie langweilig. Man kann sich immer neue Trainingspläne erstellen, die Intensität des Trainings durch mehr Sätze oder Wiederholungen steigern und an vielen verschiedenen Orten trainieren, drinnen wie draußen. Man kann allein, mit Freunden oder in einer Gruppe trainieren. Viele Übungen lassen sich zudem so anpassen, dass sie auch mit körperlichen Beschwerden ausführbar sind. Außerdem kann man sich durch Krafttraining gezielt für andere Sportarten rüsten. Fußballer und Läufer können zum Beispiel ihren Rumpf stärken, der für diese Sportarten sehr wichtig ist, und Skifahrer können sich ideal auf den nächsten Urlaub im Schnee vorbereiten, indem sie im Gym ihre Beinpower trainieren.

ENTDECKE DEINE MOTIVATION

Motiviert zu sein, bedeutet für mich, dranzubleiben, die eigenen Ziele mit Freude zu verfolgen und vor allem zu wissen, warum man etwas macht. Deine Motivation ist noch wichtiger als jede Übung und jede Mahlzeit. Sie ist die Grundlage für alles. Deswegen solltest du dir unbedingt darüber klarwerden, was dich motiviert. Das wird dich zum Erfolg führen.

Kenne dein Motiv

Ganz sicher gibt es auch für dich Wörter und Zahlen, die deine Augen zum Strahlen bringen. Vielleicht ist es »Größe 36«, vielleicht »Bikini-Traumfigur«, vielleicht »Sommerurlaub mit flachem Bauch«, vielleicht »60 Kilogramm« als Traumgewicht. Jeden von uns treibt etwas an. Motivation bedeutet nichts anderes als die Gesamtheit der Gründe für unser Handeln. Doch das eigene Ziel einfach anzugehen, klingt leichter als getan. Im stressigen Alltag vergessen wir manchmal, was uns antreibt, und verlieren auch mal unsere Motivation. Zum Glück gibt es einige Tricks, die dir helfen, in schwierigen Phasen deinen Kurs zu halten.

Mache Fotos

Das Motivierendste überhaupt ist es, Fortschritte zu sehen. Doch weil wir uns jeden Tag im Spiegel ansehen, fällt es uns oft gar nicht auf, dass unser Körper sich verändert. Deswegen solltest du regelmäßig Fotos von dir machen, am besten immer zur gleichen Uhrzeit, im selben Raum und in Unterwäsche. Setze dir einen festen Termin für das Foto, etwa immer montagmorgens vor dem Frühstück im Badezimmer. So sorgst du dafür, dass die Fotos sehr gut vergleichbar sind. Von Woche zu Woche wirst du sehen, was du erreicht hast. Gerade in Phasen, in denen es mir oder Sophia mal nicht gut ging oder die Motivation fehlte, hat uns ein Blick auf unsere Fotos geholfen. Bilder, die uns in Topform zeigen, halten uns vor Augen, was wir schon erreicht haben oder wie wir aussehen können. Ein Freund von mir hat sich früher Bodybuildingfotos von mir in seiner Wohnung aufgehängt, weil ich für ihn ein Vorbild war. Ihn haben die Bilder motiviert, er wollte so aussehen wie ich.

Visualisiere

Gewinnen beginnt im Kopf. Stelle dir deine Wunschfigur so genau wie möglich vor. Male sie dir in deinem Kopf aus. Visualisiere, wie du aussehen willst. Das ist kein Hokuspokus, sondern mentale Stärke. Viele Profisportler nutzen diese Methode und sind damit sehr erfolgreich. Lerne von den Profis – und mache es wie sie.

Miss dich nicht an anderen, sondern an dir

Du kennt das bestimmt: Du surfst durch Instagram und YouTube und siehst Menschen mit genau der Figur, die du haben willst. Das kann eine Inspiration sein und dich motivieren. Doch du solltest nie zu sehr auf andere schauen, dich nie ausschließlich an anderen messen. Es wird immer jemanden geben, der besser aussieht oder stärker ist. Miss dich lieber an dir selbst und dem, was du bereits erreicht hast. Merk dir einen Satz: Du kannst nicht alles sein im Leben, aber jeden Tag besser als gestern. Es geht darum, die beste Version von dir zu werden.

Höre Musik

Ein Leben ohne Musik wäre für mich wie ein Leben ohne Seele. Ich liebe es, vor dem Training eine coole Playlist rauszusuchen und dann richtig aufzudrehen. Wenn ich mit Sophia trainiere, legen wir meist Hip-Hop in meinem Gym auf. Es gibt sogar wissenschaftliche Studien, die belegen, dass Musik die Leistungsfähigkeit erhöht. Gerade an Tagen, an denen du mal weniger Lust auf das Training hast, kann das richtige Lied auf dem Weg zum Gym oder zu Beginn deines Trainings ein Booster sein und dich motivieren.

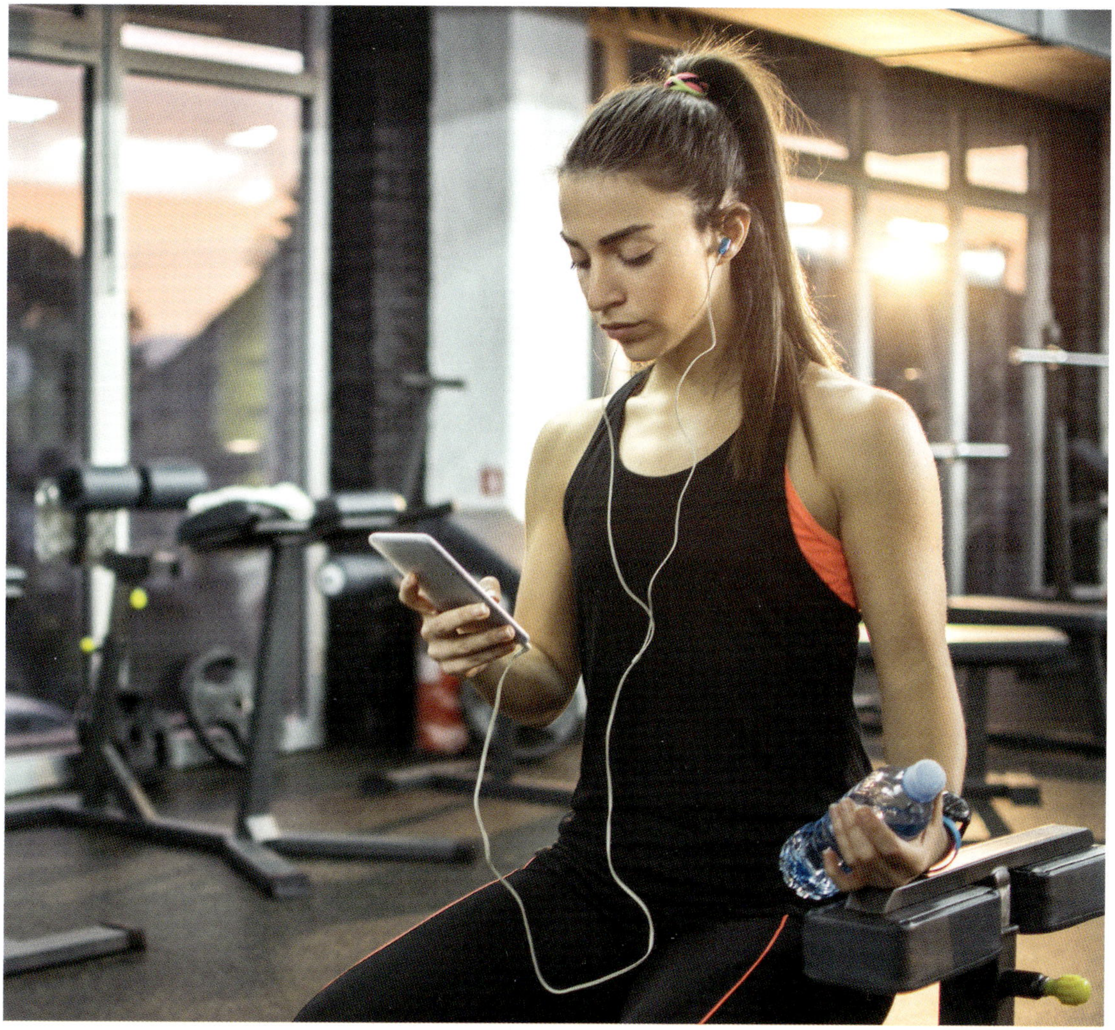

Höre während des Trainings deine Lieblingsmusik. Sie wird dich so richtig pushen.

Stelle dir für dein Training am besten eine Playlist voller schneller Powersongs oder Lieder, deren Text dich besonders motiviert, zusammen. Wissenschaftler haben herausgefunden, dass Songs mit 160 BPM (englisch *beats per minute*, Schläge pro Minute) ideal für ein Workout sind. Bei YouTube und anderen Portalen findest du viele Lieder und Playlists in dieser Geschwindigkeit. Wichtiger als die BPM ist jedoch dein persönlicher Geschmack, die Musik soll dir Spaß machen.

Meine Workout-Playlist

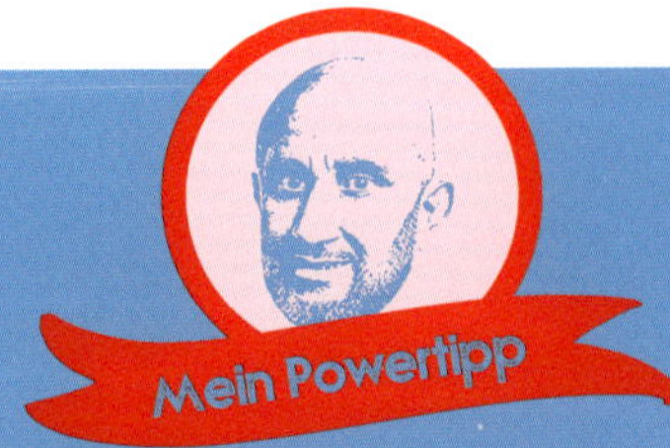

Hier eine kleine Auswahl der Songs, die mich besonders motivieren:

- **Dr. Dre ft. Snoop Dogg: Still D.R.E.**
- **Mahmut Orhan ft. Eneli: Save Me**
- **Kanye West: Stronger**
- **Eminem: Lose Yourself**
- **Nas: I Can**
- **The Notorious B.I.G.: Juicy**
- **Shawn Desman: Spread My Wings (Remix)**
- **Iggy Azalea ft. Jennifer Hudson: Trouble**
- **Tupac Shakur: Changes**
- **Dr. Dre ft. Snoop Dogg, Nate Dogg, Kurupt: The Next Episode**
- **50 Cent: In Da Club**
- **Jay-Z: 99 Problems**
- **Taio Cruz: Dynamite**

Umarme Rückschläge und Niederlagen

Erfolge und Fortschritte sind das Schönste überhaupt. Doch noch wichtiger ist der richtige Umgang mit negativen Dingen. Die können uns allen immer passieren, egal wie diszipliniert und fleißig wir sind. Eine Verletzung oder eine Phase, in der du in Sachen Abnehmen oder Muskelaufbau nicht wie erhofft vorankommst, ist ganz normal. Sei ruhig einen Moment wütend oder enttäuscht, wenn es bei dir nicht läuft wie geplant. Doch nutze dann diese Energie und mache weiter. Lerne, Rückschläge und Niederlagen zu umarmen. Mein Leitsatz: Es gibt keine Fehler – es gibt nur Erfahrungen. Lass dich nie für lange runterziehen. Analysiere stattdessen, warum es zuletzt nicht so geklappt hat, und mache es besser. Aus nichts lernen wir im Leben und im Sport mehr als aus Niederlagen. Du wirst dann erfolgreich sein, wenn du ab sofort an den Punkten weitermachst, an denen du bislang immer aufgegeben hast. Das gilt vor allem für deine Ernährung: Wenn du deinen Plan mal einen Tag nicht einhalten konntest, ist das kein Weltuntergang. Lasse dich dadurch nicht entmutigen. Sei ehrlich zu dir selbst, hake einen solchen Tag ab und kehre am nächsten wieder in die Spur zurück. Jeder Tag ist eine neue Chance!

Belohne dich

Eine Belohnung in Aussicht zu haben kann uns unheimlich motivieren. Das gilt nicht nur für den Jahresbonus bei der Arbeit oder den Geldschein von den Eltern bei einer Eins in Mathe – das gilt auch im Sport. Wenn du gut und regelmäßig trainiert hast, solltest du dich selbst belohnen. Gib dir selbst ein Versprechen, zum Beispiel: »Sobald ich ein Kilo abgenommen habe, kaufe ich mir ein neues Sportshirt.« Oder du sagst dir: »Ich trainiere von dieser Woche vier statt wie bislang drei Mal – und dafür gehe ich Freitagabend mit meinem Schatz ins Kino!«

Es ist ein Training, kein Kaffeeklatsch

Gewöhne dir an, dich bereits vor dem Training mental auf die sportlichen Herausforderungen einzustellen. Nutze zum Beispiel die Fahrt ins Gym dafür, in Gedanken deine Übungen durchzugehen, und nimm dir vor, dich im Training von nichts ablenken zu lassen. Das gilt auch, wenn du zu Hause trainierst. Nimm dir vor dem Training ein paar Minuten und sammle dich. Du wirst sehen: Das Training wird dadurch effektiver. Auch wenn zwischendurch das Smartphone klingelt oder du im Gym Bekannte triffst – es ist dein Training, kein Kaffeeklatsch! Bleib fokussiert und lasse dich nicht dauernd aus deiner Konzentration und deinem Flow reißen. Du hast es selbst in der Hand.

Finde deinen Motivationsspruch

Es gibt zahlreiche Motivationssprüche, und manche mögen abgedroschen klingen, doch viele haben einen wahren Kern und können dich tragen. Jeder von uns ist anders, jeder reagiert auf andere Sätze und Formulierungen, deshalb möchte ich dir keinen Satz vorschreiben. Eines aber kann ich dir sicher sagen: Es hilft dir, einen Motivationsspruch zu haben und diesen in deinem Alltag zu verankern. Du kannst ihn in deine Instagram-Bio schreiben, auf einen Zettel notieren und an deinen Badezimmerspiegel kleben oder dir ausdrucken und an die Wand hängen – Hauptsache, du hast deinen Spruch regelmäßig vor Augen. So steigen die Chancen, dass er in dein Unterbewusstsein eindringt und dich nachhaltig stärkt. Hier sind einige Motivationssprüche, die mir besonders gefallen:

- Lebe heute so, wie du am Ende deines Lebens gelebt haben willst.
- Der beste Moment ist immer jetzt!
- Jede Minute, die du verlierst, macht dich ärmer in der Anzahl deiner guten Taten.

Die häufigsten Ausreden – und wie du sie über Bord wirfst

Wir Athleten haben das Motto: No excuses! Keine Ausreden! Sie sind fast immer unnötig und bremsen dich. Sie hindern dich daran anzufangen. Ich habe alles in meinem Leben nur erreicht, weil ich irgendwann angefangen habe. Also: Was war bislang deine liebste Ausrede? Schmeiß sie über Bord und starte durch.

Ausrede: Der Alltag lässt mir keine Zeit für Sport

Gesund zu sein, ist ein Geschenk. Sieh es mal so: Du musst nicht trainieren, du darfst trainieren. Jeder Mensch, egal wie erfolgreich oder erfolglos, hat dieselbe Zeit zur Verfügung: 24 Stunden, 365 Tage im Jahr. Niemand schenkt dir Zeit. Du musst dir die Zeit nehmen: die Zeit fürs Training, die Zeit für den Einkauf gesunder Lebensmittel, die Zeit zum Kochen.

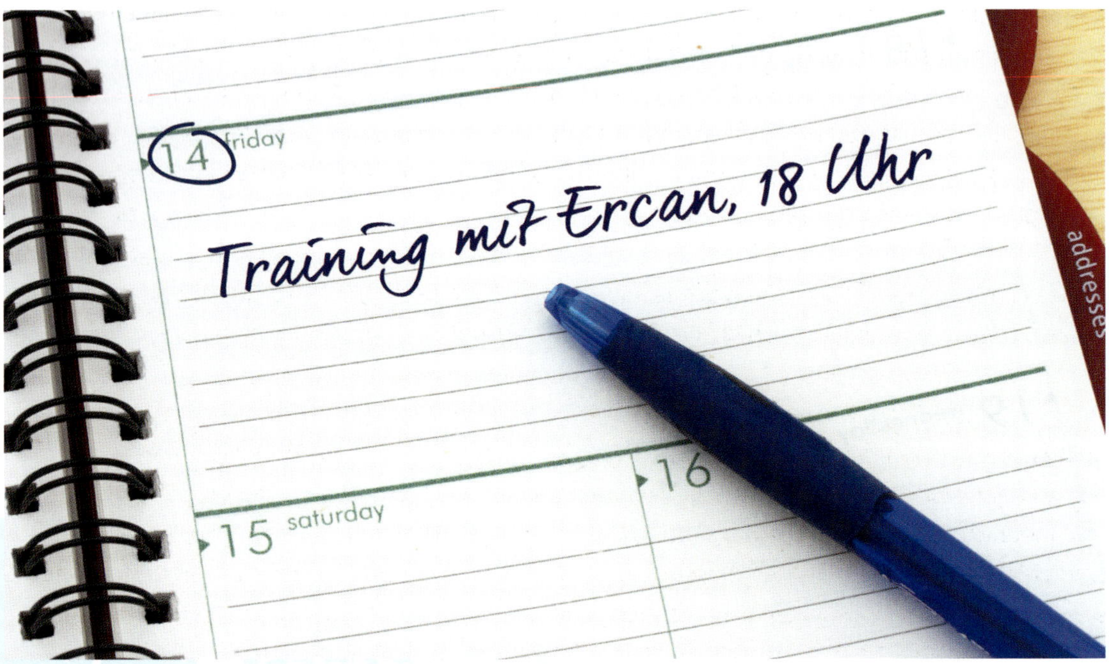

Reserviere dir feste Tage fürs Training und trage dir deine Trainingstage in den Terminkalender oder in dein Smartphone ein.

Ein bis zwei Stunden an Trainingstagen, um dir selbst etwas Gutes zu tun – die kann sich jede und jeder nehmen. Was gibt es denn Wichtigeres, als sich gut zu fühlen, gesund zu sein und seinen Körper und Geist zu stärken? Wir verschwenden so viel Zeit mit Unnötigem. Setze Prioritäten: Trage dir dein Training in deinen Terminkalender ein. Sieh es als wichtiges und unaufschiebbares Meeting mit dir selbst und deinem zukünftigen Ich, deinem natürlich fitten und schlanken Ich. Sieh das Training als Geschenk, dass du dir machst, als Zeit, die du dir schenkst, weil du dir wichtig bist und weil du dich liebst. Mit dieser Einstellung wirst du in deinem Alltag künftig immer Zeit für Sport finden.

Ausrede: Training mit Gewichten ist langweilig

Wenn dir beim Trainieren langweilig ist, dann ist dein Trainingsplan schlecht, du trainierst falsch oder dir fehlt die richtige Einstellung. Im Training geht es darum, besser zu werden und dich zu fordern. Das ist ja wohl alles andere als langweilig! Ich verspreche dir: Sobald du körperliche Fortschritte erkennst, wirst du mehr und mehr Spaß am Training haben.

Ausrede: Ich habe körperliche Einschränkungen

Immer wieder beeindrucken mich Menschen mit körperlichen Einschränkungen. In meinem Studio trainiert zum Beispiel ein Mitglied, das nach einem Schlaganfall zum Teil gelähmt ist. Zu meinen Treffen mit Fans, zum Beispiel auf der Fitnessmesse FIBO in Köln, kommen immer Kraftsportler und Kraftsportlerinnen im Rollstuhl. Ich finde großartig, dass sie trotz ihrer Einschränkungen einen Weg gefunden haben, unseren wundervollen Sport zu betreiben. Auch wenn du nicht deinen ganzen Körper beim Training einsetzen kannst, ist ein Training möglich.

Ganz wichtig ist nur: Sprich bitte vorher mit einem Arzt deines Vertrauens über dein Vorhaben, mit Gewichten zu trainieren, ob nun mit Hanteln oder mit dem eigenen Körpergewicht.

Ausrede: Ich bin zu dick für Krafttraining

Solltest du dich dick fühlen, ist das doch ein toller Grund, um mit dem Trainieren zu beginnen. Es ist hingegen kein Grund, sich dem Sport zu verweigern. Die Übungen in diesem Buch kann jede und jeder absolvieren. In meinem Gym trainieren einige, die so manches Kilo zu viel draufhaben. Und weißt du was? Sie gehören zu den fleißigsten Mitgliedern überhaupt. Alle von ihnen fühlen sich besser, seit sie trainieren. Träume nicht nur davon, dünner zu sein. Lebe deinen Traum! Dein Körper ist ein Geschenk. Nutze ihn!

Ausrede: Bei uns im Büro stehen immer Süßigkeiten rum

Wir greifen gern zu, wenn wir die Gelegenheit haben, das ist nur menschlich. Wenn du etwas Süßes vor dir hast, es aber eigentlich nicht essen willst, halte dir immer vor Augen, wie kurz die Befriedigung durch ein Stück Schokolade oder Weingummi anhält. Und bedenke, wie lange du enttäuscht von dir selbst sein wirst, dass du deinen Ernährungsplan nicht durchgezogen hast. Du bist selbst dafür verantwortlich, was du isst, nicht deine Kollegen, die es nett meinen und immer etwas Süßes hinstellen. Naschen im Büro ist meist einfach nur eine schlechte Angewohnheit. Nach ein paar Tagen ohne Snacks wirst du merken, dass du diese bei einer ausgewogenen Ernährung gar nicht brauchst.

Ausrede: Ich ernähre mich doch gesund

Wirklich? Das denkst du vielleicht. Viele Fehler in der Ernährung sind nicht offensichtlich. Der Teufel steckt oft im Detail. Der Zucker im Kaffee, die Milch im Müsli, die Fertigsoße zum Fleisch – viele versteckte Kohlenhydrate und Fette erkennen wir oft nicht sofort. Deswegen solltest du deine Ernährung immer mal wieder infrage stellen und einer Prüfung unterziehen: Wie clean esse ich wirklich? Löse dich von deinen schlechten Gewohnheiten, egal, wie unscheinbar und unwichtig sie dir im ersten Moment erscheinen mögen. Detaillierte Erklärungen dazu findest du im Kapitel »Die richtige Ernährung: Du bist, was du isst« (ab Seite 112).

Ausrede: Ich muss oft Überstunden machen

Ein anspruchsvoller Job, eine Arbeit mit vielen Dienstreisen, Überstunden oder Schichtarbeit und eine gesunde Ernährung und regelmäßiger Sport gehen nicht zusammen? Doch! Das weiß ich aus eigener Erfahrung. Wie in der Einleitung dieses Buches schon angesprochen, habe ich sieben Jahre bei Siemens in der Nachtschicht gearbeitet. Mit der richtigen Planung und gutem Zeitmanagement bin ich während dieser Zeit sogar Europameister im Bodybuilding geworden. Viele meiner Athletinnen und Kundinnen arbeiten in wechselnden Schichten oder machen viele Überstunden und trainieren trotzdem regelmäßig. Sophia geht es genauso: Mal hat sie abends Termine, mal früh morgens, mal muss sie nachts Videos schneiden, mal mittags. Aber egal wie ihr Tag aussieht, sie findet die Zeit für ihr Training.

Ich sage nicht, dass es als Berufstätige oder im Schichtdienst einfach ist, seine körperlichen Ziele zu erreichen. Doch es ist möglich. Konzentriere dich auf die Vorteile, die du als Schichtarbeiterin oder Angestellte mit Gleitzeit hast: Möglicherweise kannst du vormittags ins Gym, wenn es schön leer ist. Viele Studios sind mittlerweile 24 Stunden geöffnet, du kannst also auch direkt im Anschluss an deine Nachtschicht trainieren. Das Gleiche gilt für die Ernährung: Möglicherweise kannst du vor der Arbeit zu Hause ein cleanes Mittagessen kochen, während manche Arbeitnehmer mit einem Nine-to-five-Job oft die Möglichkeit haben, in der Kantine zu essen.

Ausrede: Ich habe Kinder

In meinem Gym trainieren viele Mütter. Ich habe großen Respekt davor, wie sie den Sport in ihren Alltag einbauen. Das ist sicher nicht immer einfach, doch an dem alten Spruch ist eben doch was dran: Wo ein Wille, da ein Weg. Manche bringen ihre Kinder mit zu mir ins Studio, und die sehen dann begeistert zu, wie ihre Mama trainiert. Andere sprechen sich mit ihrem Partner ab und organisieren sich so, dass dieser während ihres Workouts auf die Kinder aufpasst. Oder sie tüfteln mit Freundinnen in ihrer Clique einen cleveren Plan aus und wechseln sich ab, sodass jede Mama mal mehrere Kinder bei sich hat. Viele Gyms bieten inzwischen zudem eine Kinderbetreuung an. Du siehst, es gibt viele Möglichkeiten. Das Wichtigste ist aber doch: eine gesunde und vitale Mama ist eine gute Mama – und ein tolles Vorbild für ihr Kind.

Ausrede: Ich bin zu alt, um richtig zu trainieren

Es ist nie zu spät! Zu alt gibt es nicht! In meinem Studio trainieren Frauen, die erst mit dem Kraftsport begonnen haben, als sie schon über 50 Jahre alt waren. Meine älteste Klientin ist sogar über 60 Jahre. Jede Frau kann trainieren. Dies ist sogar überaus wichtig, denn im Alter verlieren wir viele Muskeln, die wir jedoch im letzten Drittel unseres Lebens benötigen. Sie schützen uns dann vor Verletzungen und sorgen dafür, dass wir lange vital bleiben. Wenn du deine Muskeln zu wenig trainierst, baut dein Körper im Schnitt drei Kilogramm Muskelmasse pro Lebensjahrzehnt ab. Das kannst und solltest du unbedingt vermeiden. Wichtig ist nur, altersgerecht zu trainieren, also mit besonders sauberer Ausführung der Übungen und moderatem Gewicht. Sofern du dich selbst als alt oder älter betrachtest, nimm dir keine 20-jährigen Mädels zum Vorbild, deren Stoffwechsel und Körper ganz anders funktionieren als deiner. Orientiere dich stattdessen an gleichaltrigen Frauen, die sportlich aktiv und ein Vorbild für dich sind.

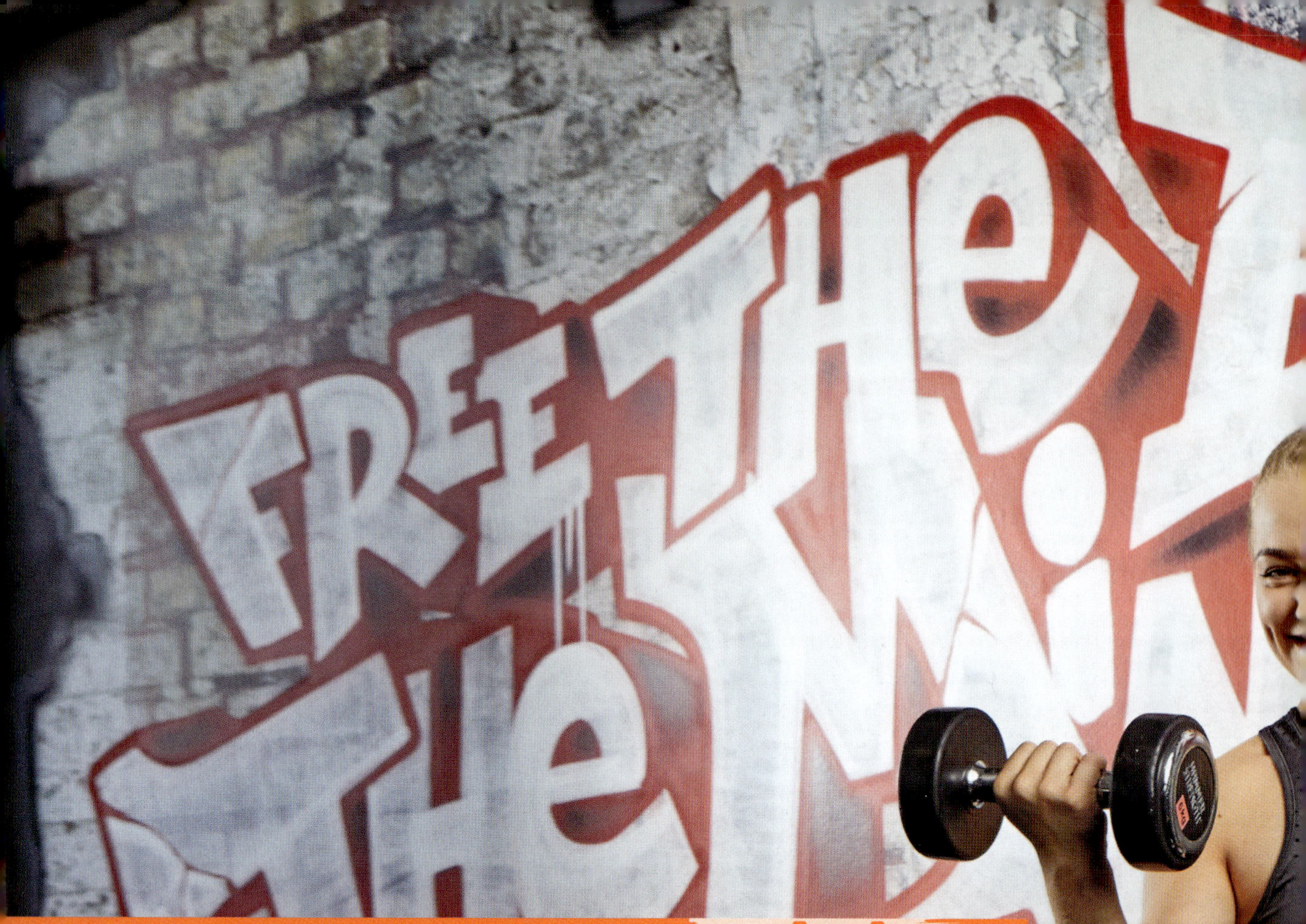

3 / BRUTALES TRAINING – FÜHLE DICH LEBENDIG

Brutal trainieren, brutal aussehen – das ist mein Motto. Und mit brutal meine ich nicht gewalttätig zu sein oder furchteinflößend auszusehen. Brutal heißt für mich, richtig zu trainieren, sauber und intensiv zu trainieren, an seine Grenzen zu gehen, um das Maximum rauszuholen. Denn jedes gelungene Training ist ein großer Schritt in Richtung deines Ziels.

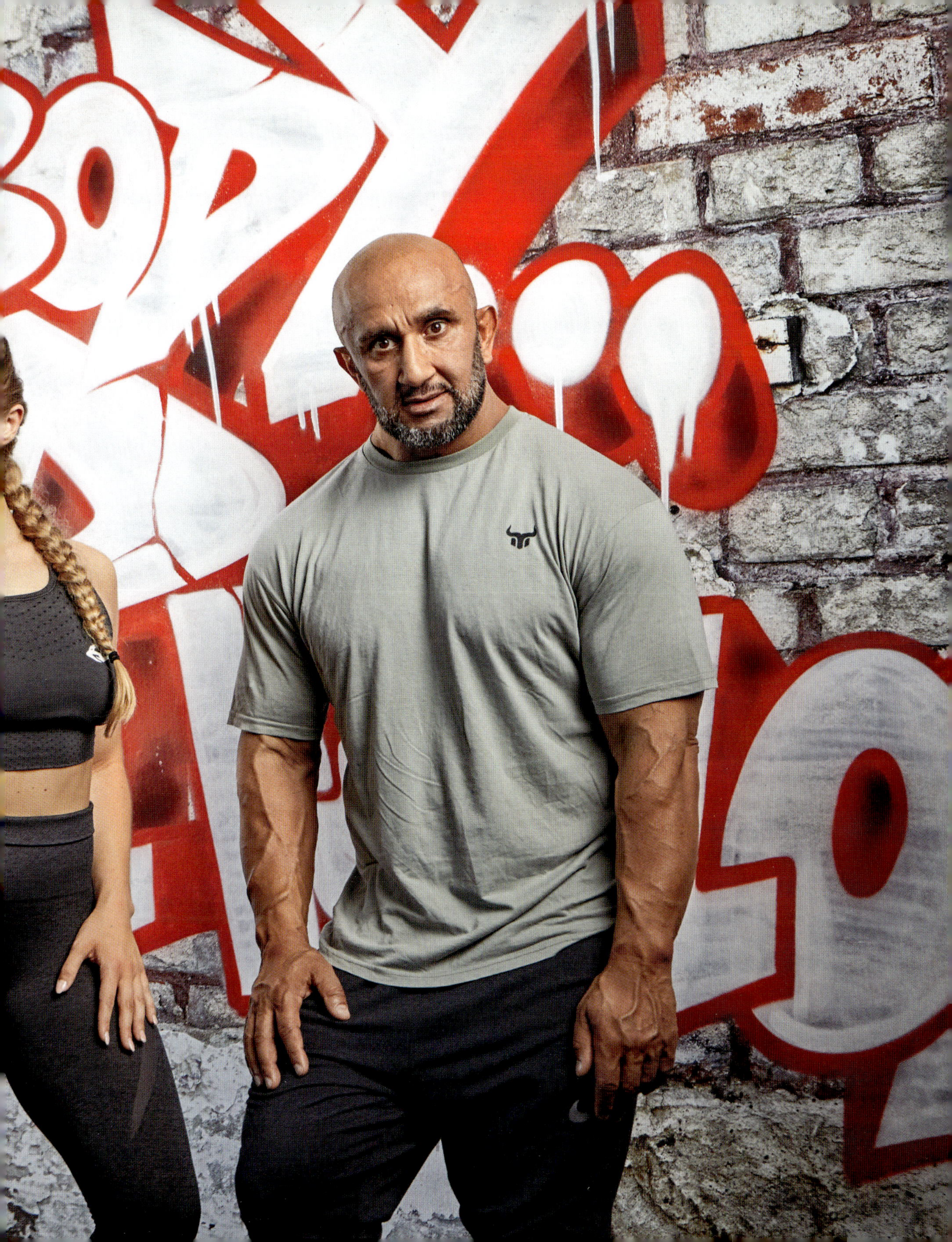

WARUM KRAFTTRAINING FÜR FRAUEN SO WICHTIG IST

So, jetzt geht's ab! Auf den nächsten Seiten erfährst du alles, was du über die wichtigsten Übungen und mein Trainingssystem wissen musst. Es ist das System, mit dem sich auch Sophia zu ihrer Topform trainiert hat. Sicher möchtest du direkt mit dem Training loslegen. Super! Das kannst du auch. Vorher möchte ich dir jedoch noch wichtige Grundsätze erklären, damit dein Training perfekt wird.

In den vergangenen Jahren ist etwas passiert, worüber ich mich sehr freue: Viele Mädchen und Frauen haben ihre Scheu vor dem Training mit Gewichten verloren – auch wegen YouTube-Stars wie Sophia und meinen Videos. Keine Frau muss denken, dass sie zu viele Muskeln bekommt und bald aussieht wie ein Mann, wenn sie mit Hanteln und Gewichten trainiert. Das ist ein Mythos, ein Klischee, mehr nicht. Es kommt einfach auf das richtige Training an. Muskeln sind keine Erfindung des Bodybuildings. Der Mensch hat immer Muskeln gehabt und braucht sie in jeder Sekunde seines Lebens. Frauen müssen im Alltag viel leisten – und dafür brauchen sie einen gesunden Geist und Körper. Krafttraining ist der richtige Sport, um dies zu gewährleisten, denn es ist sehr effektiv. Wenn du richtig und sauber trainierst, bewirkt Krafttraining sehr viel Positives.

Krafttraining macht dich gesünder

Muskeln können das Risiko für Verletzungen mit Knochenbrüchen senken, denn sie stützen unser Skelett. Wenn du regelmäßig mit Gewicht, also gegen Widerstand trainierst, helfen deine Muskeln dir auch im Alltag besser. Deine ganze Haltung wird aufrechter und dein Körpergefühl besser. Schon in den ersten Wochen wirst du spüren, wie sich dein Körper zum Positiven verändert.

Zu wenig Bewegung schadet deinem Bindegewebe und Herz-Kreislauf-System, regelmäßige Bewegung bewirkt genau das Gegenteil und stärkt deinen gesamten Körper und deine Psyche. Auch Rückenschmerzen und Verspannungen lösen sich oft, wenn wir uns bewegen. Das Training kurbelt außerdem deinen Stoffwechsel so richtig schön an und ist ein wunderbares Ventil. Für all den Stress und die Sorgen des Alltags ist im Training kein Platz, es fordert deine gesamte

Konzentration. Es wirkt wie ein Waschgang für den Kopf: Nach der Einheit ist dein Kopf frei, alle Sorgen sind erst mal rausgespült, dein Körper schüttet Endorphine aus, die Botenstoffe, die für Entspannung und ein gutes Gefühl sorgen. Das ist der natürliche Weg unseres Körpers, uns für die Arbeit mit den Gewichten zu belohnen.

Krafttraining macht dich schlanker

Muskeln brauchen Energie. Weil unser Körper diese Energie unter anderem gewinnt, indem er Fett verbrennt, helfen uns Muskeln, schlank zu bleiben beziehungsweise schlank zu werden. Einfach gesagt: Wer mehr Muskeln hat, der kann auch mehr essen. Denn Muskeln erhöhen unseren Grundumsatz in Sachen Energie und fressen Kalorien. Während des Krafttrainings verbrennen sie Kalorien und Körperfett, und auch in der Zeit zwischen deinen Trainingseinheiten ziehen sie das, was sie brauchen, da sie auch im Stand-by-Modus noch Energie verbrennen. Wissenschaftler haben analysiert, dass dieser sogenannte Nachbrenneffekt besonders nach dem Krafttraining auf Hochtouren läuft.

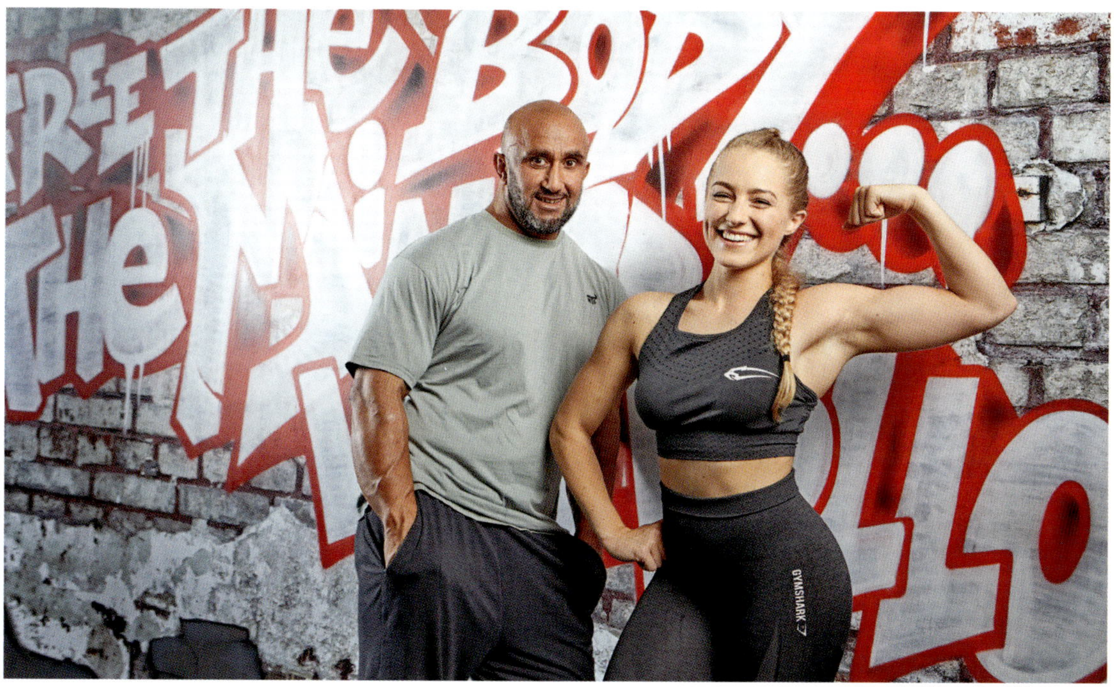

Wie alle meine Athletinnen und Kundinnen hat auch Tanja dank des Krafttrainings einen straffen und starken Körper bekommen.

Krafttraining macht dich straffer

Muskeln tragen dazu bei, dass sich unsere Haut strafft. Gerade wenn du Übergewicht hast, bietet dir Krafttraining eine gute Chance, so abzunehmen, dass danach nicht zu viel Haut hängt. Krafttraining sorgt dafür, dass deine weiblichen Formen noch besser zur Geltung kommen, deine Beine fester, dein Po knackiger, deine Taille schlanker und deine Arme straffer werden.

Krafttraining macht dich stärker

Du wirst körperlich stärker werden, dich stärker fühlen und leistungsfähiger sein. Und: Du trainierst deinen Körper nie isoliert – du trainierst automatisch immer auch deinen Geist. Denn beim Training kommt es auf Konzentration an, auf den Glauben an das, was man tut, auf Vertrauen. Mein Training wird dir dadurch auch helfen, Durchhaltevermögen zu entwickeln und disziplinierter zu werden.

Sei dein eigener Bodyguard

Mein Maxime lautet: Ich bin mein eigener Bodyguard! Damit meine ich nicht, dass ich mich vor irgendwelchen Gangstern schützen muss. Ich meine damit, dass ich mich dank des Sports und

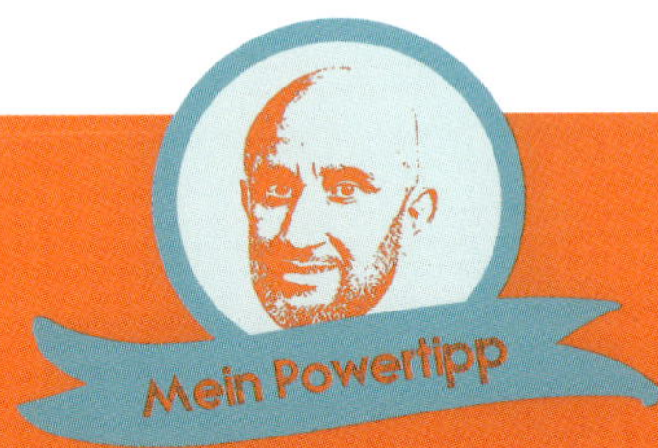

Hab keine Angst vor Muskelmasse

Du wirst mit meinem System Muskelmasse aufbauen. Aber du wirst deswegen nicht gleich wie Arnold Schwarzenegger aussehen. Du musst keine Angst haben, plötzlich mit unweiblichen Muskelbergen durch die Gegend zu laufen. Lass dich von dem Wort »Masse« nicht verunsichern. Und wenn du auf der Waage nicht sofort die Kilos purzeln siehst, ist das kein Grund zur Sorge, denn Muskelgewebe wiegt mehr als Fett. Sprich, auch wenn sich dein Gewicht nach den ersten Wochen Training nicht verändert hat, wirst du Fortschritte gemacht haben. Denn du hast dann das Gewicht des Fetts verloren und stattdessen das Gewicht deiner neuen Muskeln gewonnen. Das kann am Anfang deiner Trainingszeit auf der Waage quasi plus/minus null ergeben – und doch wirst du viel besser aussehen als vorher.

der richtigen Ernährung selbst vor Verletzungen, vor Schmerzen, vor Verspannungen oder vor Krankheiten schützen kann. Sei auch du dein eigener Bodyguard! Achte auf dich, passe auf dich auf. Dafür brauchst du nicht die Figur eines Türstehers, sondern einfach funktionierende Muskeln und ein gutes Immunsystem. Beides kannst du mit meinem System erreichen.

SO TRAINIERST DU RICHTIG

Du findest in meinem Buch Übungen und Grundsätze, die für jede Frau beim Trainieren gelten. Gleichzeitig sind Training und Ernährung sehr individuell, deswegen solltest du an folgenden Schrauben drehen, um dein persönliches Training so optimal wie möglich zu gestalten.

Safety first!

Sicherheit geht immer vor, deshalb beachte bitte Folgendes:

- Lege vor dem Training deinen Schmuck und, sofern du auch ohne sie ausreichend scharf sehen kannst, deine Brille ab.
- Achte immer auf einen festen Stand. Trage beim Training deshalb am besten immer Schuhe mit einem Fußbett, in dem du stabil stehst und nicht rutschst. Sofern du barfuß einen besseren Stand hast, ziehe die Schuhe vor dem Kreuzheben oder bevor du Kniebeugen ausführst aus.
- Räume alle Hanteln, die auf dem Boden liegen, vor deinem Training weg. Hanteln werden schnell zu Stolperfallen.
- Nutze bei Bodyweight-Übungen auf dem Boden eine Gymnastikmatte, um deine Knie und Hände nicht unnötig zu belasten.

Die verschiedenen Bewegungen

Grundsätzlich gibt es drei verschiedene Gruppen von Übungen, die drückenden und die ziehenden sowie die sogenannten Grundübungen, die in keinem Trainingsplan fehlen sollten. Anhand dieser kannst du deine Fortschritte besonders gut feststellen und dich fordern.

Drückende Übungen

Drückende Bewegungen fallen Frauen mitunter schwerer als Männern, denn sie haben im Verhältnis gesehen weniger Kraft in den Schultern, der Brustmuskulatur und den Armen. Doch es gibt keinen Grund für Frauen, sie nicht anzugehen. Im Gegenteil, mit der richtigen Technik ausgeführt, sorgen drückende Übungen für straffe Arme und eine feste Brust.

Du solltest beide Richtungen trainieren: das vertikale Drücken, also das Drücken nach oben, sowie das horizontale Drücken, also das Drücken nach vorn.

Ziehende Übungen

Ziehen beansprucht im Kern die Gegenspieler der Muskulatur, die zum Drücken benötigt werden, also insbesondere die hintere Schulter- und Rückenmuskulatur statt die Brustmuskulatur, zum Teil auch den Bizeps. Ziehende Übungen sollten daher in keinem Trainingsplan fehlen. Gerade für Menschen, die viel sitzen und im Büro arbeiten, sind die Gegenspieler sehr wichtig. Durch die Haltung beim Sitzen sind die Schulter- und Rückenmuskeln oft geschwächt, Ziehbewegungen sind dann eine Wohltat für diese Muskeln. Vor allem horizontale Ziehbewegungen, zum Beispiel das Rudern, können die Haltung deutlich verbessern.

Wichtige Grundübungen

Kniebeuge: Die Kniebeuge, die erste der drei Grundübungen, wird oft als Königin der Übungen bezeichnet, und das zu recht. Denn wie eine Königin ist die Kniebeuge, auch »Squat« genannt,

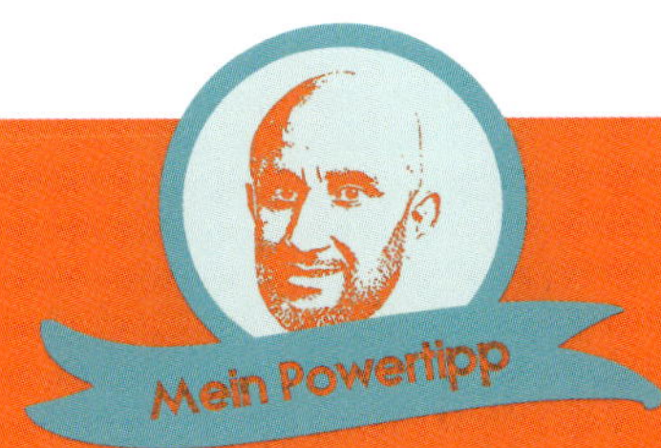

Wärme deine Schultern vor dem Training immer auf

Achte bei drückenden Bewegungen auf deine Schultergelenke: Wärme deine Schultermuskulatur vor dem Trainieren stets auf und überprüfe während der Übungsausführung deine Technik, vor allem wenn du Schmerzen in den Schultern verspürst. Sie sind empfindlich und du brauchst sie bei vielen Bewegungen, daher solltest du sie pflegen. Warm-up-Übungen für deine Schultern findest du auf den Seiten 62 und 63.

sehr anspruchsvoll und komplex. Dennoch lohnt es sich, sie regelmäßig zu trainieren: Richtig ausgeführt ist sie so effektiv wie nur wenig andere Übungen. Während einer Kniebeuge beanspruchst du nahezu alle Muskelpartien deines Körpers, vor allem natürlich die Beine, doch außerdem den Bauch, das Gesäß und den Rücken. Gerade bei Frauen ist die Übung sehr beliebt und wirkt effektiv. Wer Beschwerden mit den Knien hat, sollte die Übung keinesfalls als erste Übung im Training ausführen, sondern seine Knie und Muskeln zuerst mit dem Beinstrecken an der Maschine (Seite 69) vorbelasten und aufwärmen.

Bankdrücken: »Eine Frau muss die Brust nicht trainieren, das ist was für Männer!« Das denken viele, doch es ist falsch. Auch für Frauen ist das Brusttraining beziehungsweise das Bankdrücken als Grundübung wichtig, denn es strafft die Brust. Dabei verändert sich das Fettgewebe der Brust nicht, lediglich das darunterliegende Muskelgewebe wächst. Du brauchst also keine Angst davor zu haben, dass deine Brust durch das Training kleiner wird. Erst wenn du deinen Körperfettanteil deutlich senkst – und das läuft hauptsächlich über die Ernährung –, kann deine Brust kleiner werden.

Kreuzheben: Das Kreuzheben, auch »Deadlift« genannt, ist eine fantastische Übung, die sehr viele Muskelgruppen fordert und die du in verschiedenen Varianten ausführen kannst. Ich bevorzuge die Version, in der wir vor allem den unteren Rücken beanspruchen. Falls du Probleme mit dem unteren Rücken oder ein Hüftleiden hast, solltest du auf das Kreuzheben lieber verzichten. Als Schwangere solltest du vorher mit deinem Arzt abklären, ob du diese Übung bedenkenlos ausführen kannst.

Das richtige Gewicht für dich

Bevor ich dir mehr darüber erzähle, wie du das richtige Gewicht für dein Training findest, möchte ich dir zuerst ein paar Grundbegriffe erklären, die im Folgenden immer wieder auftauchen und dich während deines Trainings begleiten werden. Im Krafttraining spricht man von Wiederholungen und Sätzen, diese werden wiederum in Aufwärm- und Arbeitssätze unterteilt:

Wiederholung: Mit der Wiederholung ist jeweils eine korrekte Ausführung einer Übung gemeint.

Satz: Ein Satz ist die Aneinanderreihung, die Summe dieser Wiederholungen. Ein Satz kann zum Beispiel aus zwölf Wiederholungen bestehen. Absolvierst du mehrere Sätze, machst du zwischen den Sätzen die sogenannte Satzpause, um Luft zu holen und Kraft zu tanken.

Aufwärmsatz: Ein Aufwärmsatz dient, wie der Name schon sagt, zum Aufwärmen. Hierbei werden Wiederholungen mit geringem Gewicht ausgeführt.

Arbeitssatz: Bei einem Arbeitssatz hingegen sollst du buchstäblich richtig arbeiten. Sprich: Das Gewicht soll dich so fordern, dass du eine bestimmte Anzahl an Wiederholungen gerade noch so erreichst. Alternativ wird ein Arbeitssatz mitunter auch als Trainingssatz bezeichnet.

Wähle das Gewicht für deine Arbeitssätze also immer so, dass du alle Wiederholungen schaffst. Bei den letzten ein bis drei Wiederholungen solltest du jedoch wirklich das Gefühl haben, dass du deine letzten Kraftreserven nutzt. Der richtige Trainingsreiz setzt erst ein, wenn deine Muskeln ordentlich brennen. Generell musst du deine Muskeln immer neu herausfordern, damit sie wachsen. Taste dich an das für dich passende Gewicht heran und gib dir etwas Zeit, um das für dich perfekte Gewicht zu ermitteln.

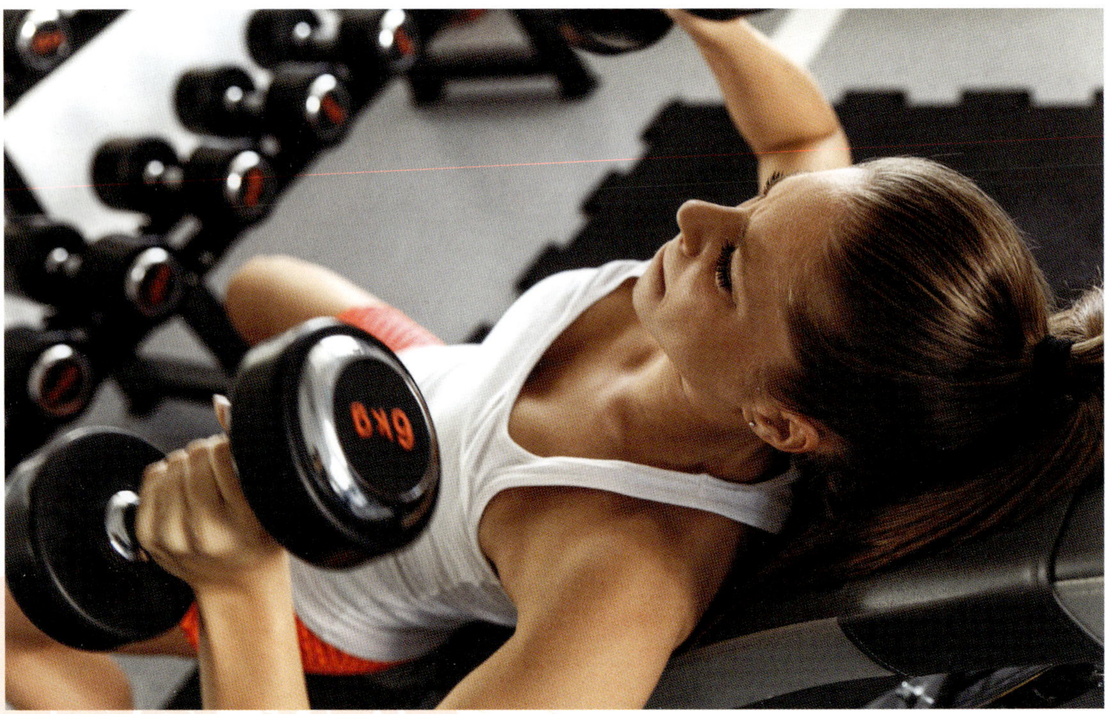

Wähle zu Beginn deines Trainings nicht zu hohe, aber auch nicht zu leichte Gewichte, denn das Training soll schließlich anstrengend sein.

Ganz konkret ermittelst du dein Arbeitsgewicht folgendermaßen:

- Wähle ein Gewicht, das dir vom Bauchgefühl passend erscheint. Meiner Erfahrung nach greifen die meisten Frauen oft zunächst sehr bescheiden nach einem zu leichten Gewicht.
- Prüfe, ob du mit diesem Gewicht zwölf saubere Wiederholungen schaffst. Und achte genau darauf, wie du dich danach fühlst. Bist du völlig aus der Puste? Waren die letzten Wiederholungen eine echte Qual? Super! Perfekt! So soll es nämlich sein. Das Gewicht soll dich fordern.
- Wichtig ist jedoch, dass du auch die letzte Wiederholung sauber ausführst. Du darfst schnauben, du darfst schwitzen, du darfst brüllen – doch fälsche die Bewegung nicht ab und achte auf deine Technik.
- Gerade am Anfang schaffst du in den weiteren Sätzen vielleicht keine zwölf Wiederholungen mehr. Das ist normal, schließlich ist dein Körper jetzt schon erschöpft. Solange du mindestens noch acht Wiederholungen im letzten Satz schaffst, liegst du sehr richtig mit deinem Gewicht.

Hast du dein Einsteigergewicht gefunden, versuche, dich in den nächsten Trainingseinheiten stetig zu steigern. Achte darauf, dass du nicht aus Gewohnheit immer dasselbe Gewicht wählst.

Richtig aufwärmen

Vor jeder Übung solltest du einen Aufwärmsatz machen. Er dient dazu,

- deine Muskeln für die folgenden Arbeitssätze zu erwärmen,
- deinen Fokus und deine Konzentration auf die Übung zu lenken,
- deine Tagesform zu ermitteln: Fühlst du dich heute besonders stark oder bist du etwas müde? Macht dir das Training heute noch mehr Spaß als sonst oder kämpfst du ein wenig gegen deinen inneren Schweinehund?

Für deine Aufwärmsätze kannst du leichte Gewichte wählen, rund die Hälfte deines Arbeitsgewichts.

Trainiere für dich – nicht gegen dich!

Grundlage für ein effektives und gesundes Training ist die richtige Einstellung. Ich möchte, dass du für dich trainierst, nicht gegen dich! Also nimm nicht zu viel Gewicht, denn damit schadest du deinen Gelenken und Sehnen. Ich möchte, dass du im Training nicht herumalberst und dich wegen fehlender Konzentration verletzt. Das Training soll Spaß machen, und natürlich kannst du dabei auch lachen und mit deinem Trainingspartner oder Bekannten im Gym scherzen. Doch denke während der Übungsausführung bitte immer daran: Training ist kein Kindergeburtstag, es soll etwas bringen, es soll anstrengend sein, es soll deine gesamte Konzentration in Anspruch nehmen.

Schmeiß dein Ego in die Ecke

Ich habe früher mit sehr hohem Gewicht trainiert, und ein richtig schweres Training kann auch Frauen Spaß machen. Sophia zum Beispiel trainiert gern mit größeren Hanteln. Um Fortschritte zu machen, solltest du dein Trainingsgewicht immer mal wieder erhöhen und dich herausfordern. Doch vergiss nie, dass die Ausführung viel wichtiger ist als das Gewicht. Lass nicht dein Ego die Führung übernehmen, dass dir sagt: »Ich muss aber unbedingt einen neuen Rekord in Sachen Trainingsgewicht knacken!« Schmeiß dein Ego vor dem Training in die Ecke und konzentriere dich auf ein sauberes Training, ein Training mit richtiger Technik. Belaste mit den Übungen nur den Muskel, den du belasten willst. Wenn das klappt, ist das Gewicht sekundär. Auch mit kleinerem Gewicht kannst du sehr große Fortschritte machen.

Die Muscle-Mind-Connection

Gerade Anfänger haben oft Probleme, ihre Muskeln richtig zu spüren. Dabei ist das ganz wichtig, denn nur dann kannst du sicher wissen, dass dir die Übung etwas bringt. Spürst du deinen Muskel nicht, hast du ihn nicht ausreichend gereizt. Wenn du deinen Muskel hingegen perfekt anspannst, aktivierst du alle Muskelfasern.

Versuche immer, dich in deinen Muskel reinzudenken. Das ist kein Humbug, sondern Übungssache. Wenn du die Übungen bereits sicher ausführen kannst, schließe ruhig für ein paar Wiederholungen deine Augen und denke ausschließlich an den Muskel, den du gerade spürst. So trainierst du deine Muscle-Mind-Connection, die Verbindung zwischen deinen Muskeln und deinem Kopf. Denn es ist unser Gehirn, das über das zentrale Nervensystem Befehle an unsere Muskeln sendet. Eine ausgeprägte Muscle-Mind-Connection ist die Grundlage, um das eigene Potenzial richtig ausschöpfen zu können. Die Macht der Gedanken ist enorm groß, versuche dir daher vor deinem geistigen Auge vorzustellen, wie dein Muskel wächst. Um die Muscle-Mind-Connection zu trainieren, hilft es:

- viele Wiederholungen zu machen,
- die Übungen sehr langsam auszuführen,
- zu posen, also vor einem Spiegel die Muskeln anzuspannen und zu beobachten, wie dein Körper arbeitet.

Wer groß werden will, muss große Bewegungen machen

Wenn du große Erfolge erreichen willst, solltest du große Bewegungen machen, heißt: Jede Übung solltest du in dem dir möglichen vollen Bewegungsradius ausführen. Nicht abfälschen! Abfälschen bedeutet in diesem Zusammenhang, dass du eine Übung eben nicht über den vollen Bewegungsradius auszuführst, sondern nur einen Teil der Wiederholung machst, quasi schummelst. Man spricht auch vom Abfälschen, wenn andere Muskelgruppen als der Zielmuskel eingesetzt werden, um das Gewicht zu bewegen. Ein vollständiger Bewegungsradius beansprucht mehr Muskeln, der Trainingseffekt ist größer. Diese Chance solltest du nicht einfach sausen lassen! Zudem stretcht du mit großen und vollständigen Bewegungen deine Muskulatur, verbesserst die Stabilität deiner Gelenke und schützt dich somit vor Verletzungen.

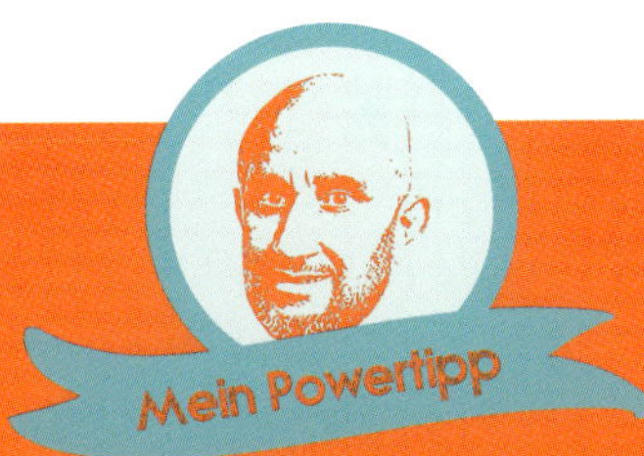

Lege während deines Trainings mal eine Smartphone-Pause ein

Nutze dein Smartphone gern, um Musik abzuspielen oder mit der Stoppuhr deine Pausenzeiten zwischen den Sätzen zu timen. WhatsApp-Nachrichten schreiben und E-Mails checken kannst du aber später auch noch. Es lenkt ab und reißt dich gedanklich aus dem Training, auch wenn du nur in Satzpausen zum Smartphone greifst. Versuche, das ganze Training über wirklich im Training zu sein, voll und ganz, mit all deiner Konzentration. Du wirst merken: Dann macht das Training noch viel mehr Spaß und du spürst deine Muskeln intensiver.

Auch an die Kleinen denken!

Mit den Muskeln ist es so wie mit den Menschen: Die Großen tun oft alles, um die Kleinen beiseitezudrängen. Das ist nicht fair und nicht gut für die Symmetrie deines Körpers. Also tue etwas dagegen und helfe den Kleinen! Was ich damit meine: Die großen Muskeln unseres Körpers können am meisten leisten. Bei Übungen, mit denen du mehrere Muskeln gleichzeitig trainierst, übernehmen sie die meiste Arbeit. Doch es ist wichtig, dass du auch deine kleinen Muskeln arbeiten lässt. Das gelingt nur, wenn du die Übungen sauber ausführst. Konzentriere dich bei jeder Übung auf die Technik.

Deine kleinen Muskeln wirken stabilisierend. Sie arbeiten dauernd für dich: wenn du aufstehst, wenn du dich bückst, wenn du gehst. Diese Muskeln sind unter und zwischen deinen großen Muskeln versteckt. Wenn du sie richtig trainierst, siehst du athletischer aus, denn nur dann stimmt die Symmetrie deines Körpers, nur dann sind deine großen Muskeln nicht zu dominant. Außerdem verhelfen dir die kleinen Muskeln zu einer besseren Haltung, sie können Dysbalancen ausgleichen. Wie sagt man so schön: klein, aber fein.

Eine Regel solltest du allerdings bitte nie brechen: Trainiere die großen Muskelpartien immer zuerst und gehe erst danach zu den kleinen über. Beginnst du hingegen mit dem Training der kleinen Muskeln, sind diese bereits erschöpft, wenn es an die großen Muskelpartien geht. Dadurch kannst du den großen keinen ausreichenden Trainingsreiz mehr geben, denn in den meisten Übungen sind die kleinen Muskelpartien als »Helfer« für die großen im Einsatz.

Atmen, atmen, atmen

Die Atmung ist im Krafttraining – wie in jeder anderen Sportart –grundlegend. Versuche von Anfang an, dich bei jeder Übung auf deine Atmung zu konzentrieren, halte die Luft nicht an und vermeide die berüchtigte Schnappatmung – sie baut Druck in deiner Brust auf, wodurch in deinem Gehirn nicht ausreichend Sauerstoff ankommt. Im schlechtesten Fall musst du die Übung abbrechen, weil dir die Puste ausgeht. Halte daher am besten den Mund immer leicht geöffnet und verinnerliche folgende Grundsätze:

- Atme ein beim Herablassen des Gewichts (negative Bewegung).
- Atme aus beim Drücken des Gewichts (positive Bewegung).

Mit der richtigen Atmung kannst du trainieren, bis dein Muskel wirklich erschöpft ist.

Warum Volumentraining so gut ist

Volumentraining ist für mich das effektivste Trainingssystem, weil wir mit diesem unsere Muskeln am besten formen können. Sophia und ich nutzen es seit Jahren. Das Ziel dabei ist es, den Muskel maximal zu reizen und optimal für sein Wachstum zu stimulieren. Bestandteil des Volumentrainings ist eine hohe Anzahl an Trainingssätzen pro Einheit. In meinem System sind es mindestens 16, zum Teil auch 20 oder 24 Sätze pro Workout, vor allem beim Training im Gym. Zu den Details kommen wir im weiteren Verlauf dieses Kapitels beim Thema Trainingspläne (ab Seite 49). Sofern du dich nach und nach mehr fordern möchtest, kannst du die dort vorgegebene Anzahl der Arbeitssätze erhöhen und so für ein intensives Volumentraining nutzen.

Aufgrund des hohen Trainingsvolumens füllt dein Kreislauf deine Muskeln Satz für Satz mit mehr Blut. Auch deswegen heißt es »Pumpen«: Wir pumpen mit dem Training viel Blut in unsere Muskeln. Dadurch wiederum werden Nährstoffe gut transportiert – und das sorgt für den Muskelaufbau.

PIMP YOUR WORKOUT!

Es gibt einige tolle und unkompliziert umzusetzende Methoden, mit denen du dein Training im Laufe der Zeit »pimpen«, also noch intensiver gestalten kannst. Meine Bitte an dich: Nutze diese Methoden erst dann, wenn du das Gefühl hast, alle Übungen sauber zu beherrschen, und mehrere Wochen mit einem der Einsteiger-Trainingspläne aus meinem Buch trainiert hast. Dann bist du bereit für den nächsten Schritt.

Mache Satzpausen zu deinem besten Freund!

Die Satzpause, also die Zeit zwischen zwei Sätzen in einer Übung, unterschätzen viele. Statt diese Zeit mit dem Smartphone oder plaudernd mit anderen Trainierenden zu verbringen, solltest du sie ganz bewusst für dich nutzen. Erhole dich in der Satzpause von der Anstrengung des vergangenen Satzes und bereite dich auf den nächsten vor.

Achte während der Satzpause auf deine Atmung. Setze dich nicht hin, sondern bleib stehen. Tanke Luft und Energie für die nächsten Wiederholungen. Gerade vor dem dritten oder vierten

Satz einer Übung brauchen dein Körper und dein Geist diese Erholung dringend. Darüber hinaus kannst du über die Satzpause wunderbar die Trainingsintensität steuern:

» Beim Trainieren großer Muskelgruppen wie dem Rücken und der Beine empfehle ich dir eine Satzpause von 40 bis 90 Sekunden.
» Beim Trainieren kleinerer Muskelgruppen wie den Armen oder den Waden empfehle ich dir eine Satzpause von 30 bis 45 Sekunden.

Je kürzer deine Satzpause, desto intensiver dein Training. Du solltest es aber nicht übertreiben und in der Satzpause eine Dauer von 30 Sekunden nicht unterschreiten. Das wäre nicht effektiv, denn du könntest dann im nächsten Satz wegen der fehlenden Puste möglicherweise nicht bis ans Limit gehen. Uns geht es aber ja um die maximale Erschöpfung des Muskels.

Supersätze

Viele meiner Kundinnen lieben Supersätze, weil wir mit diesen nicht nur unsere Muskeln, sondern auch unsere Kondition trainieren. Gerade wenn du kein großer Fan des Cardiotrainings bist, kann diese Methode ein absoluter Gewinn für dich sein.

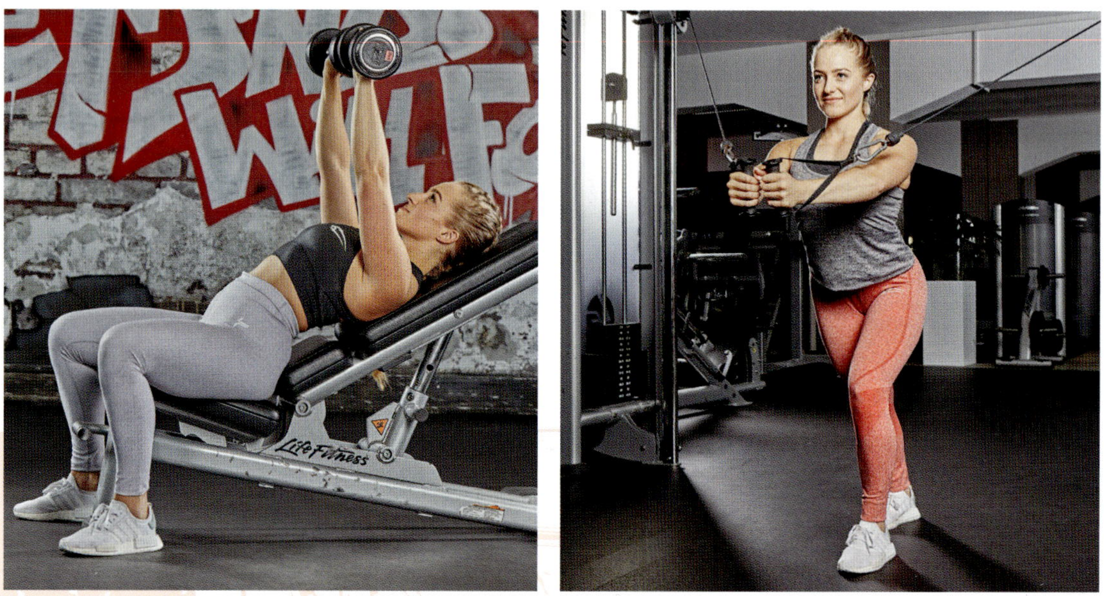

Mit dem Schrägbankdrücken mit Kurzhanteln (links) und den Fliegenden am Kabelzug (rechts) trainierst du einen Supersatz.

Bei einem Supersatz kombinierst du zwei Übungen und lässt einfach die Pause zwischen zwei Sätzen weg. Ich nutze Supersätze gern, um eine identische Muskelgruppe intensiv zu fordern. Im Idealfall ermüdet die erste Übung den einen Teil der Muskelfasern und die zweite Übung trifft den Muskel aus einem anderen Winkel und ermüdet den Rest des Muskels. Beispiel: Du absolvierst einen Satz Schrägbankdrücken mit Kurzhanteln (Seite 77) und direkt danach geht es mit einem Satz Fliegende am Kabelzug (Seite 78) weiter – zusammen ist das ein Supersatz, der die identische Muskelgruppe anspricht.

Eine weitere Möglichkeit sind antagonistische Supersätze. Hier trainierst du erst einen Muskel und direkt danach seinen Gegenspieler, seinen sogenannten Antagonisten. Beispiel: Das Trizepsdrücken am Kabelturm (Seite 90) beansprucht den hinteren Teil der Oberarmmuskulatur und der Bizeps-Curl mit eindrehen (Seite 88) den vorderen Teil.

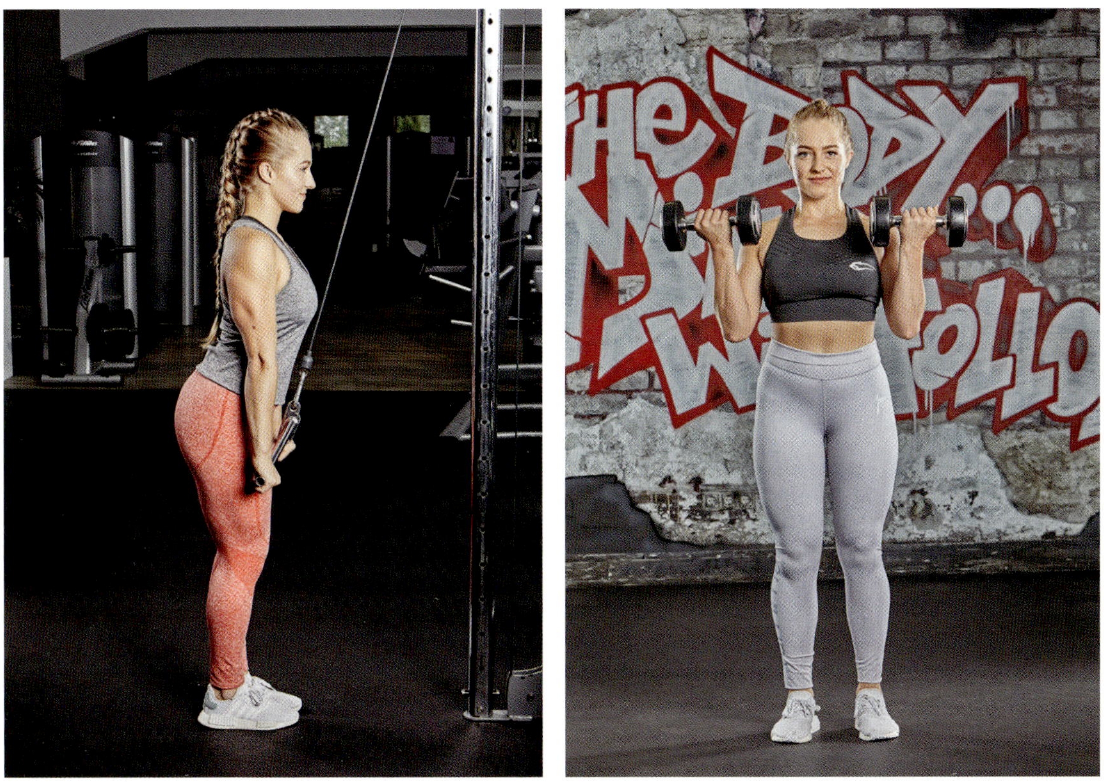

Mit dem Trizepsdrücken am Kabelturm (links) und dem Bizeps-Curl mit eindrehen (rechts) trainierst du die Antagonisten in einem Supersatz.

Supersätze können zum Einsatz kommen, um Zeit einzusparen oder einen Muskel besser zu treffen. Wichtig: Supersätze sind eine Intensivierungstechnik. Du solltest sie daher nicht bei jedem Training nutzen, denn dann könnten sich deine Muskeln an diesen Reiz gewöhnen, und der besondere Trainingseffekt könnte verloren gehen.

Drop-Sets

Ein Drop-Set ist ein Reduzierungssatz. Das bedeutet, dass du mit deinem Arbeitsgewicht so viele Wiederholungen wie möglich absolvierst, bist du nicht mehr kannst. Dann reduzierst du dein Gewicht um 30 bis 50 Prozent und trainierst ohne Pause direkt weiter und haust noch ein paar Wiederholungen raus. Du wirst selbst erstaunt sein, welche Energiereserven du mit diesem System in deinem Körper mobilisieren kannst, um den Muskel richtig schön »auszubrennen«. Ganz besonders gilt das für Übungen, mit denen du einen Muskel isoliert trainierst.

DAS RICHTIGE TRAININGSZUBEHÖR

Ein weiterer Vorteil des Krafttrainings: Mal abgesehen von den Gewichten, die dir dein Studio stellt, brauchst du im Gegensatz zu anderen Sportarten keine besondere Ausrüstung. Ein Paar Turnschuhe, eine Hose, ein T-Shirt – und los geht's! Für diejenigen, die ihr Training optimieren wollen, gibt es aber durchaus Zubehör, das hilfreich sein kann.

Trainingshandschuhe: Ich benutze gern Trainingshandschuhe. Insbesondere beim Training mit Langhanteln, Kurzhanteln und Kettle Bells können sie für einen besseren Grip sorgen und raue Haut an den Händen vermeiden. Zudem empfinden manche das Training mit Handschuhen im Gym als hygienischer, weil viele Menschen die Geräte und Hanteln anfassen und sich Keime ablagern.

Griffhilfen/Zughilfen: Gerade bei Zugbewegung ziehen viele oft zu sehr aus den Armen statt aus der Rückenmuskulatur. Griffhilfen können im Idealfall dazu beitragen, dass du deine Arme entlastet und deinen Muskel besser triffst, gerade bei Arbeitssätzen mit viel Gewicht. Zughilfen sind vor allem beim Kreuzheben und bei Ruderübungen ergiebig. Im besten Fall schaffst du mit ihnen mehr Wiederholungen und Gewicht und trainierst deinen Zielmuskel somit länger und gezielter. Zudem können sie dazu beitragen, dass dir das Gewicht nicht aus der Hand rutscht.

Anfänger sollten zunächst aber ohne diese Helfer trainieren, um ein gutes Gefühl für die Übung zu bekommen und ihre Griffkraft und die Unterarme mitzutrainieren. Außerdem solltest du immer mal wieder ohne Griffhilfen trainieren, damit sich deine Muskeln nicht zu sehr daran gewöhnen. Sophia und ich bevorzugen Zughilfen ohne Stahlhaken. Achte unbedingt darauf, dass durch die Zughilfen deine Handgelenke nicht schmerzen.

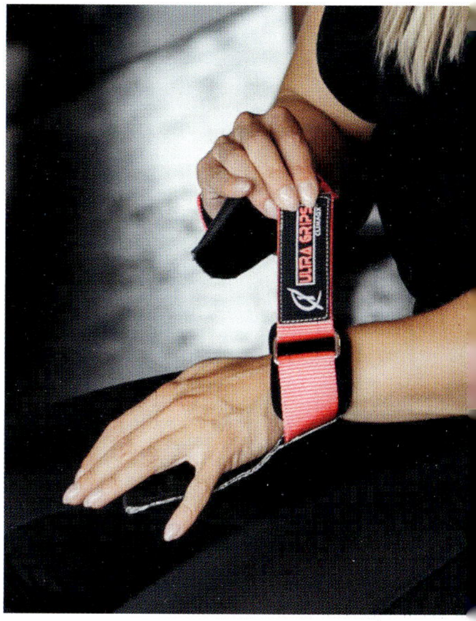

Griffhilfen sind ideal, um die Arme, beispielsweise beim Rudern mit viel Gewicht, zu entlasten, da die Rückenmuskulatur weniger schnell ermüdet.

Gewichthebergürtel: Ein Gewichthebergürtel ist nicht nur was für die »schweren Jungs«, auch für Frauen kann er sinnvoll sein. Gerade bei Kniebeugen und beim Kreuzheben mit viel Gewicht kann das Tragen des Gürtels den Rücken stabilisieren. Frag in deinem Studio nach, ob sie solche Gürtel verleihen. Manche Gyms stellen ihren Mitgliedern die Gürtel kostenlos zur Verfügung, in meinem Studio liegt immer einer im Freihantelbereich.

Wie bei den Zughilfen gilt auch hier: Nutze den Gürtel nicht dauerhaft. Dein Körper soll auf keinen Fall verlernen, den Bewegungsablauf ohne dieses Zubehör hinzukriegen.

Dein Trainingsplan für das Gym

Vielleicht wird es dich überraschen, aber ich mache keinen großen Unterschied zwischen meinem Training mit Anfängerinnen, mit Fortgeschrittenen und mit Profis. Meine Philosophie ist: Auch ein Anfänger sollte so früh wie möglich die Grundübungen absolvieren und entsprechend viel mit Langhanteln und Kurzhanteln trainieren. Training an Maschinen ist effektiv, doch freie Gewichte fordern unsere Kraft, Konzentration und unser Körpergefühl meist noch mehr. Es gibt drei Faktoren, mit deren Hilfe du deinen Trainingsplan deinem Niveau und körperlichen Zustand anpassen kannst:

- das Gewicht
- die Anzahl der Wiederholungen
- die Dauer der Satzpausen

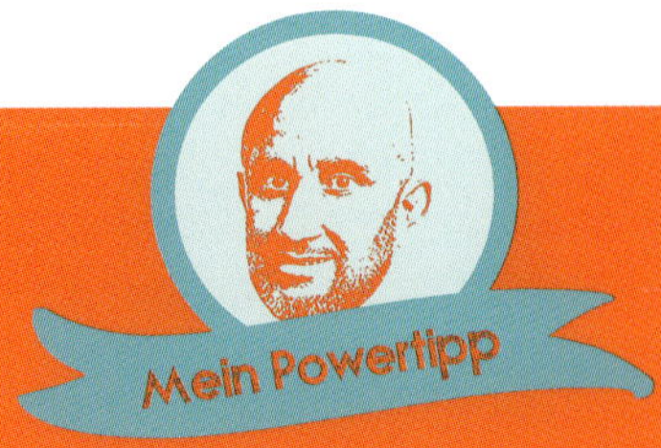

Vieles kann als Hantel dienen

Die größte Auswahl an Gewichten bietet dir das Gym. Du kannst dir aber natürlich auch selbst Gewichte zulegen und dir dein eigenes Home-Gym einrichten. Darüber hinaus gibt es Alternativen zu Hanteln und Co.: Flaschen eignen sich besonders gut als Gewicht, denn je nach Füllung kannst du mit einer 1,5-Liter-Flasche das Gewicht variieren: 0,5 Kilo, 1 Kilo oder 1,5 Kilo. Bitte verwende aus Sicherheitsgründen immer Plastikflaschen. Zudem kannst du einen Rucksack oder Sporttaschen mit Büchern befüllen und auf der Waage im Badezimmer in Sachen Gewicht entsprechend anpassen. Die Taschen eignen sich dann zum Beispiel für das Seitheben oder das Kreuzheben. Schwere Bücher sind natürlich ebenfalls prima Gewichte.

Der richtige Trainingsplan-Split

Ein Schlüssel zum Erfolg ist der richtige Trainingssplit, also die Art und Weise, wie du deine Trainingswoche aufteilst. Damit deine Muskeln sich regenerieren und wachsen können, solltest du jeder beanspruchten Muskelgruppe 48 bis 72 Stunden Pause bis zum nächsten Training geben. Außerdem solltest du deine Körperpartien einzeln trainieren, um keine Teile deines Körpers zu vernachlässigen und alle gleichmäßig zu fördern. Sophia und ich haben phasenweise auch schon ein Ganzkörpertraining absolviert, doch letztlich sind wir immer zu unserem Lieblingssplit zurückgekommen. Ich liebe ihn, denn er ist einfach sehr effektiv. Im Folgenden möchte ich ihn mit dir teilen.

Dreimal pro Woche zu trainieren ist Minimum

Mit nur einer Stunde Training pro Woche zum Traumkörper – solche Werbeversprechen sind in meinen Augen unseriös. Ein guter Körper erfordert regelmäßiges Training. Um mit meinem System erfolgreich zu sein, solltest du daher mindestens dreimal pro Woche trainieren, besser noch viermal. Weil Frauen die Beine und der Po meist besonders wichtig sind, sieht mein Plan für dich zwei Beintage pro Woche vor. Solltest du andere Prioritäten haben, kannst du alternativ einen der anderen Tage doppelt in deinen Trainingsplan einbauen.

Ich empfehle dir, mindestens vier Wochen mit demselben Trainingsplan zu trainieren. So kannst du deine Fortschritte und Defizite feststellen und gibst dir ausreichend Zeit, bei der Ausführung der Übung sicherer zu werden und Kraft sowie Ausdauer aufzubauen. Anschließend kannst du, wie auf den Seiten 45 bis 47 beschrieben, mit dem Variieren der Satzpausen und dem Einbauen von Supersätzen dein Training noch fordernder gestalten.

Deine Trainingswoche

Ab sofort kann deine Trainingswoche im Gym, also mit Gewichten und Maschinen, so aussehen (die Workouts dazu findest du auf den Seiten 52 und 53):

Einsteiger						
Montag	**Dienstag**	**Mittwoch**	**Donnerstag**	**Freitag**	**Samstag**	**Sonntag**
Beine	Pause	Bauch	Oberkörper 1	Pause	Oberkörper 2	Pause
+ Waden		+ optional: Cardiotraining	+ Waden		+ Bauch	

Fortgeschrittene						
Montag	**Dienstag**	**Mittwoch**	**Donnerstag**	**Freitag**	**Samstag**	**Sonntag**
Beine	Pause	Oberkörper 1	Beine	Pause	Oberkörper 2	Pause
+ Waden		+ Bauch	+ Waden		+ Bauch	

Ambitionierte						
Montag	**Dienstag**	**Mittwoch**	**Donnerstag**	**Freitag**	**Samstag**	**Sonntag**
Beine	leichtes Cardiotraining	Oberkörper 1	Beine	Pause	Oberkörper 2	Pause
+ Waden		+ Bauch	+ Waden		+ Bauch	
			+ leichtes Cardiotraining		+ leichtes Cardiotraining	

Deine Trainingstage

Deine einzelnen Trainingstage könnten folgendermaßen aussehen:

Dein Beintag		
Übung	Wiederholungen	Sätze
Beinstrecken an der Maschine (Seite 69)	10–12	4
Kniebeuge mit Langhantel (Seite 67) als Vorübung empfiehlt sich Clean and Jerk (Seite 65/66)	10–12	4
Beinpressen an der Maschine (Seite 71)	10–12	4
Beinbeugen an der Maschine (Seite 70)	10–12	4
Ausfallschritt mit Kurzhanteln (Seite 68)	15 pro Seite	3 pro Seite

Dein Oberkörpertag 1: Rücken und Schultern		
Übung	Wiederholungen	Sätze
Latzug zur Brust (Seite 73)	10–12	4
Rudern am Kabelzug mit engem Griff (Seite 74)	10–12	4
Kurzhantelrudern (Seite 75)	10–12 pro Seite	4 pro Seite
Kreuzheben mit Langhantel (Seite 76)	10–12	4
Butterfly Reverse (Seite 87)	10–12	3
Seitheben (Seite 83)	10–12	3
Schulterdrücken mit Kurzhanteln (Seite 85)	10–12	3
Nackenheben (Seite 86)	10–12	3

Dein Oberkörpertag 2: Brust und Arme		
Übung	**Wiederholungen**	**Sätze**
Fliegende am Kabelzug (Seite 78)	10–12	4
Schrägbankdrücken mit Kurzhanteln (Seite 77)	10–12	4
Brustpressen an der Maschine (Seite 79)	10–12	4
Bizeps-Curl mit Eindrehen (Seite 88)	10–12	4
Hammer-Curl (Seite 89)	10–12	4
Trizepsdrücken am Kabelturm (Seite 90)	10–12 pro Seite	4 pro Seite
Trizeps-Kickback (Seite 91)	10–12 pro Seite	4 pro Seite

Die Dauerbrenner: Bauchmuskeln und Waden

Die 48-bis-72-Stunden-Regel gilt nicht für die Bauchmuskeln und Waden. Diese trainierst du im Wechsel an jedem deiner Trainingstage, sodass du bei vier Trainingseinheiten die Woche zweimal deinen Bauch und zweimal deine Waden trainierst. Suche dir jeweils zwei der Übungen für jede Muskelgruppe aus. Variiere immer mal wieder, um die Muskeln neu zu reizen. Im Gegensatz zu den großen Muskelpartien solltest du hier nicht so sehr auf die Wiederholungszahl achten, das könnte dich im Kopf unnötig limitieren. Mache so viele Wiederholungen, wie du kannst – bis der Muskel richtig brennt.

Bauchübung	Wiederholungen	Sätze
Beinheben hängend (Seite 80)	No Limit! So viele wie möglich	4
Sit-up (Seite 103)	No Limit! So viele wie möglich	4
Seitliches Ziehen am Kabelzug (Seite 82)	No Limit! So viele wie möglich	4 pro Seite

Wadenübung	Wiederholungen	Sätze
Wadenheben an der Beinpresse (Seite 72)	mindestens 12	4
Wadenheben einbeinig (Seite 96)	mindestens 12 pro Seite	4 pro Seite
Wadenheben stehend (Seite 95)	mindestens 12	4

DEIN TRAININGSPLAN FÜR DIE BODYWEIGHT-ÜBUNGEN

Meiner Meinung nach ist das Training mit Gewichten am effektivsten. Du kannst dich damit am besten steigern und hast so viele Widerstände, also Gewichte, zur Auswahl, dass dir nie langweilig wird. Dennoch kannst du auch unterwegs beziehungsweise ohne Gewichte trainieren. Dein eigener Körper ist dann quasi deine Hantel! Bodyweight-Übungen, also Übungen nur mit deinem eigenen Körpergewicht, haben den Vorteil, dass sie sehr funktionell sind, du also viele Muskelgruppen im Zusammenspiel sowie deine Balance und dein Körpergefühl trainierst. Vor allem der Core, also der Rumpf, der für die Stabilität des ganzen Körpers relevant ist, wird bei sehr vielen dieser Übungen gefordert.

Auch bei den Übungen ohne Gewicht gilt: Bringe deinen Körper vor dem Training immer mit einem Warm-up auf Touren und wärme deine Schulterpartien auf.

Die Intensität hochhalten und variieren

Damit du dich steigerst und dich auch langfristig forderst, gibt es neben der Anzahl der Trainingstage pro Woche weitere Hebel, mit deren Hilfe du deine Trainingsintensität erhöhen kannst.

Satzpausen

Einsteiger: 50 Sekunden
Fortgeschrittene: 40 Sekunden
Ambitionierte: 30 Sekunden

Anzahl der Wiederholungen

Sofern du das Gefühl hast, bereit für den nächsten Schritt zu sein, kannst du die Anzahl deiner Sätze erhöhen und Supersätze einbauen. Statt drei absolvierst du vier Sätze und lässt die Pause zwischen den letzten beiden Sätzen entfallen. Bei Übungen, in denen zwei Sätze vorgesehen sind, erhöhst du auf drei und lässt ebenfalls die letzte Pause zwischen den letzten beiden Sätzen weg.

Deine Trainingswoche

So könnte deine Trainingswoche mit Eigengewichtsübungen aussehen:

Einsteiger						
Montag	Dienstag	Mittwoch	Donnerstag	Freitag	Samstag	Sonntag
Workout 1	Pause	Workout 2	Pause	Workout 3	Pause	Pause

Fortgeschrittene						
Montag	Dienstag	Mittwoch	Donnerstag	Freitag	Samstag	Sonntag
Workout 1	Pause	Workout 2	Workout 3	Workout 4	Pause oder optional Cardio-training	Pause

Ambitionierte						
Montag	Dienstag	Mittwoch	Donnerstag	Freitag	Samstag	Sonntag
Workout 1	Pause	Workout 2	Workout 3	Workout 1	Workout 4	Pause oder optional Cardio-training

Deine Workouts mit dem eigenen Körpergewicht

Anders als in meinem Gym-Plan trainierst du mit meinem Bodyweight-Gewichtsplan mitunter mehr als zwei Muskelgruppen pro Tag. Natürlich kannst du auch Übungen mit und Übungen ohne Gewicht kombinieren – hier sind deiner Fantasie und deinen Vorlieben keine Grenzen gesetzt. Mit meinen Plänen möchte ich dir lediglich Vorschläge unterbreiten. Die Übungstabellen zu den Workouts 1 bis 4 findest du auf den Seiten 56 und 57.

Workout 1: Beine und Brust			
Übung	**Zeit**	**Wiederholungen**	**Sätze**
Liegestütz an der Wand (Seite 102)		10–12	3
Jumping Squat (Seite 93)		10–12	3
Beckenheben (Seite 97)		10–12	3
Wadenheben stehend (Seite 95)		12	3
Wandsitzen (Seite 94)	45 Sekunden		3

Workout 2: Schultern und Bauch			
Übung	**Zeit**	**Wiederholungen**	**Sätze**
Frontheben (Seite 107)		10–12	3
Military Press (Seite 108)		10–12	3
Seitliche Plank (Seite 105)	30 Sekunden		3
Russian Twist (Seite 100/101)		No Limit! So viele wie möglich	2
Plank (Seite 104)	30 Sekunden halten		3

Workout 3: Rücken und Bauch			
Übung	**Zeit**	**Wiederholungen**	**Sätze**
Rudern am Tisch (Seite 98)		10–12	3
Russian Twist (Seite 100/101)		10–12	3
Fahrradfahren in Rückenlage (Seite 106)		10–12	3
Sit-up (Seite 103)		No Limit! So viele wie möglich	2
Superwoman (Seite 99)	45 Sekunden halten		2

Workout 4: Waden und Bauch			
Übung	Zeit	Wiederholungen	Sätze
Wadenheben stehend (Seite 95)		12–15	4
Wadenheben einbeinig (Seite 96)		12–15 pro Seite	4
Fahrradfahren in Rückenlage (Seite 106)	45 Sekunden		3
Seitliche Plank (Seite 105)	45 Sekunden pro Seite halten		3

Cardiotraining – aber richtig!

In Sachen Cardiotraining gibt es zahlreiche Möglichkeiten: Joggen, Radfahren, lange Spaziergänge oder auf den Crosstrainer gehen. Ich empfehle das Radfahren, entweder im Gym auf einem Ergometer oder ganz einfach draußen auf dem Rad. Die Oberschenkel werden hierbei besonders gefordert. Dass Cardiotraining am meisten Kalorien verbrennt, ist allerdings ein Mythos. In meinem System ist Cardio lediglich ein ergänzender Aspekt, die Grundlage bildet das Krafttraining. Eine Cardio-Einheit sollte deswegen nicht länger als 45 Minuten dauern.

Deine Übungen

In meinen vielen Jahren als Trainer habe ich in der Zusammenarbeit mit Athletinnen und Hobbysportlerinnen herausgefunden, welche Übungen für Frauen und Mädchen ab dem Teenageralter am effektivsten sind und sie für dich hier erstmals komplett zusammengestellt. Damit du die Übungen perfekt für das Erreichen deiner Ziele einsetzen kannst, habe ich sie auf den folgenden Seiten zudem detailliert beschrieben. Jeder Ausführungsschritt ist einzeln erläutert und bebildert, meine Athletin Tanja macht für dich jede Übung vor. So kannst du genau sehen und nachlesen, wie du die Übung korrekt ausführst. Unterteilt sind die Übungen in zwei Hauptkategorien:

» Übungen an Maschinen und mit Gewichten
» Bodyweight-Übungen, die mit dem eigenen Körpergewicht ausgeführt werden

Innerhalb dieser Kategorien sind die Übungen zudem in die folgenden drei Körperbereiche unterteilt, damit du einen besseren Überblick hast.

- Beine und Gesäß
- Oberkörper (Rücken, Brust und Bauch)
- Schultern und Arme

Zu Beginn findest du im Folgenden auch Übungen zum Aufwärmen, die du bitte vor jedem Training absolvierst, um perfekt für dein Workout vorbereitet zu sein und um das Verletzungsrisiko zu minimieren.

Zu jeder Übung habe ich dir notiert, welche Muskeln du damit genau trainierst, sowie die vorgeschlagene Anzahl der Arbeitssätze, die Wiederholungszahl und die Dauer der Satzpause angegeben. Sobald du alle Übungen sicher beherrschst, kannst du dir aus den Übungen in diesem Kapitel auch selbst einen eigenen Trainingsplan zusammenstellen. Führe dazu am besten auch ein Trainingstagebuch, um deine Fortschritte zu dokumentieren. Eine Vorlage findest du hinten im Buch auf Seite 188.

Die richtige Ausführung

Grundsätzlich habe ich Übungen ausgewählt, die für jede durchführbar sind. Genauso wichtig wie die Auswahl der richtigen und effektiven Übungen sind die Grundsätze für ihre Ausführung und die Vorbereitung auf diese Übungen. Meine Grundsätze helfen dir, gesund, sicher und erfolgreich zu trainieren.

Fang langsam an!

Sofern du gerade erst mit dem Training beginnst und dir eine Übung sehr komplex erscheinen sollte, nimm dir bitte Zeit, um sie zu erlernen, und sei geduldig mit dir. Es ist noch keine Meisterin vom Himmel gefallen. Führe alle Übungen zunächst einmal in Ruhe und langsam aus, damit du die Bewegungsabläufe verinnerlichst und sicher wirst. Trainiere gerade am Anfang am besten vor einem Spiegel, um deine Ausführung selbst überprüfen zu können. Du kannst dich zwischendurch auch mal filmen. Genieße jede Wiederholung, jede Sekunde der Ausführung! Sie bringt dich näher an dein Ziel. Sofern du bereits länger trainierst und richtig fit bist, kannst du dein Training intensivieren, indem du dein Gewicht erhöhst, dir mehr Wiederholungen zum Ziel setzt oder/und deine Satzpausen kürzt.

Nimm dir Zeit zum Einstellen der Maschinen

Wichtig ist zudem, dass du dir die Maschinen im Gym richtig einstellst. Nimm dir dafür ausreichend Zeit und hetze dich nicht. Die Zeit ist sehr gut investiert, denn nur an einer auf deine Körpergröße angepassten Maschine kannst du sicher trainieren und Verletzungen vermeiden. Oft kannst du sowohl den Sitz als auch die Bank und die Lehne an deine Größe anpassen. Absolviere zum Test zunächst ein paar Wiederholungen mit leichtem Gewicht und korrigiere gegebenenfalls die Einstellungen. Bist du dir unsicher, bitte einen Trainer oder anderen Studiomitarbeiter um Hilfe. Es gibt keine blöden Fragen! Trainierst du an falsch eingestellten Maschinen, drohen Verletzungen und negative Langzeitfolgen wie Haltungsschäden oder Gelenkschmerzen.

Kontrollierte Negativbewegungen

Achte bitte immer darauf, dass du das Gewicht während einer Übung sehr langsam und kontrolliert herablässt (negative Bewegung). Die drückende Bewegung (positive Bewegung) solltest du hingegen explosiv und kraftvoll ausführen. Während der negativen Bewegung kannst du im Kopf bis drei zählen, dann das Gewicht am tiefsten Punkt rund eine Sekunde unter Muskelspannung halten und anschließend dynamisch und schnell drücken. Um die Muskelbelastung zu intensivieren, kannst du im Laufe der Zeit die Negativbewegung auf vier oder gar fünf Sekunden verlängern. Es wird dir wie Zeitlupentempo vorkommen – doch das macht gar nichts. Im Gegenteil, du forderst deine Muskeln und lernst, sie zu kontrollieren.

Vorübung im Training nutzen

Vor allem die Übung Clean and Jerk (Seite 65/66), das Umsetzen und Stoßen mit der Langhantel, ist sehr gut geeignet, um sich auf komplexe Übungen wie die Kniebeuge mit der Langhantel vorzubereiten. Betrachte Clean and Jerk als eine Art Vorübung, die du vor deinem eigentlichen Training absolvierst. Dadurch bekommst du ein Gefühl für das Gewicht und bringst dir bei, wie du künftig eine beladene Langhantel sicher und kontrolliert auf deinem Rücken ablegst und die nötige Balance hältst. Es ist sehr wichtig, dass du das kannst, denn nicht in jedem Gym wirst du ein Rack finden, auf dem du die Langhantel in jeder Höhe ablegen und sichern kannst, sprich, du musst sie selbst vom Boden aufnehmen und hochdrücken können.

WARM-UP

Hampelmann

Zielmuskulatur: alle
Wiederholungen: No Limit! So viele du schaffst
Sätze: 2 à 60 Sekunden
Satzpause: 20 Sekunden

1. Stelle dich aufrecht hin, die Füße und Beine eng aneinander. Dein Blick geht nach vorn. Strecke deine Arme und halte sie eng an deinem Körper.
2. Drücke dich mit deinen Füßen nach oben und spreize im Sprung deine Beine. Führe gleichzeitig deine gestreckten Arme über deinem Kopf zusammen. Atme dabei aus. Springe nun zurück in die Ausgangsposition. Beim Aufsetzen führst du die Beine und Füße wieder zusammen und legst die gestreckten Arme am Körper an. Atme dabei aus. Setze direkt zum nächsten Sprung an.

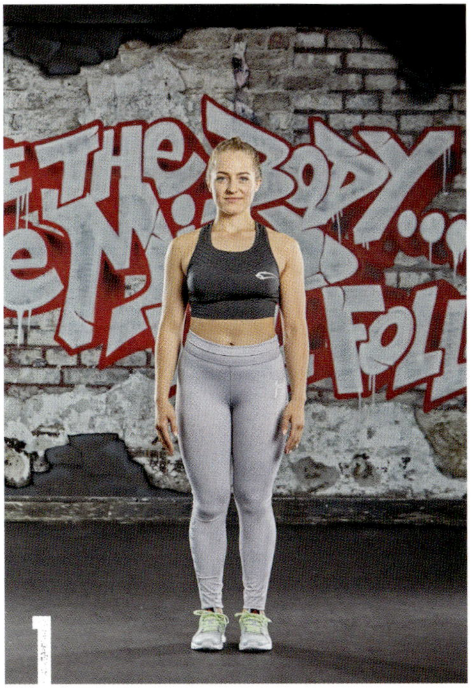

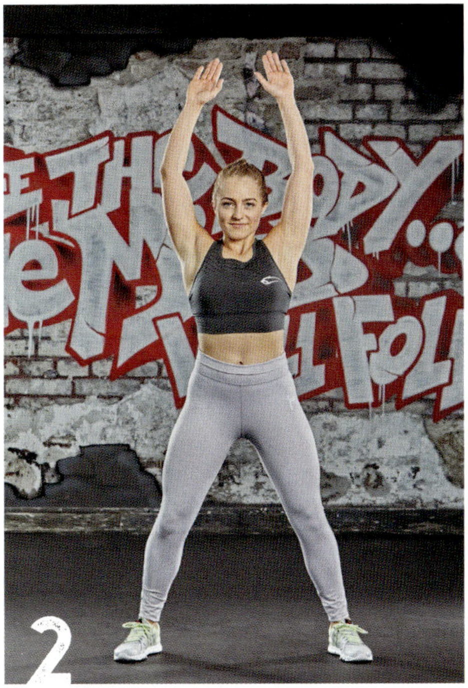

Schulterkreisen

Zielmuskulatur: vordere und seitliche Schultermuskeln
Wiederholungen: so viele du schaffst
Sätze: 1 à 60 Sekunden je Richtung

1. Stelle dich mit geschlossenen Beinen aufrecht hin, richte deinen Blick nach vorn. Halte die Halswirbelsäule aufrecht. Deine Arme hängen locker neben deinem Körper.
2. Ziehe deine Schultern nach oben, so hoch wie möglich.
3. Ziehe deine Schultern nach hinten und unten und lasse sie im Anschluss kreisen. Kreise erst in die eine, dann in die entgegengesetzte Richtung.

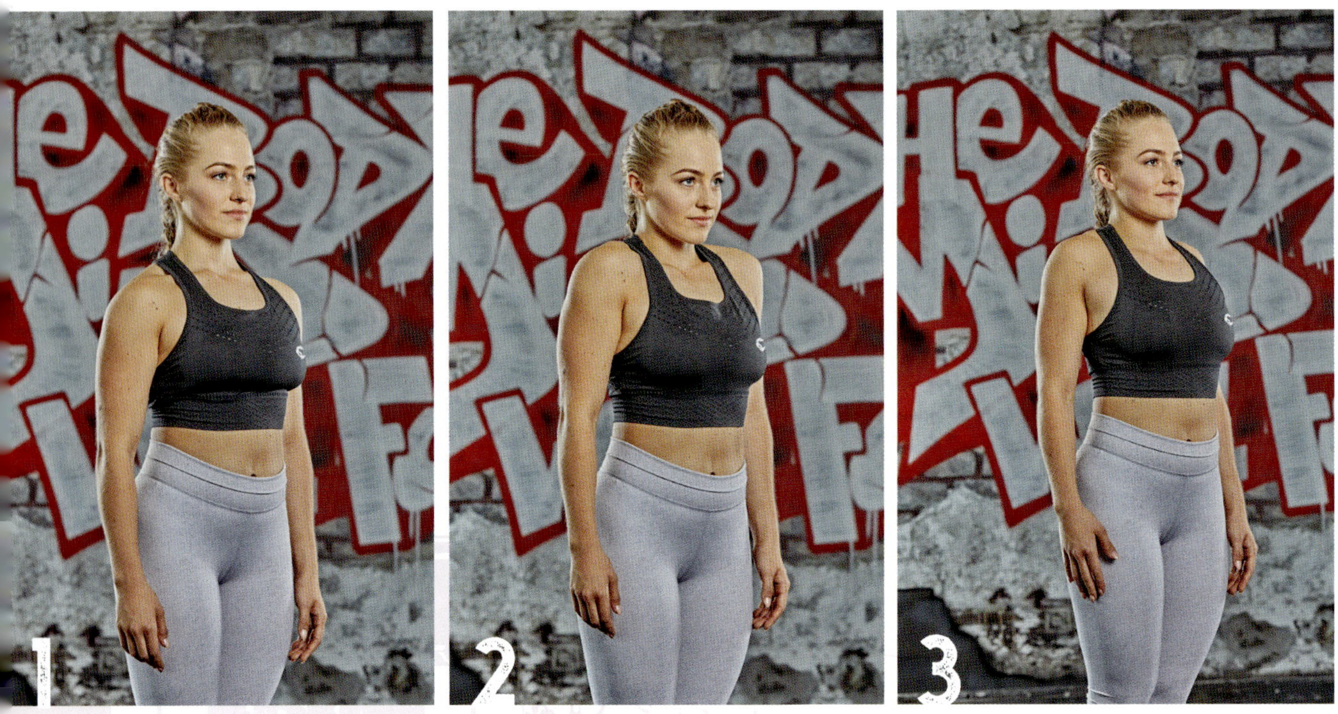

Schulterrotation

Zielmuskulatur: vordere und hintere Schultermuskeln, Nackenmuskeln
Wiederholungen: so viele du schaffst
Sätze: 1 à 60 Sekunden je Richtung

1. Stelle dich mit geschlossenen Beinen aufrecht hin, richte deinen Blick nach vorn. Strecke deine Arme auf Schulterhöhe zur Seite und drehe die Handflächen nach vorn, sodass deine Daumen nach oben zeigen.
2. Kreise deine Arme aus der Schulter heraus langsam nach oben und nach hinten. Lass die Arme dabei gestreckt und ziehe die Schulterblätter leicht zurück.
3. Kreise die gestreckten Armen nach unten und wieder nach oben in die Ausgangsposition. Kreise 15 Sekunden langsam und steigere dann das Tempo. Kreise die Arme anschließend in die andere Richtung.

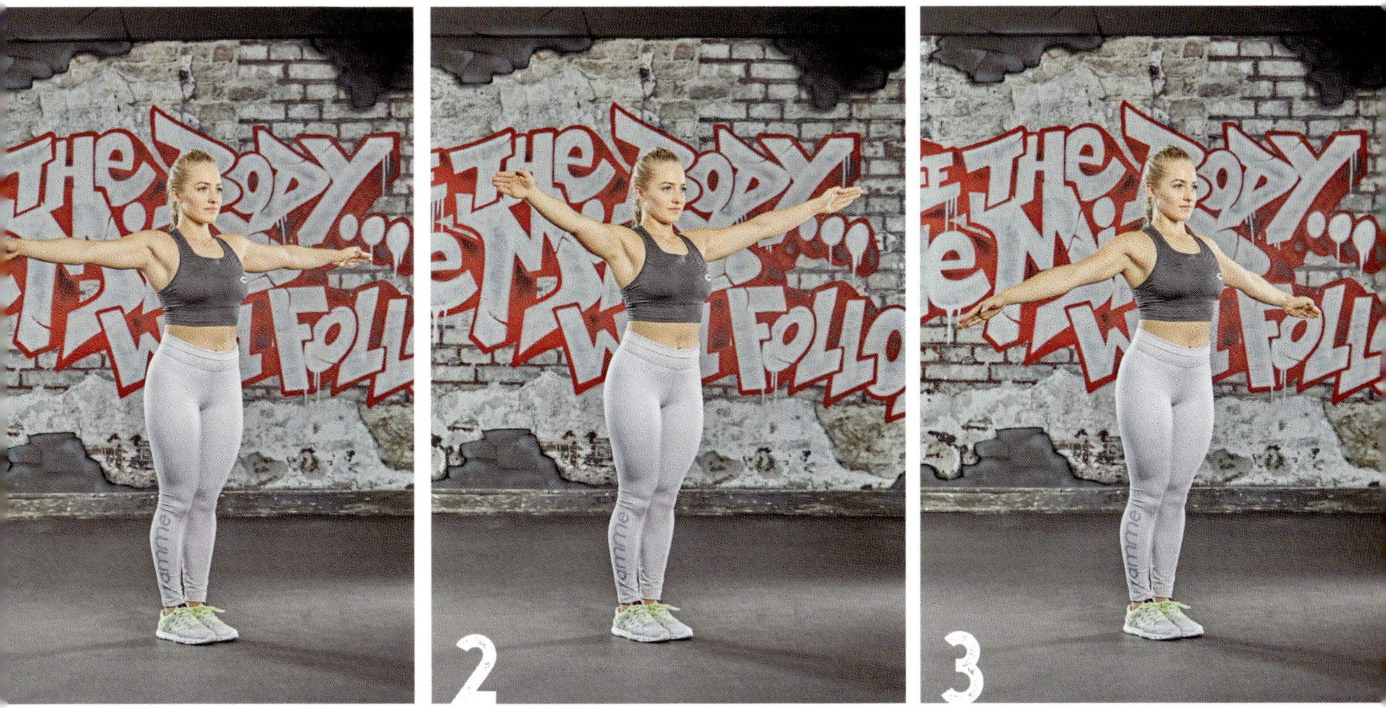

ÜBUNGEN AN MASCHINEN UND MIT GEWICHTEN

Clean and Jerk

Zielmuskulatur: vordere und hintere Oberschenkelmuskeln, Nacken- und Rückenmuskeln
Wiederholungen: 10–12
Sätze: 4
Satzpause: 45–90 Sekunden

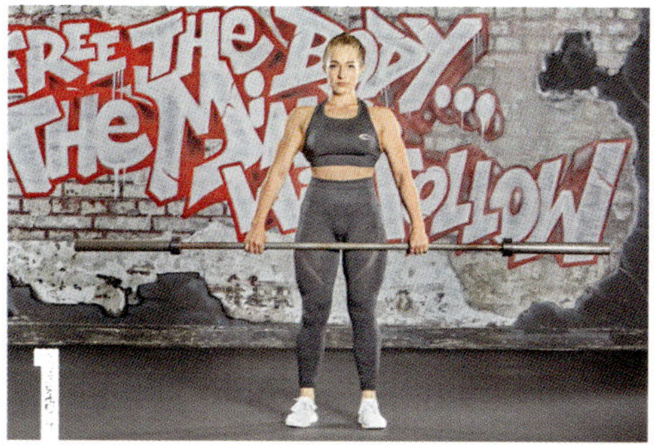

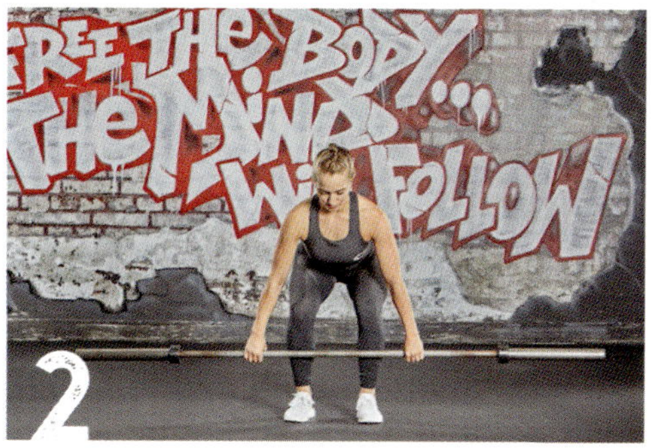

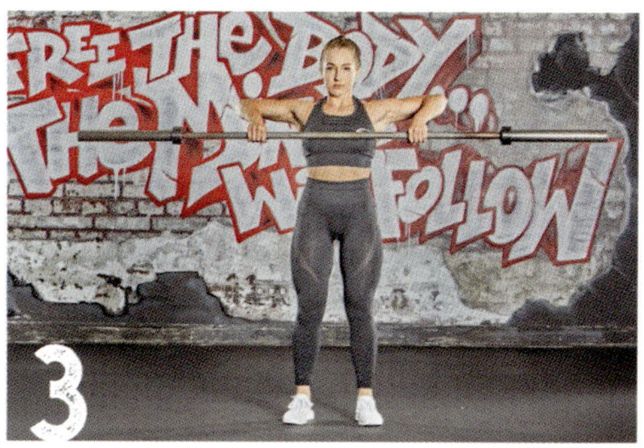

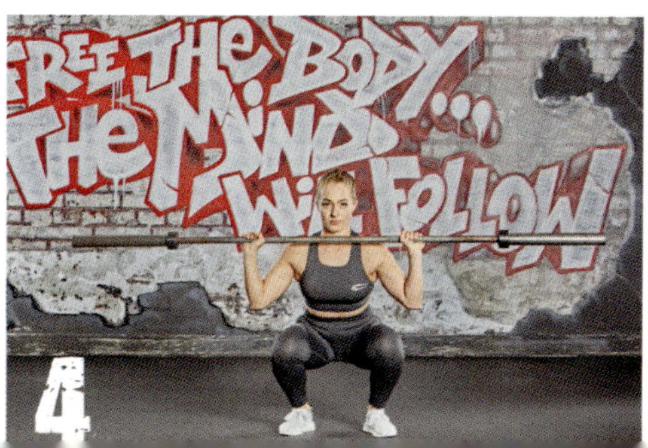

1. Greife eine Langhantel etwas weiter als schulterbreit und stelle dich mit ihr aufrecht hin. Deine Füße sind schulterbreit geöffnet, deine Zehen zeigen leicht nach außen. Halte die Hantel eng an deinen Oberschenkeln. Dein Rücken ist gerade und aufgerichtet.
2. Gehe in die Knie, indem du dein Gesäß nach hinten schiebst. Beuge deinen Oberkörper vor und halte deinen Rücken dabei gerade. Die Hantel befindet sich jetzt auf halber Höhe deiner Unterschenkel nah an den Schienbeinen.
3. Richte dich mit Kraft aus den Beinen und dem Gesäß in einer explosiven Bewegung auf und ziehe gleichzeitig die Hantel bis auf Brusthöhe. Deine Ellenbogen befinden sich an der obersten Position etwa auf Schulterhöhe, aber über der Stange, und zeigen nach außen. Die Stange ist weiterhin nah an deinem Körper.
4. Nutze den Schwung der gerade ausgeführten Bewegung und greife um, sprich, schiebe die Unterarme unter der Stange durch, sodass deine Ellenbogen nach vorn zeigen. Gehe zeitgleich in die Hocke und unter die Hantelstange. Halte deinen Rücken weiterhin gerade und deinen Blick nach vorn gerichtet. Hole unten Schwung für das Stoßen.

5. Atme ein und richte dich in einer explosiven Bewegung auf. Stoße die Hantel über deinen Kopf und atme in dieser Bewegung aus. Deine Arme sind nun nahezu gestreckt. Halte die Handgelenke aufgerichtet und knicke sie nicht ab.

6. Senke die Langhantel langsam hinter dem Kopf ab und lege sie auf den Schultern ab. Achte darauf, dass du sie nicht im Nacken auf den Halswirbeln, sondern wirklich auf der Schultermuskulatur ablegst.

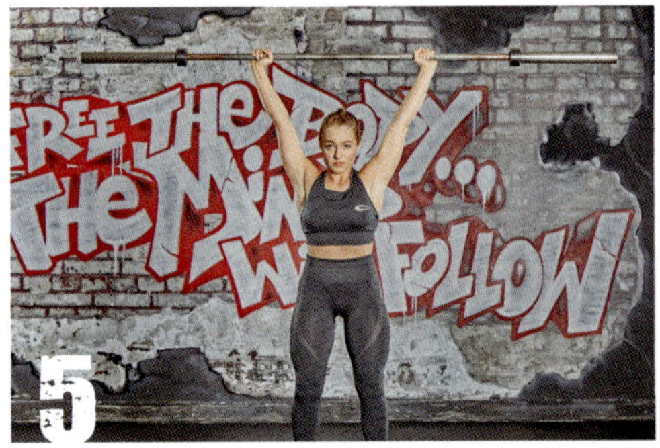

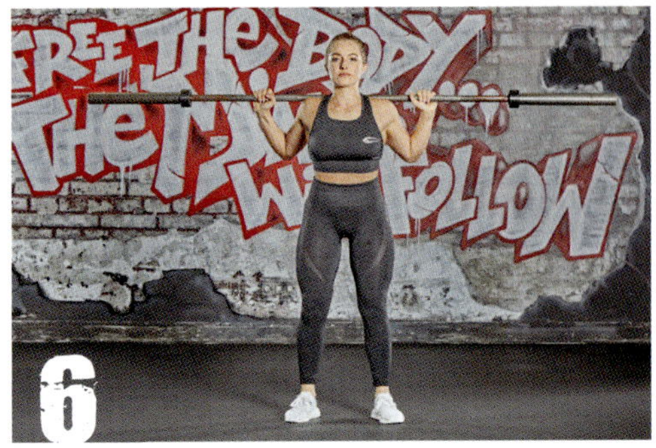

Tipp

Bevor du diese Übung mit Gewicht ausführst, empfiehlt es sich, sie langsam und kontrolliert mit einem Besenstiel zu üben. So bekommst du ein Gefühl für den Bewegungsablauf und wirst schnell sicherer.

Geduld bei komplexen Übungen

Bezüglich der Technik gehört diese Übung zu den komplexen Übungen. Führe jeden Schritt am Anfang langsam durch, nach und nach wird der Ablauf für dich dann zu einer durchgehenden Bewegung. Habe Geduld mit dir, je öfter du sie übst, desto flüssiger wird sie ablaufen. Ich verspreche dir, der Aufwand lohnt sich: Mit Clean and Jerk trainierst du im Prinzip deinen ganzen Körper.

Kniebeuge mit Langhantel

Zielmuskulatur: vordere Oberschenkelmuskeln, Gesäß-, Hüftbeugemuskeln sowie untere Rückenmuskeln
Wiederholungen: 10–12
Sätze: 4
Satzpause: 60–90 Sekunden

1. Stelle dich aufrecht hin. Deine Füße sind etwas weiter als schulterbreit geöffnet, deine Fußspitzen zeigen leicht nach außen. Lege die Langhantel wie beim Clean and Jerk (Seite 65/66) beschrieben auf deiner hinteren Schultermuskulatur ab.
2. Senke dich nun langsam ab, indem du dein Gesäß nach hinten schiebst und die Knie beugst, atme dabei ein. Stell dir vor, du würdest dich auf einen Stuhl setzen. Gehe so tief, dass dein Gesäß sich auf Höhe deiner Kniegelenke oder etwas tiefer als diese befindet. Schiebe dabei deine Knie nach vorn und lasse sie während der ganzen Übung nach außen gedrückt. Sie sollten jedoch zu keiner Zeit über deine Fußspitzen hinausragen. Dein Rücken bleibt gerade und möglichst aufgerichtet. Strecke im Anschluss die Beine wieder und richte dich auf in die Ausgangsposition. Atme dabei aus.

Tipp

Du kommst bei der Kniebeuge nicht so tief, wie in der Übungsanleitung gefordert? Das macht nichts. Sei geduldig, so geht es am Anfang vielen. Arbeite dich nach und nach an deinen tiefstmöglichen Punkt heran.

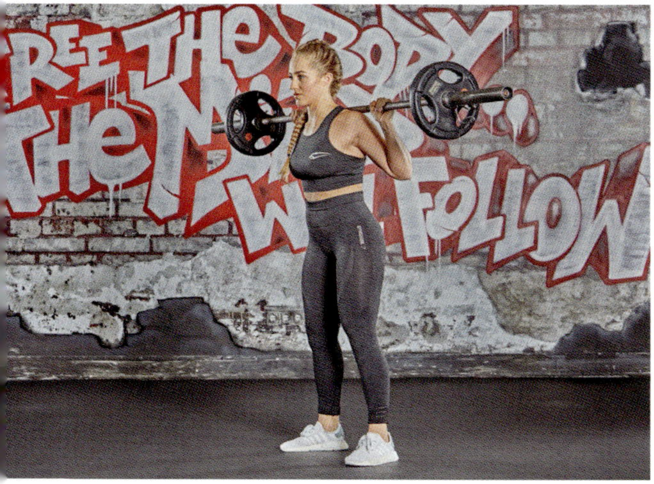

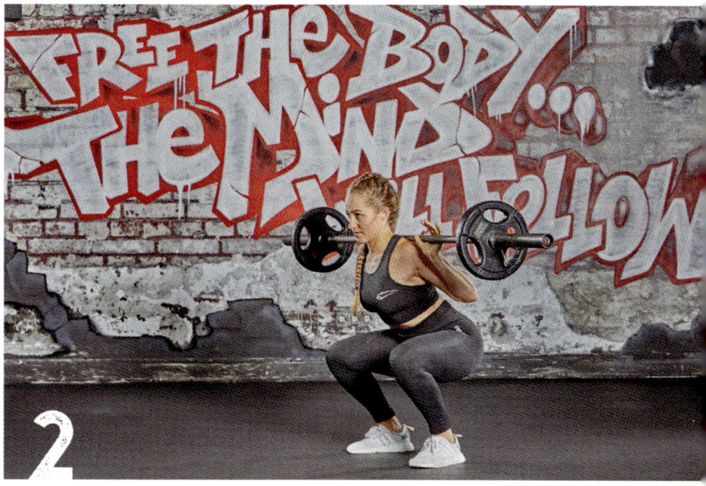

Ausfallschritt mit Kurzhanteln

Zielmuskulatur: vordere Oberschenkel- und Gesäßmuskeln
Wiederholungen: 15
Sätze: 3
Satzpause: 60 Sekunden

1. Greife mit jeder Hand eine Kurzhantel und stelle dich mit hüftbreit geöffneten Füßen aufrecht hin. Halte deinen Oberkörper aufgerichtet und deinen Blick geradeaus. Ziehe die Schulterblätter leicht zurück und lasse deine Arme locker neben deinem Körper hängen, winkele deine Ellenbogen leicht an, sodass das Gelenk nicht komplett durchgestreckt ist.
2. Mache mit dem rechten Bein einen großen Schritt nach vorn und senke deinen Oberkörper ab, atme dabei ein. Schiebe dafür dein rechtes Knie vor, bis es oberhalb deines Fußgelenks steht. Die Ferse bleibt durchgehend am Boden. Das linke Knie schiebst du so weit wie möglich in Richtung Boden. Deine linke Ferse hebst du dabei an, sodass du mit der linken Fußspitze auf dem Boden stehst. Halte deinen Rücken aufgerichtet und spanne deine Bauchmuskeln an. Halte diese untere Position kurz. Drücke dich nun mit Kraft aus dem rechten Bein wieder in die stehende Ausgangsposition hoch und atme dabei aus. Schließe direkt den nächsten Ausfallschritt an. Diesmal geht das linke Bein nach vorn, das rechte nach unten.

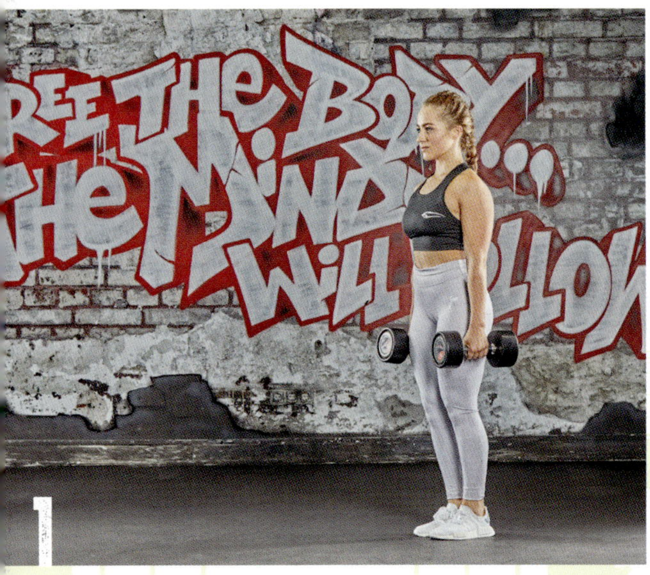

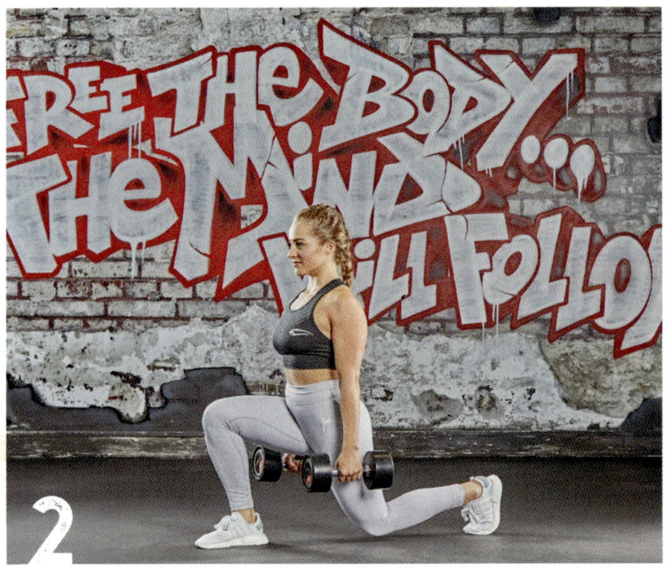

Beinstrecken an der Maschine

Zielmuskulatur: vordere Oberschenkelmuskeln
Wiederholungen: 10–12
Sätze: 4
Satzpause: 60 Sekunden

1. Setze dich in die Maschine, lege deine Hände an die Handgriffe und drücke dein Gesäß und deinen Rücken an das hintere Polster. Stelle die Maschine so ein, dass sich deine Knie auf einer Höhe mit dem Drehgelenk des Beinstreckers befinden. Das Fußrollenpolster sollte am unteren Ende deines Schienbeines aufliegen. Ziehe deine Fußspitzen an den Körper heran, spanne deine Bauchmuskulatur an und bilde mit deinem Rücken ein leichtes Hohlkreuz.
2. Drücke das Gewicht mit Kraft aus deinen Oberschenkeln nach oben, bis deine Beine fast durchgestreckt sind und deine Unterschenkel sich beinahe parallel zum Boden befinden. Um die Knie zu schonen, hältst du sie leicht gebeugt und streckst sie nicht komplett durch. Atme aus. Halte die Spannung am höchsten Punkt kurz und lasse das Gewicht langsam herunter. Dabei atmest du ein.

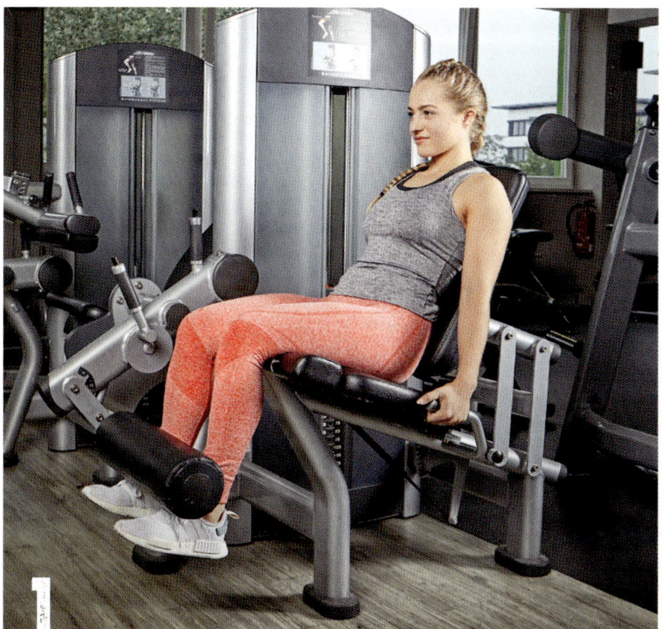

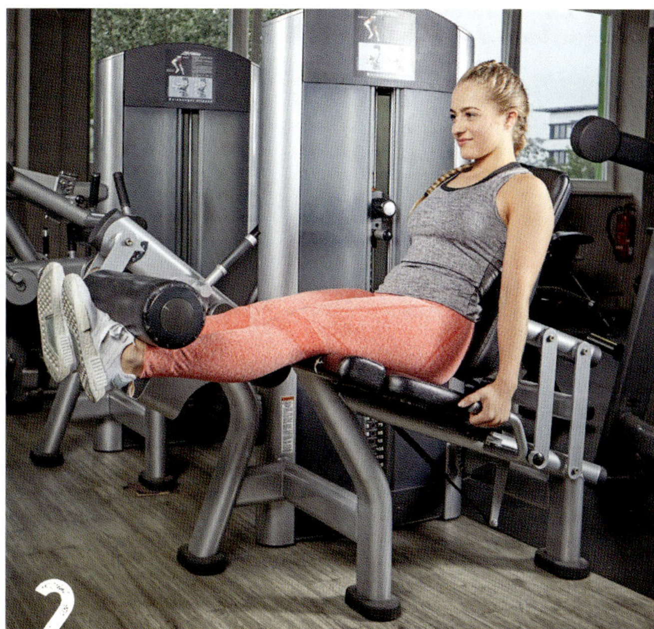

Beinbeugen an der Maschine

Zielmuskulatur: hintere Oberschenkelmuskeln
Wiederholungen: 10–12
Sätze: 4
Satzpause: 60 Sekunden

1. Lege dich auf die Bank der Maschine und stelle dir das Beinpolster so ein, dass es zwischen deinen Waden und deiner Achillesferse aufliegt. Deine Kniegelenke befinden sich auf Höhe des Drehgelenkes des Gerätes. Drücke deinen Oberkörper an das Polster und halte dich für mehr Stabilität mit den Händen an den Griffen fest.
2. Führe das Fußpolster nun mit Kraft aus der hinteren Oberschenkelmuskulatur so weit wie möglich in Richtung deines Gesäßes, indem du deine Unterschenkel anwinkelst. Atme während dieser Bewegung aus. Halte das Gewicht hier kurz. Lasse das Gewicht langsam und kontrolliert wieder ab und atme ein. Deine Beine bleiben am Ende der Bewegung am tiefsten Punkt leicht angewinkelt, dadurch schonst du deine Kniegelenke.

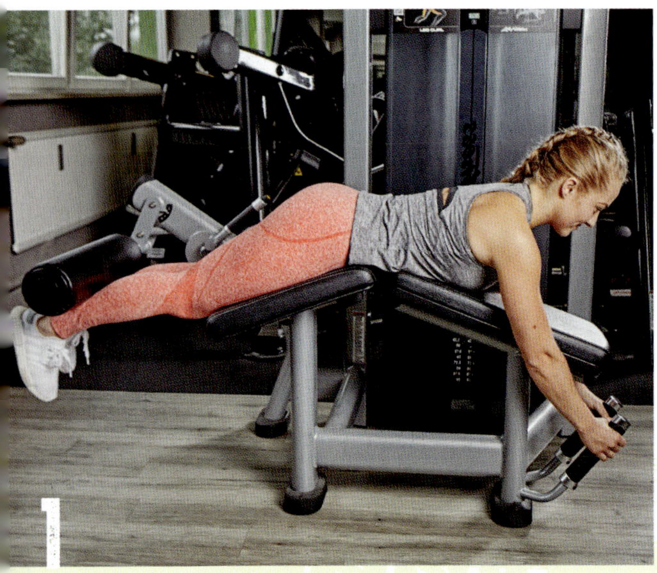

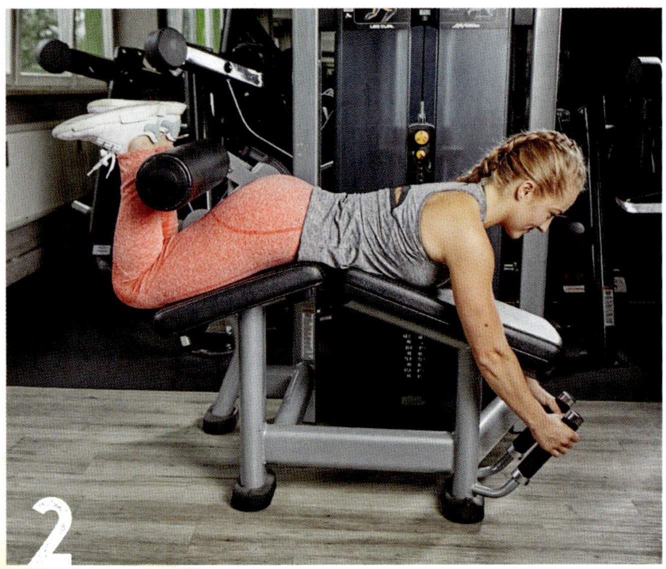

Beinpressen an der Maschine

Zielmuskulatur: vordere und hintere Oberschenkelmuskeln, Gesäßmuskeln
Wiederholungen: 10–12
Sätze: 4
Satzpause: 60–90 Sekunden

1. Setze dich in die Maschine und drücke deinen Rücken an das hintere Polster. Platziere deine Füße etwas weiter als hüftbreit auf der Fußplatte. Halte dich an den Griffen fest, um dich zusätzlich zu stabilisieren. Löse die Sicherung und lasse das Gewicht langsam herab. Deine Knie bleiben während der gesamten Übung nach außen gedrückt. Gehe so tief, dass die Knie leicht deine Brust berühren. Deine Fersen bleiben auf der Fußplatte.
2. Drücke das Gewicht explosiv nach oben und atme dabei aus. Strecke die Beine nicht ganz durch, um deine Kniegelenke zu schonen.

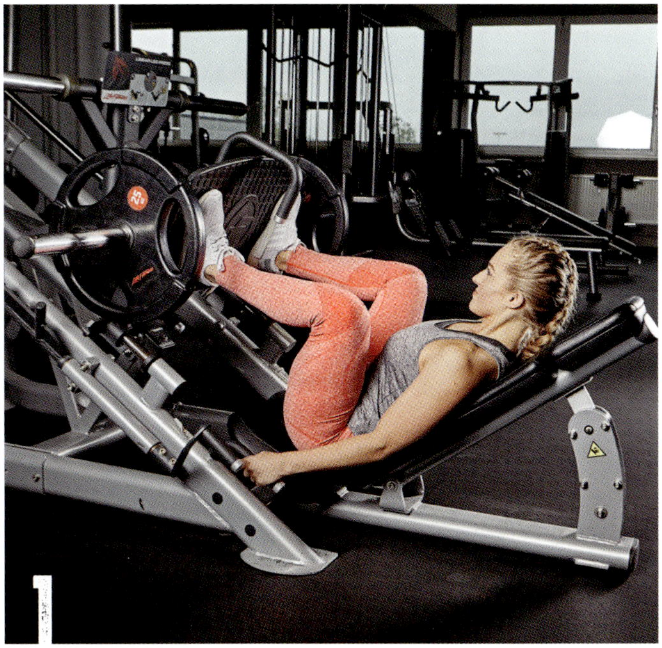

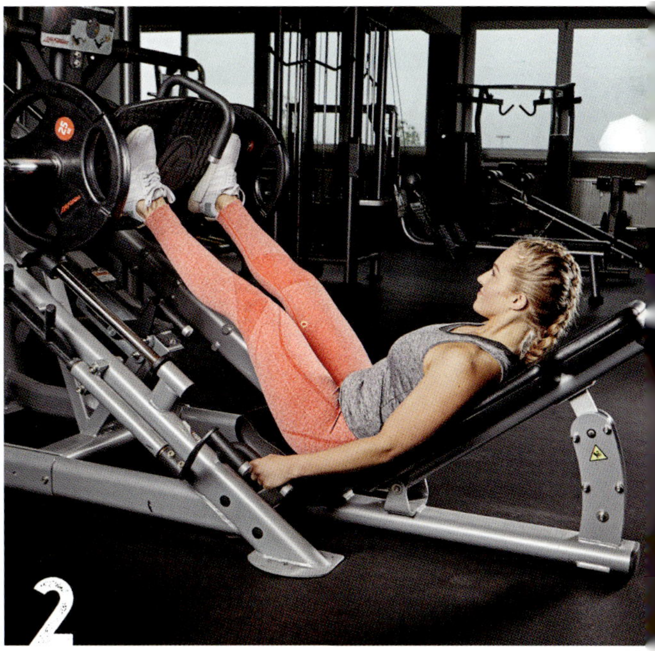

Wadenheben an der Beinpresse

Zielmuskulatur: Wadenmuskeln
Wiederholungen: mindestens 12
Sätze: 4
Satzpause: 60 Sekunden

1. Setze dich in die Maschine und drücke deinen Rücken an das hintere Polster. Stelle deine Fußballen hüftbreit auf die Fußplatte und schiebe den kompletten Sitz der Beinpresse inklusive Lehne möglichst weit nach hinten, sodass deine Beine beinahe ausgestreckt sind. Halte dich an den Griffen fest, um dich zusätzlich zu stabilisieren.
2. Drücke die Fußplatte mit Kraft aus deinen Waden nach oben, so als ob du dich auf die Zehenspitzen stellen möchtest, bis du die maximale Streckung in deinen Unterschenkeln erreichst. Deine Knie bleiben leicht gebeugt. Atme während dieser Bewegung aus. Halte die Position kurz. Setze deine Fersen langsam wieder ab, am besten über die Ausgangsstellung hinaus, um eine maximale Dehnung der Waden zu erreichen. Atme währenddessen ein.

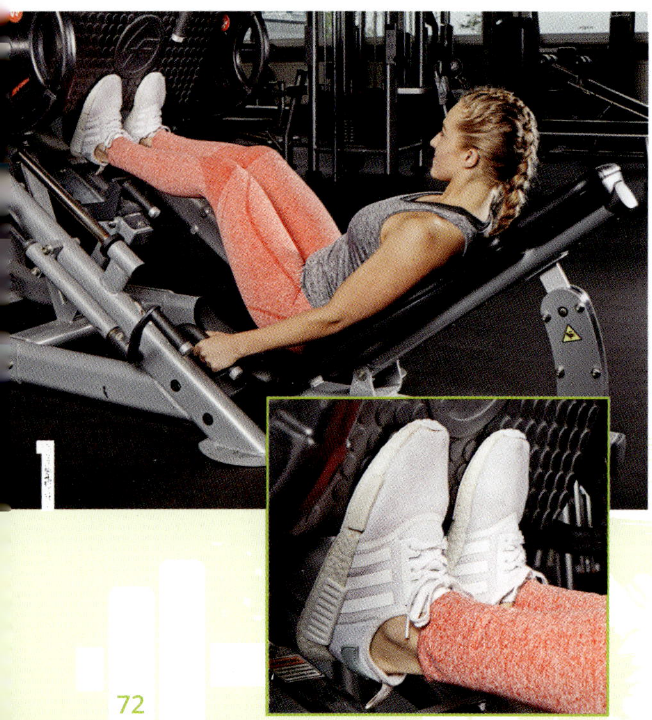

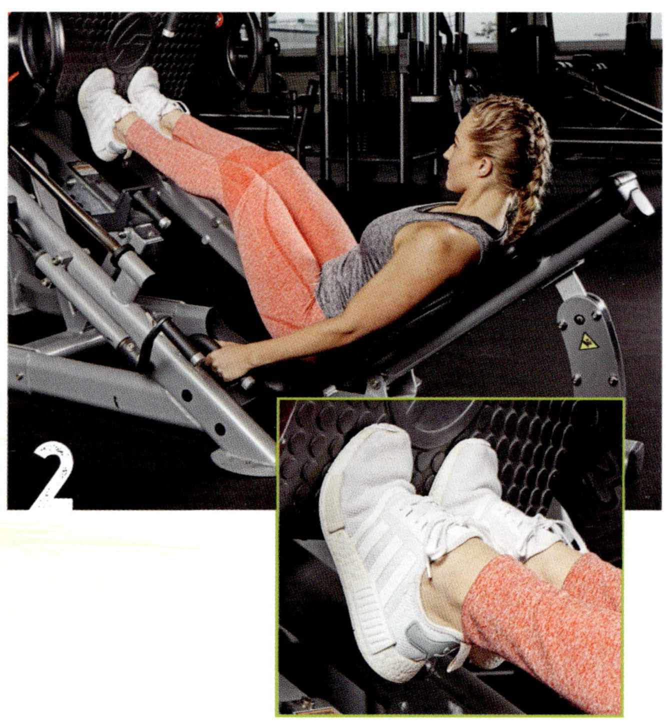

Latzug zur Brust

Zielmuskulatur: obere Rückenmuskeln
Wiederholungen: 10–12
Sätze: 4
Satzpause: 60 Sekunden

1. Greife die Latzug-Stange etwas weiter als schulterbreit und setze dich mit deiner Brust in Richtung Maschine auf die Sitzbank. Klemme deine Oberschenkel unter das Polster, um dich bestmöglich zu fixieren. Bilde ein leichtes Hohlkreuz und drücke deine Brust heraus. Dein Blick ist gerade nach vorn gerichtet.
2. Ziehe die Stange mit Kraft aus dem oberen Rücken heraus in Richtung deiner oberen Brust. Hole dabei keinen Schwung, sondern führe die Übung bewusst mit Kraft aus. Lehne dich leicht zurück, führe die Stange eng am Kinn vorbei und halte kurz vor dem Schlüsselbein an. Atme dabei aus. Führe die Stange langsam und kontrolliert wieder nach oben und lehne dich leicht vor. Achte darauf, dass dein Latissimus ganz offen ist, du also spürst, dass dein Rücken komplett gestreckt ist.

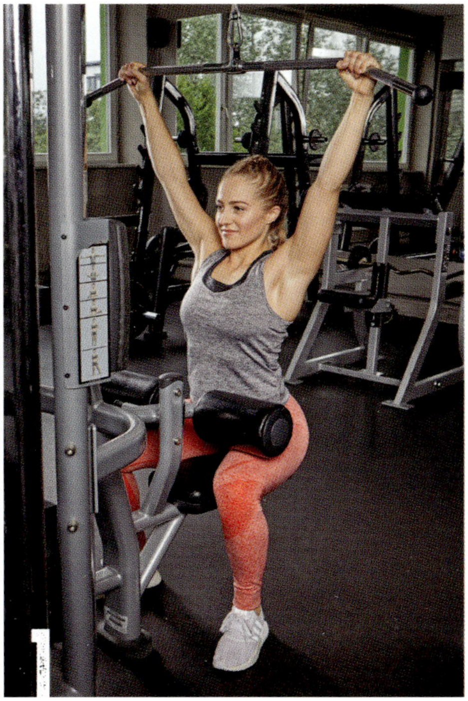

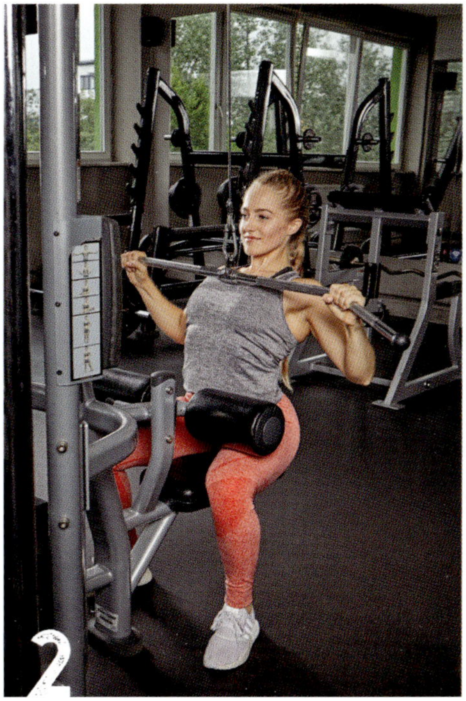

Rudern am Kabelzug mit engem Griff

Zielmuskulatur: obere Rückenmuskeln
Wiederholungen: 10–12
Sätze: 4
Satzpause: 60 Sekunden

1. Setze dich mit Blick zur Maschine auf die Flachbank am Zugturm und greife den Dreiecksgriff mit beiden Händen. Setze deine Füße auf die Fußplatte. Deine Knie sind leicht angewinkelt, deine Fersen bleiben während des gesamten Bewegungsablaufes auf der Fußplatte. Neige deinen aufgerichteten Oberkörper etwas nach vorn und winkle deine Arme leicht an. Dein Blick geht nach vorn.
2. Ziehe das Gewicht mit Kraft aus dem oberen Rücken heraus in Richtung deines Bauchnabels. Führe dabei deine Ellenbogen nah am Körper vorbei und ziehe deine Schulterblätter zusammen. Deinen Rücken neigst du leicht nach hinten, er bleibt jedoch aufgerichtet. Atme während dieser Bewegung aus. Halte die Position kurz.
3. Lasse das Gewicht langsam weit nach vorn ab und öffne dabei deinen Rücken, nutze den vollen Bewegungsradius. Sprich, deine Schulterblätter hältst du auch am vordersten Punkt nach hinten unten gezogen und deinen Rücken aufgerichtet unter Spannung. Werde nicht rund im Rücken! Deine Ellenbogen sind leicht gebeugt. Atme dabei ein. Kurz bevor das Gewicht aufsetzt, ziehst du es wieder zu dir heran.

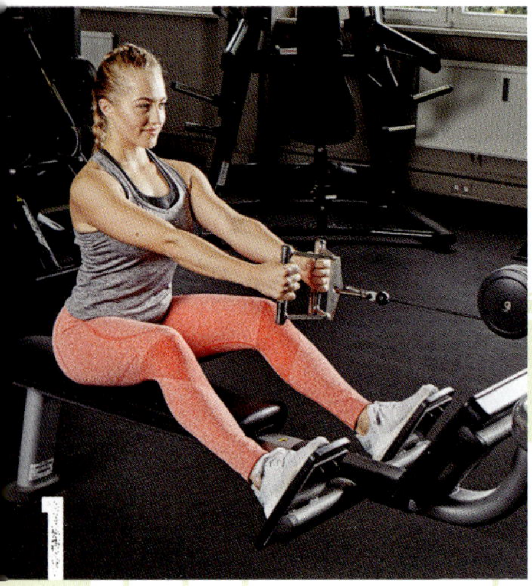

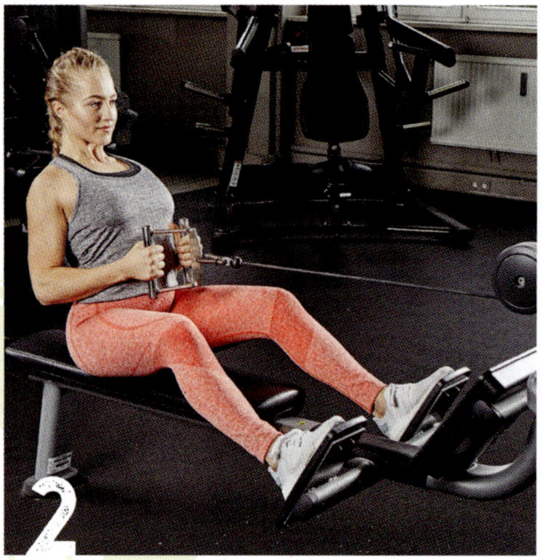

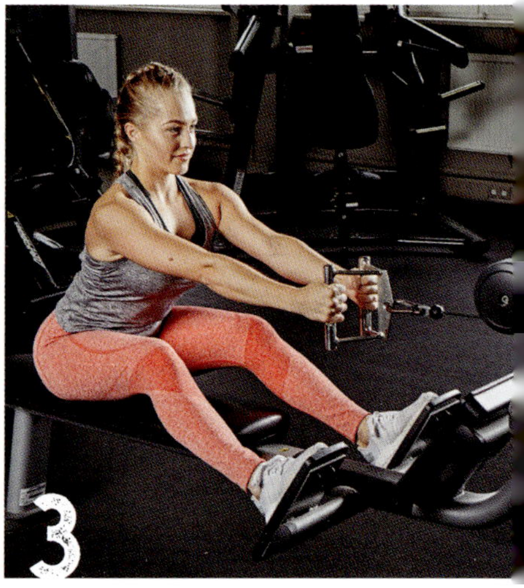

Kurzhantelrudern

Zielmuskulatur: obere Rücken- und hintere Schultermuskeln sowie Kapuzenmuskel (auch Trapezius genannt; Muskel, der vom mittleren Rücken beginnend trapezförmig zu den Schultern und weiter bis zum Nacken verläuft und dort endet)
Wiederholungen: 10–12
Sätze: 4
Satzpause: 60 Sekunden

1. Lege eine Kurzhantel rechts neben einer Hantelbank auf den Boden. Du stehst rechts neben der Bank. Setze nun dein linkes Knie auf die Bank und stütze dich mit dem linken Arm auf ihr ab. Strecke deinen Rücken und halte dich aufrecht. Dein Kopf bildet die Verlängerung zur Wirbelsäule. Achte darauf, dass du im Nacken nicht verkrampfst. Greife mit der rechten Hand die Kurzhantel, die etwa auf Höhe deines Kopfes unter dir auf dem Boden liegt. Durch diese Streckung nach unten dehnst du zu Beginn der Übung deinen Rückenmuskel.
2. Ziehe die Hantel mit Kraft aus dem oberen Rücken beziehungsweise der Schulter in einer bogenartigen Bewegung Richtung Hüfte. Führe deinen Oberarm dafür eng am Körper entlang. Atme dabei aus und konzentriere dich auf die aus deinen Rückenmuskeln kommende Bewegung. Hole keinen Schwung aus den Armen oder der Schulter! Lasse die Hantel langsam wieder Richtung Boden ab. Stoppe erst, wenn dein Latissimus komplett offen, also der gesamte Bewegungsradius erreicht ist. Dein Rücken muss ganz gestreckt sein. Setze die Hantel jedoch nicht am Boden ab, sondern stoppe kurz vorher und schließe direkt die nächste Wiederholung an. Führe die Übung anschließend auf der linken Seite der Bank mit dem linken Arm durch.

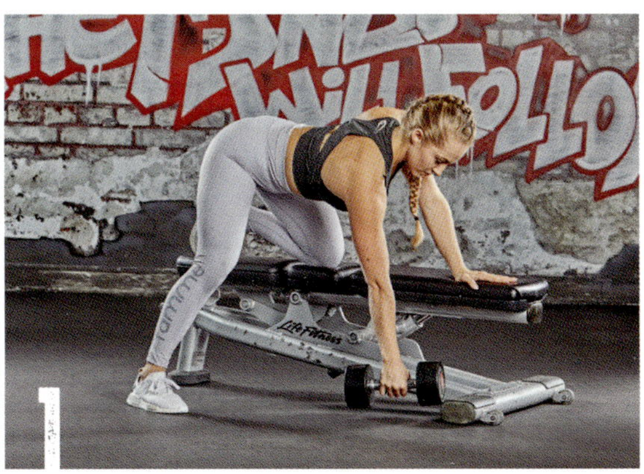

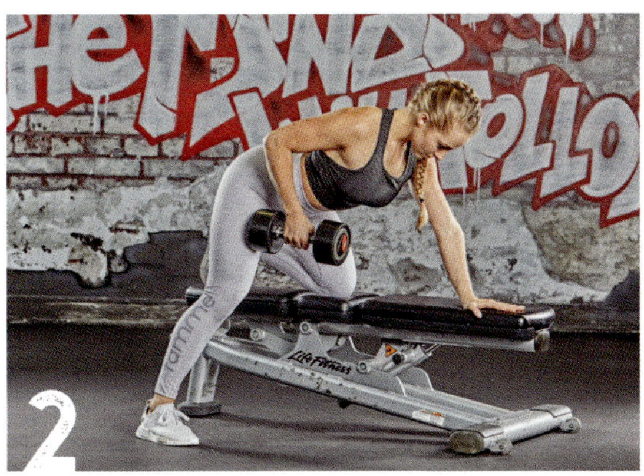

Kreuzheben mit Langhantel

Zielmuskulatur: untere Rückenmuskeln, vordere und hintere Oberschenkel- sowie Gesäßmuskeln
Wiederholungen: 10–12
Sätze: 4
Satzpause: 60 Sekunden

1. Lege eine Langhantel mit deinem Arbeitsgewicht vor dich auf den Boden. Stelle dich mit etwa schulterbreit geöffneten Füßen vor die Stange. Gehe leicht in die Knie, beuge dich mit geradem Rücken nach vorn, bis du die Stange mit beiden Händen umgreifen kannst. Dein Kopf bildet die Verlängerung der Wirbelsäule. Richte deinen Oberkörper nun aus der Hüfte mit Kraft aus dem unteren Rücken auf, bis sich die Langhantel mittig auf Höhe deiner Unterschenkel befindet. Deine Arme sind dabei fast gestreckt. Dies ist deine Ausgangsposition.
2. Richte dich nun bis in den Stand auf. Führe die Stange ganz eng am Körper entlang und ziehe beim Aufrichten die Schulterblätter zusammen. Atme dabei aus. Während der gesamten Bewegung ist dein Rücken unter Spannung und gerade, dein Kopf bildet weiterhin die Verlängerung der Wirbelsäule. Drücke am höchsten Punkt die Hüfte aktiv nach vorn. Halte diese Position kurz. Gehe dann wieder leicht in die Knie, lasse die Langhantel langsam wieder Richtung Boden ab und atme dabei ein. Spanne auch deine Bauchmuskeln an und schiebe deine Hüfte zurück. Dein Rücken bleibt gerade! Kurz bevor die Gewichtsscheiben den Boden berühren, setzt du zur nächsten Wiederholung an.

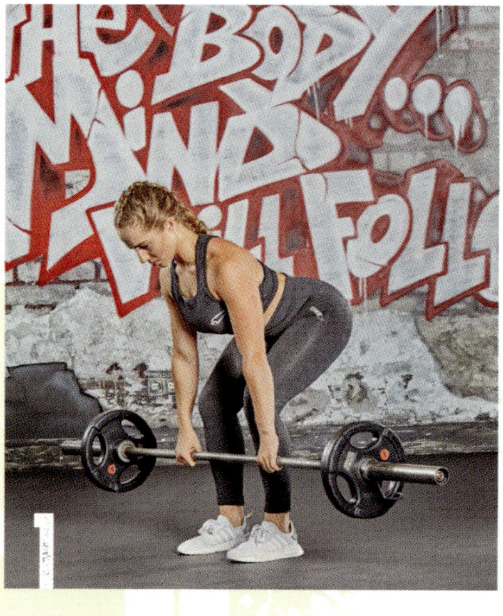

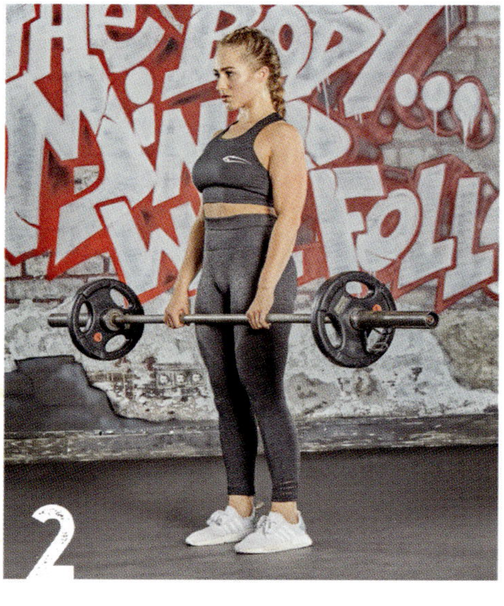

Schrägbankdrücken mit Kurzhanteln

Zielmuskulatur: großer Brustmuskel
Wiederholungen: 10–12
Sätze: 4
Satzpause: 60–90 Sekunden

1. Stelle dir eine Hantelbank in einen Winkel von rund 30 Grad ein, greife zwei Kurzhanteln und setze dich auf die Hantelbank. Stelle die Kurzhanteln kurz auf deinen Oberschenkeln ab. Nun bringst du die Hanteln nach oben vor die Brust, indem du die Arme leicht vom Körper wegstreckst und die Ellenbogen im 90-Grad-Winkel beugst, sodass deine Unterarme in Richtung deiner Knie zeigen. Lehne dich gleichzeitig zurück, bis dein Rücken und dein Hinterkopf auf dem Polster aufliegen. Strecke deine Brust raus und ziehe deine Schulterblätter zusammen. Deine Füße drückst du fest auf den Boden, halte sie etwa hüftbreit geöffnet. Lasse die Hanteln langsam und kontrolliert noch etwas herab, bis ihre Innenseiten deine Brust berühren.
2. Drücke die Hanteln nun explosiv nach oben und dort zusammen. Atme währenddessen aus. Spanne deine Brustmuskulatur am höchsten Punkt an und halte diese Position kurz. Deine Arme sind beinahe durchgestreckt, die Ellenbogen leicht angewinkelt. Deine Handflächen zeigen nach vorn. Lasse das Gewicht im Anschluss wieder kontrolliert ab in die Ausgangsposition, atme dabei ein.

Tipp

Außerhalb des Gyms kannst du dich für diese Übungen auf den Boden legen. Ohne Hantelbank kommst du mit deinen Ellenbogen zwar nicht ganz so tief, kannst aber auch so einen Reiz setzen.

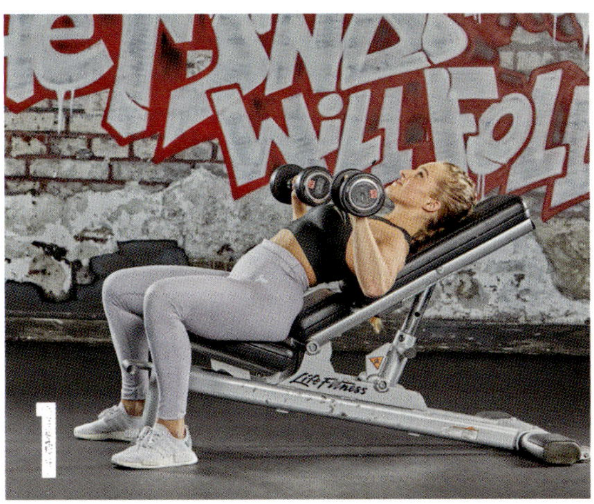

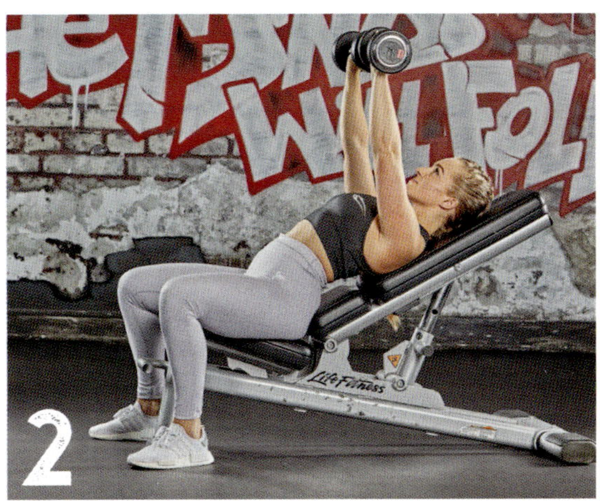

Fliegende am Kabelzug

Zielmuskulatur: großer Brustmuskel
Wiederholungen: 8–12
Sätze: 4
Satzpause: 60 Sekunden

1. Stelle dich mittig in den Kabelturm und richte die beiden Kabel so ein, dass du sie von oben greifen kannst. Deine Arme sind auf Schulterhöhe angehoben und leicht gebeugt. Mache mit einem Bein einen Ausfallschritt nach vorn, verlagere dein Gewicht auf das vordere Bein und neige deinen aufgerichteten Oberkörper leicht nach vorn. Drücke deine Brust raus und halte deinen Rücken gerade, die Schulterblätter ziehst du leicht zurück und den Blick hältst du nach vorn gerichtet.
2. Ziehe mit Kraft aus der Brustmuskulatur die Gewichte von links und rechts gleichzeitig nach vorn und unten und führe die Griffe auf Höhe deiner Brust zusammen. Deine Arme sind fast gestreckt, die Ellenbogen zum Schutz deiner Gelenke jedoch durchgehend leicht angewinkelt. Atme während dieser Bewegung aus. Halte das Gewicht vorn kurz und führe es anschließend langsam zurück, bis sich deine Arme wieder in der Ausgangsposition befinden. Atme währenddessen ein. Halte die Spannung der Brust kurz und setze zur nächsten Wiederholung an.

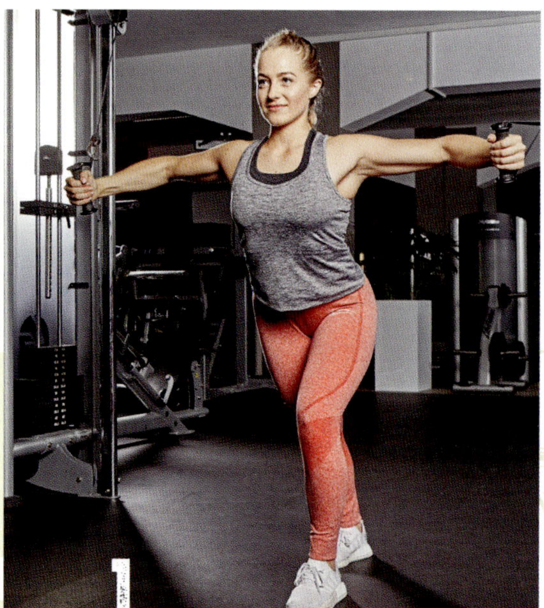

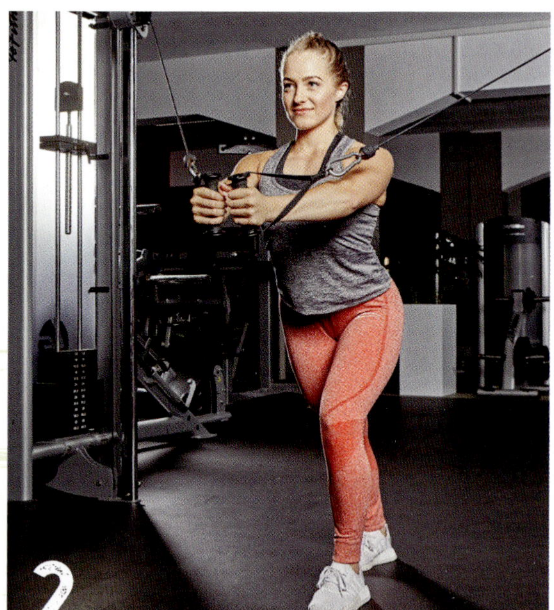

Brustpressen an der Maschine

Zielmuskulatur: großer Brustmuskel
Wiederholungen: 10–12
Sätze: 4
Satzpause: 60–90 Sekunden

1. Setze dich in die Maschine und stelle den Sitz der Brustpresse so ein, dass sich die Griffe auf Höhe deiner Brust befinden. Deine Füße stehen fest auf dem Boden. Drücke deinen Rücken an das Polster und greife die zwei Griffe.
2. Drücke das Gewicht explosiv nach vorn und halte die Spannung vorn kurz. Deine Ellenbogen bleiben auch am vordersten Punkt leicht gebeugt. Atme während der Bewegung aus. Lasse das Gewicht langsam wieder ab, atme dabei ein. Der Gewichtsblock sollte am tiefsten Punkt nicht aufsetzen, sondern immer leicht in der Luft schweben – so hältst du durchgehend die Spannung in deiner Brust. Schließe nun die nächste Wiederholung an.

Hinweis

Ein fester Stand auf dem Boden ist bei der Ausführung dieser Übung für die nötige Körperspannung unabdingbar. Kommst du mit den Füßen also nicht bis zum Boden, nimm zwei Stepper zu Hilfe und stelle deine Füße auf diesen ab.

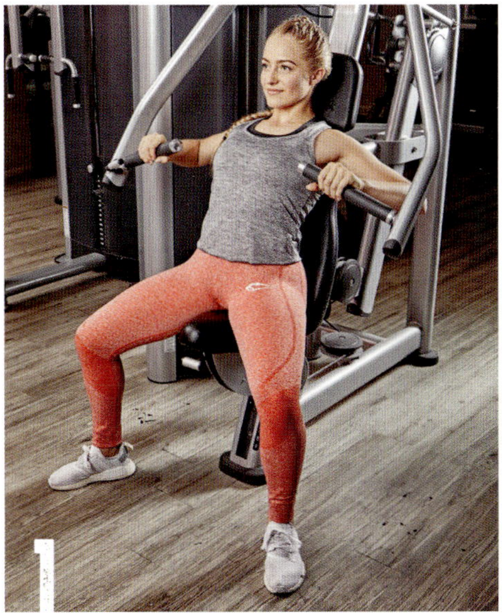

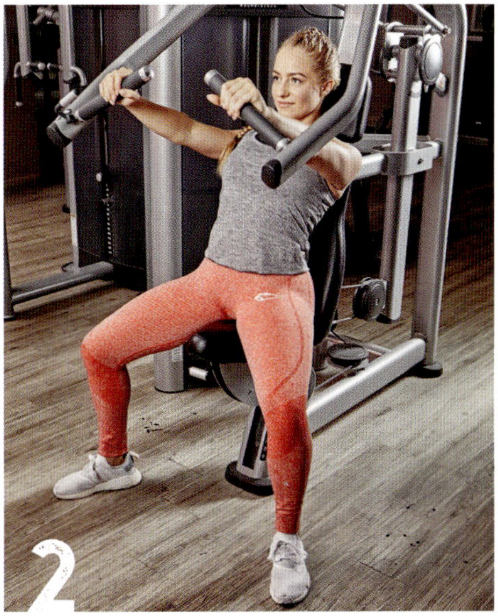

Beinheben hängend

Zielmuskulatur: untere Bauchmuskeln
Wiederholungen: No Limit! So viele wie möglich
Sätze: 4
Satzpause: 60 Sekunden

1. Stelle dich ins Gerät und drücke deinen Rücken an das Rückenpolster. Lege deine Unterarme auf die Armpolster und greife die Griffe. Halte deinen Kopf gerade und deinen Blick geradeaus gerichtet. Nimm nun die Füße von den Plattformen und führe sie zusammen. Strecke deine Beine, bis deine Knie nur noch leicht gebeugt sind. Ziehe die Fußspitzen in Richtung deines Körpers.
2. Hebe jetzt deine Beine so weit wie möglich an, indem du sie mit Kraft aus der Bauchmuskulatur heraus nach oben ziehst. Beuge deine Knie dafür im rechten Winkel. Sie sollten sich in der höchsten Position mindestens auf Bauchnabelhöhe befinden. Atme während der Bewegung aus. Halte die Position kurz und führe deine Beine dann langsam wieder nach unten. Lass sie jedoch nicht fallen oder baumeln! Atme dabei ein.

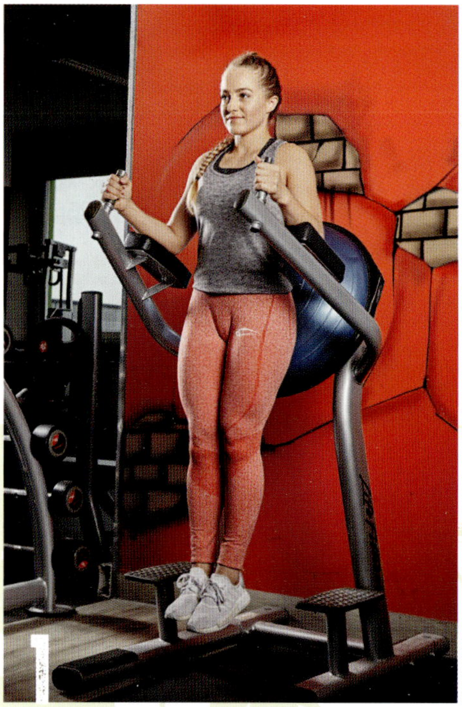

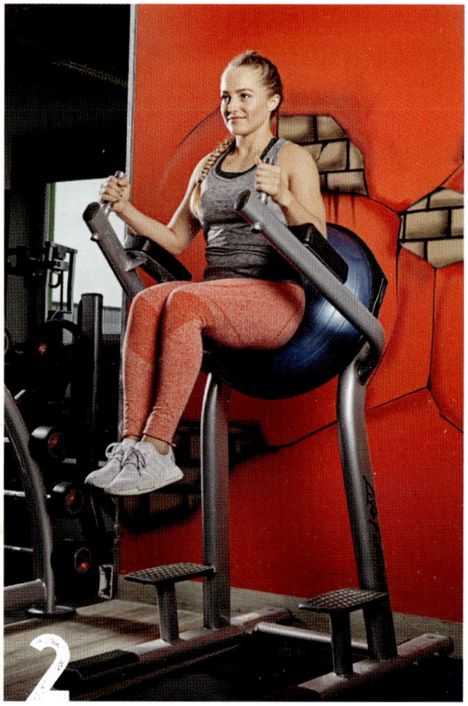

Variante: Beinheben hängend mit gestreckten Beinen

Halte deine Beine während der gesamten Übung gestreckt. Schiebe deine Füße soweit wie möglich von deinem Körper weg, ohne deinen Rücken vom Rückenpolster zu lösen.

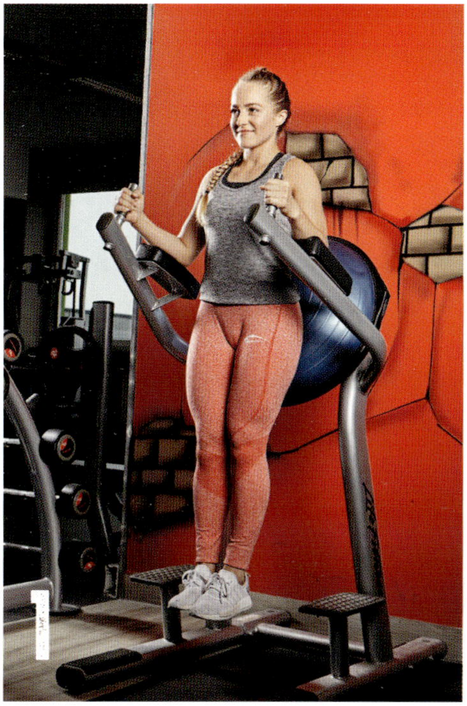
1

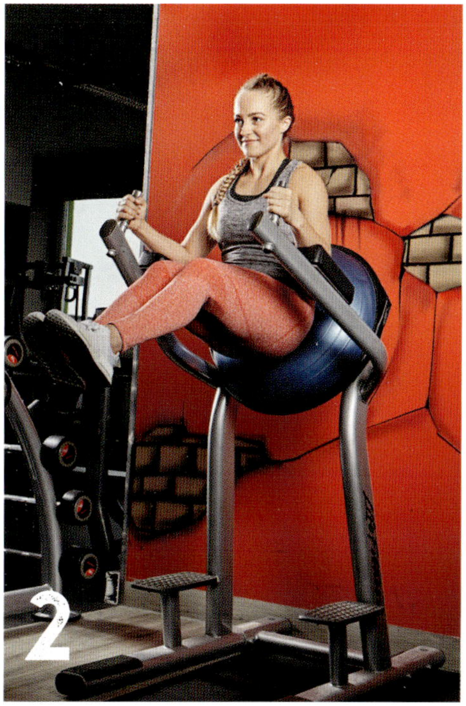
2

Seitliches Ziehen am Kabelzug

Zielmuskulatur: seitliche Bauchmuskeln
Wiederholungen: No Limit! So viele wie möglich
Sätze: 4
Satzpause: 60 Sekunden

1. Stelle dich aufrecht vor einen Kabelzugturm. Mache mit dem linken Bein einen Ausfallschritt nach vorn und umfasse den Griff des Kabelzugs von unten mit der linken Hand. Deine Handfläche zeigt zu dir. Neige deinen aufgerichteten Oberkörper leicht nach vorn, dein Kopf bildet die Verlängerung deiner Wirbelsäule. Du kannst deine rechte Hand auf deinen Bauch legen, um dort die Arbeit der Muskulatur zu spüren.
2. Ziehe das Gewicht nun nach unten, bis dein nach unten zeigender Ellenbogen sich auf Hüfthöhe befindet. Die Bewegung erfolgt dabei mit Kraft aus der Bauchmuskulatur und nur aus dem Oberkörper heraus, deine Hüfte bleibt stabil und beugt sich nicht mit. Atme dabei aus. Halte diese Position kurz und lasse im Anschluss das Gewicht deinen Oberkörper langsam und kontrolliert wieder aufrecht ziehen. Atme ein. Wechsele nun die Seite und führe die Bewegung auf der rechten Seite aus.

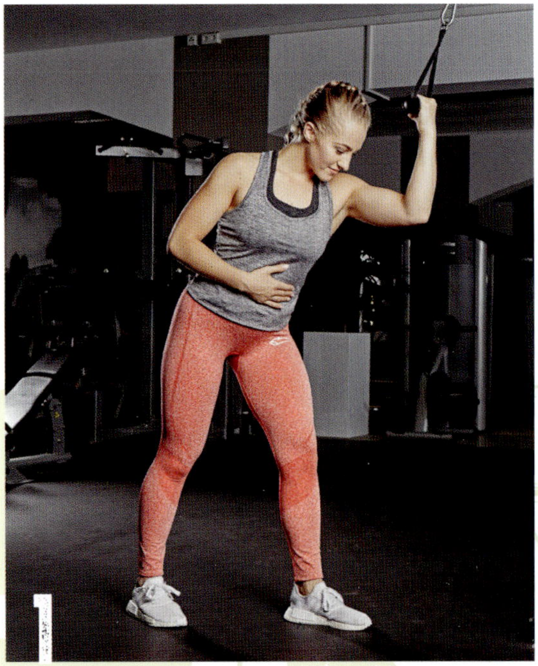

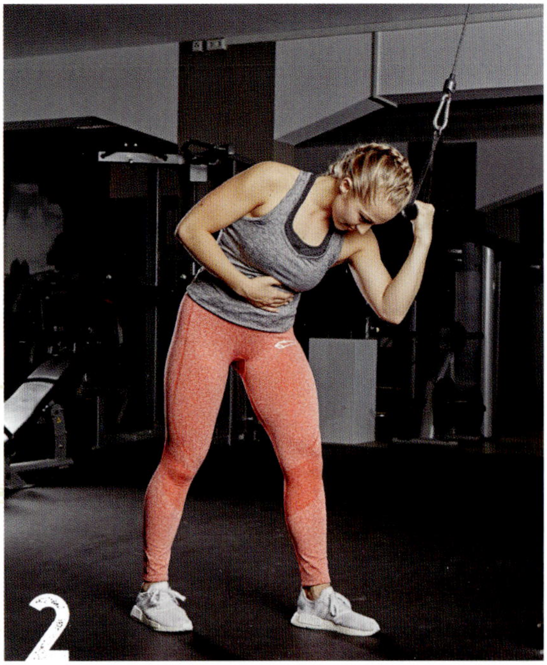

Seitheben

Zielmuskulatur: seitliche Schultermuskeln
Wiederholungen: 10–12
Sätze: 3
Satzpause: 60 Sekunden

1. Stelle dich mit geschlossenen Beinen aufrecht vor einen Spiegel. Dein Blick ist geradeaus gerichtet. In jeder Hand hältst du eine Kurzhantel, deine Arme hängen entspannt neben dem Körper.
2. Ziehe deine Schulterblätter am Rücken zusammen und führe die Hanteln seitlich nach oben, bis sie sich etwa auf Höhe deiner Schulter befinden. Deine Ellenbogen sind leicht angewinkelt und bilden am Ende der Bewegung den höchsten Punkt. Atme währenddessen aus. Halte diese Position kurz. Lasse die Hantel anschließend langsam wieder herab und atme dabei ein. Die Bewegung endet, kurz bevor die Hanteln deine Oberschenkel berühren, so hältst du durchgehend die Spannung in deiner Schultermuskulatur.

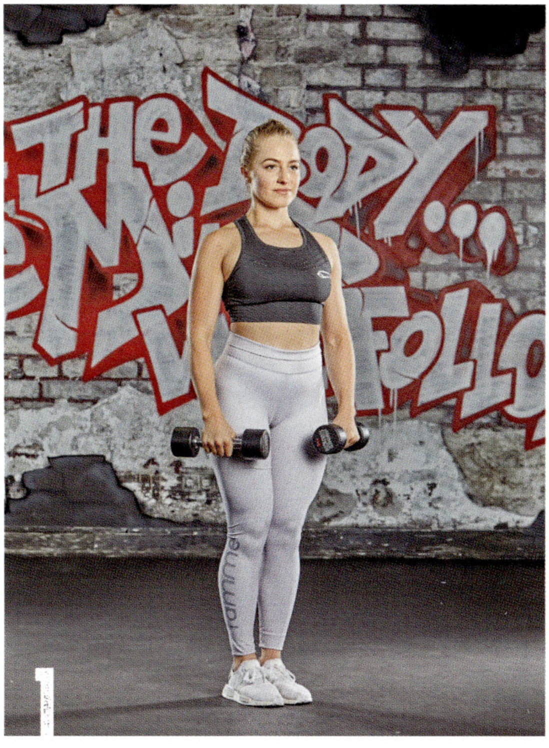

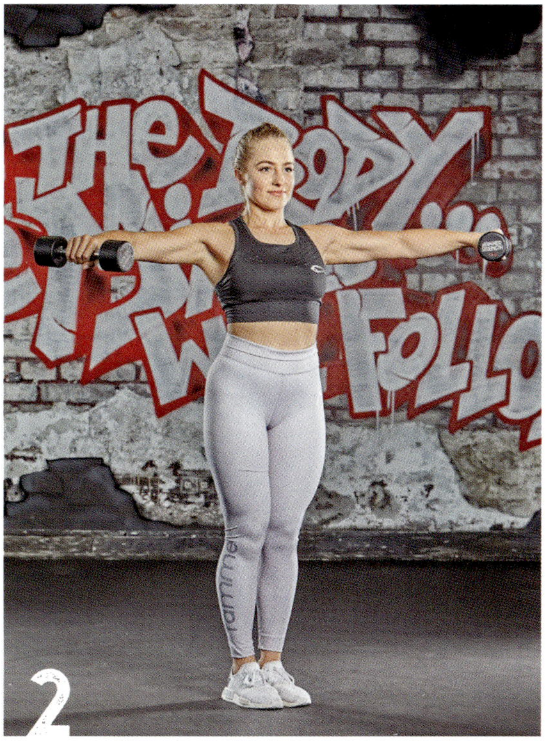

Seitheben vorgebeugt

Zielmuskulatur: hintere Schultermuskeln
Wiederholungen: 10–12
Sätze: 3
Satzpause: 60 Sekunden

1. Nimm dir zwei Hanteln und stelle dich mit geschlossenen Beinen aufrecht hin. Dein Kopf bildet die Verlängerung deiner Wirbelsäule. Beuge deine Knie leicht und lehne dich aus der Hüfte heraus mit geradem Rücken vor. Deine Arme sind jetzt senkrecht nach unten gestreckt, halte jedoch eine leichte Beugung in den Ellenbogen.
2. Ziehe deine Arme mit Kraft aus der Schultermuskulatur seitlich nach oben, bis sich deine Ellenbogen etwas über Schulterhöhe befinden. Ziehe dabei deine Schulterblätter zurück und zusammen und konzentriere dich auf die Arbeit deiner hinteren Schultermuskulatur. Atme währenddessen aus. Halte deine Arme am höchsten Punkt kurz und senke sie anschließend langsam wieder ab. Atme dabei ein.

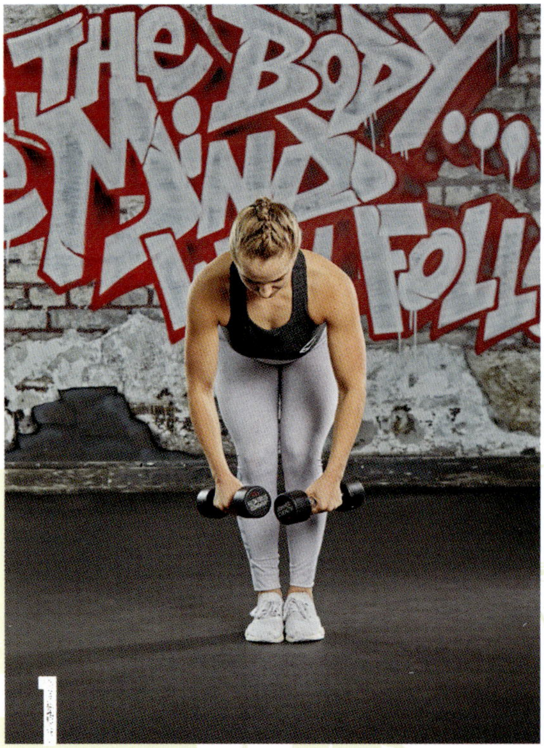

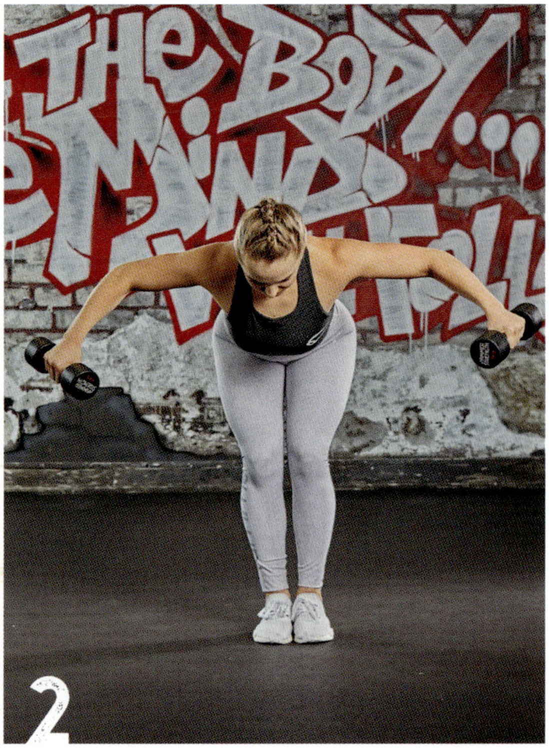

Schulterdrücken mit Kurzhanteln

Zielmuskulatur: vordere, seitliche und mittlere Schultermuskeln
Wiederholungen: 10–12
Sätze: 3
Satzpause: 60–90 Sekunden

1. Stelle dir eine Hantelbank so ein, dass Sitz- und Rückenpolster einen Winkel von mindestens 90 Grad bilden. In jeder Hand hältst du eine Kurzhantel. Drücke deinen Rücken und dein Gesäß an das Rückenpolster und spanne deine Bauchmuskeln an. Hebe die Hanteln nach oben an, sodass deine Unter- und Oberarme einen Winkel von etwa 90 Grad bilden und deine Oberarme sich auf Schulterhöhe befinden. Schiebe die Ellenbogen etwas vor Richtung Brust und ziehe die Schulterblätter weiter zusammen und nach unten. Dein Blick ist nach vorn gerichtet.
2. Drücke die Hantel mit Kraft aus den Schultern heraus senkrecht nach oben und führe sie über deinem Kopf zusammen, ziehe dabei jedoch deine Schultern nicht nach oben Richtung Ohren. Deine Handgelenke hältst du durchgehend gerade, deine Ellenbogen bleiben auch beim Zusammenführen der Hanteln ganz leicht gebeugt. Atme während der drückenden Bewegung aus. Lasse das Gewicht anschließend langsam und kontrolliert herab und atme ein.

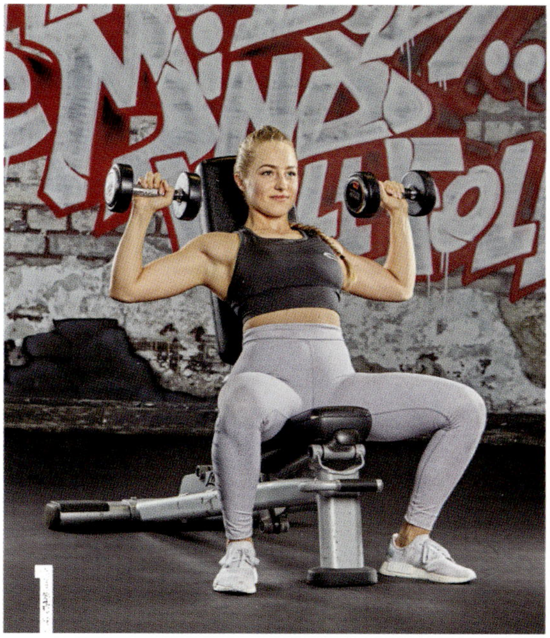

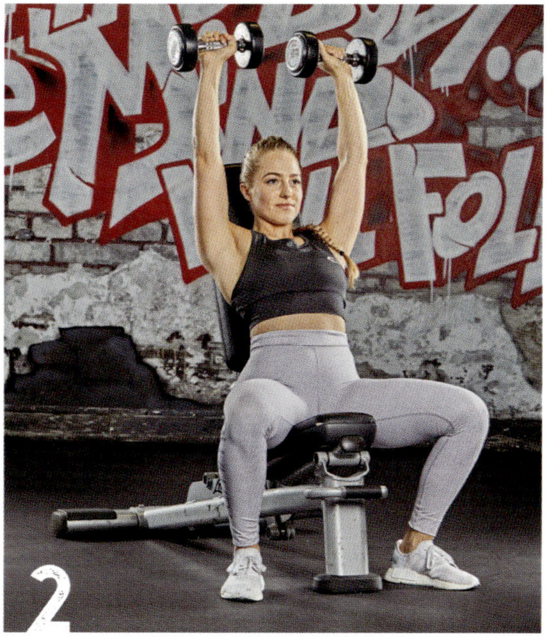

Nackenheben

Zielmuskulatur: hintere Schultermuskeln und Kapuzenmuskel
Wiederholungen: 10–12
Sätze: 3
Satzpause: 60 Sekunden

1. Stelle dich mit geschlossenen Beinen aufrecht vor einen Spiegel. In jeder Hand hältst du eine Kurzhantel, deine Arme hängen entspannt neben deinem Körper.
2. Führe die Schulterblätter am Rücken leicht zusammen und ziehe deine Schultern mit Kraft aus der Nackenmuskulatur heraus nach oben Richtung Ohren. Dein Kopf bleibt unbewegt. Halte deine Ellenbogen durchgehend leicht gebeugt und ziehe die Schultern so hoch es geht. Atme während dieser Bewegung aus. Am höchsten Punkt hältst du die Position kurz. Senke die Schultern langsam wieder ab und atme aus.

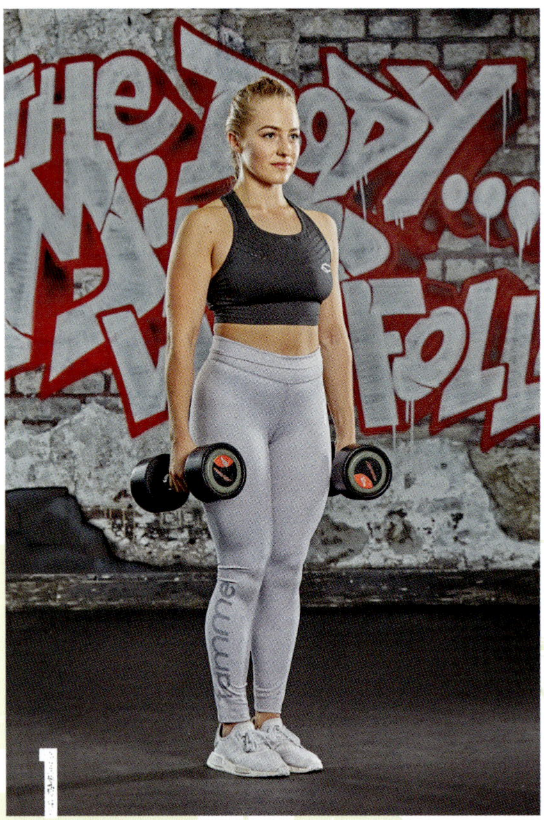

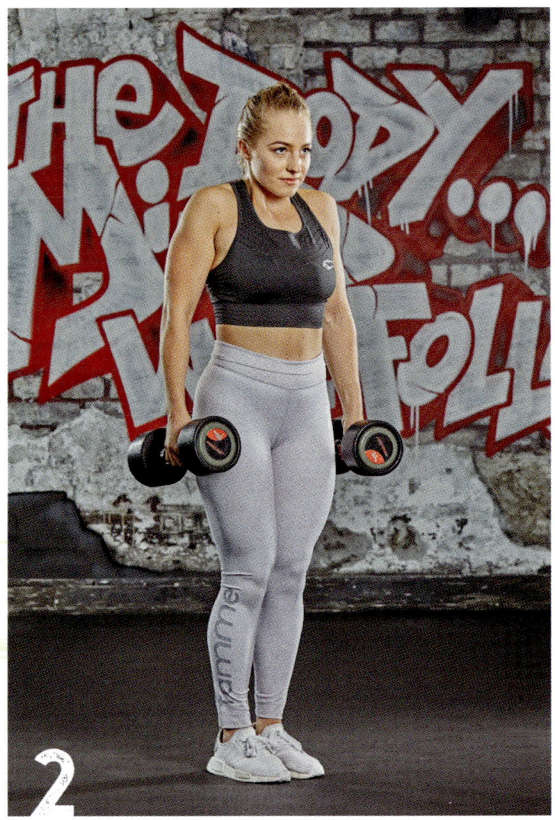

Butterfly Reverse

Zielmuskulatur: hintere Schultermuskeln und Kapuzenmuskel
Wiederholungen: 10–12
Sätze: 3
Satzpause: 60–90 Sekunden

1. Setze dich mit Blick Richtung Gerät in die Reverse-Butterfly-Maschine und drücke deine Brust an das Polster. Stelle den Sitz so ein, dass sich die Griffe leicht unterhalb deiner Schulterhöhe befinden. Deine Füße stehen fest auf dem Boden. Greife nun die Griffe, deine Ellenbogen sind leicht gebeugt. Spanne deinen Bauch an und halte deinen Rücken gerade und den Blick nach vorn gerichtet.
2. Führe die Griffe so weit wie möglich nach hinten und atme dabei aus. Konzentriere dich auf deine hinteren Schultern und ziehe deine Kraft ausschließlich aus dieser Muskulatur. Weiche nicht aus und ziehe deine Schultern nicht nach oben Richtung Ohren. Halte die Position am hintersten Punkt kurz und führe die Stangen dann langsam wieder zusammen, atme dabei ein. Achte darauf, dass der Gewichtsturm nicht aufsetzt. Du stoppst kurz vorher ab, um die Spannung in deinen Schultern zu halten und den maximalen Trainingseffekt zu erzielen, und schließt dann die nächste Wiederholung an.

Hinweis

Solltest du deine Füße aufgrund der Sitzhöhe nicht komplett auf dem Boden aufsetzen können, nutze zwei Stepper und stelle deine Füße auf diesen ab.

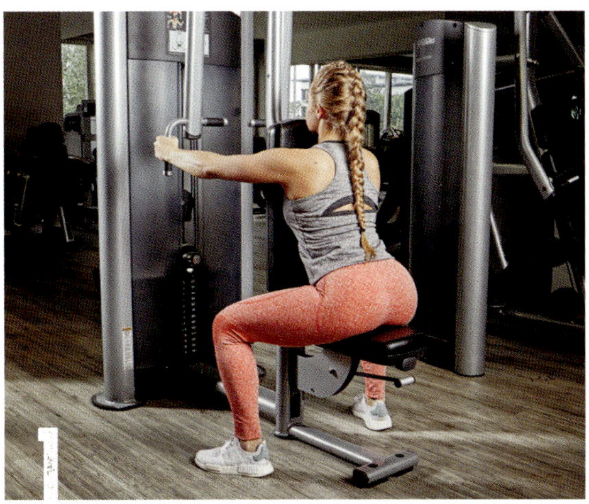

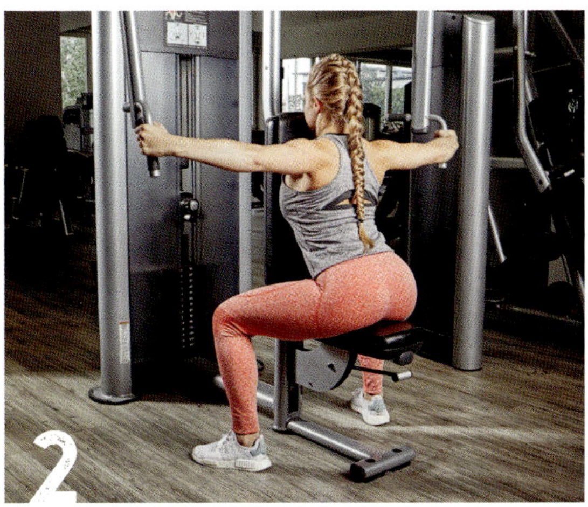

Bizeps-Curl mit Eindrehen

Zielmuskulatur: Bizeps (vorderer Oberarmmuskel) und Unterarmmuskeln
Wiederholungen: 10–12
Sätze: 4
Satzpause: 45–60 Sekunden

1. Stelle dich mit hüftbreit geöffneten Füßen aufrecht hin. In jeder Hand hältst du eine Kurzhantel. Deine Handflächen zeigen zum Körper und deine Arme hängen leicht gebeugt locker herab, mit den Ellenbogen nah am Körper. Ziehe die Schulterblätter am Rücken zusammen und nach unten. Dein Blick ist geradeaus nach vorn gerichtet.
2. Führe beide Kurzhanteln nun vor deinem Körper in Richtung Schultern, beuge dafür die Ellenbogen und atme dabei aus. Konzentriere dich darauf, nur den Unterarm zu bewegen. Am höchsten Punkt der Bewegung drehst du die Hanteln, sodass deine Handflächen in Richtung deiner Schultern zeigen. Lasse die Kurzhantel langsam wieder herab in die Ausgangsposition, bis deine Arme beinahe gestreckt sind und deine Handflächen wieder nach innen Richtung Körper zeigen. Atme währenddessen ein.

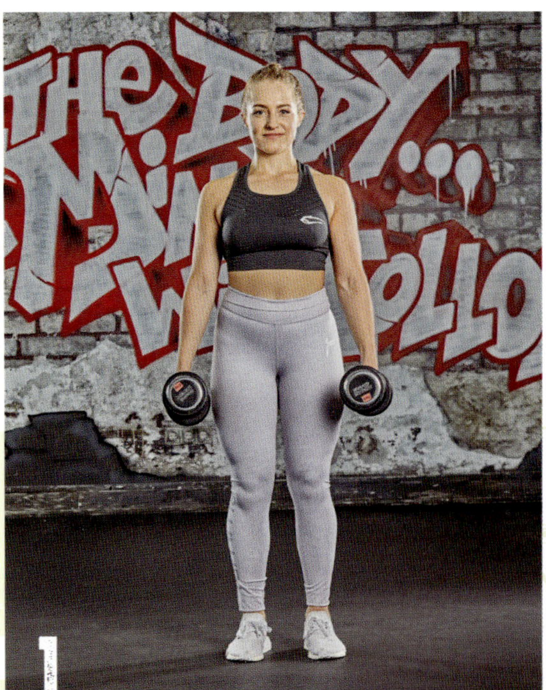

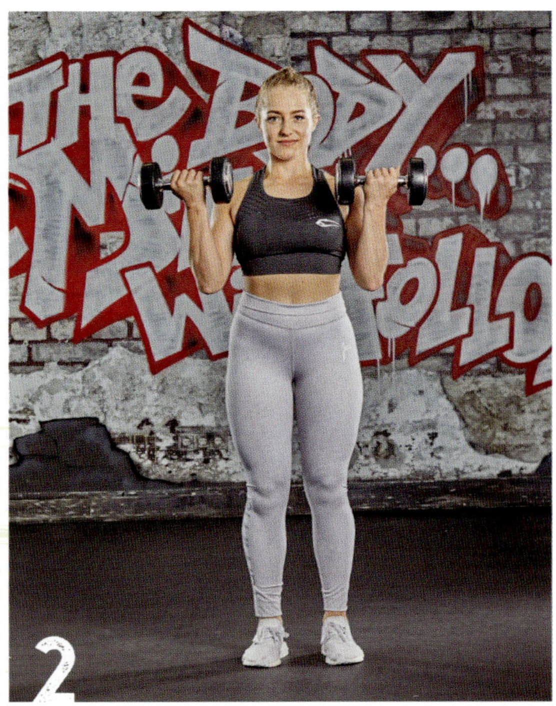

Hammer-Curl

Zielmuskulatur: Bizeps und Unterarmmuskeln
Wiederholungen: 10–12 pro Arm
Sätze: 4
Satzpause: 45–60 Sekunden

1. Stelle dich mit geschlossenen Füßen aufrecht hin. In jeder Hand hältst du eine Kurzhantel. Deine Handflächen zeigen zum Körper, deine Arme sind leicht gebeugt und hängen neben deinem Körper. Deine Ellenbogen sind nah am Körper. Dein Blick ist geradeaus nach vorn gerichtet.
2. Führe deinen rechten Unterarm nach oben, bis sich die Hantel auf Höhe deiner Schulter befindet. Konzentriere dich darauf, nur den Unterarm zu bewegen. Atme während dieser Bewegung aus. Halte die Position kurz, lasse die Hantel dann langsam und kontrolliert wieder ab und atme dabei ein.
3. Wiederhole die Bewegung mit dem linken Arm und fahre anschließend wechselseitig mit der Übung fort.

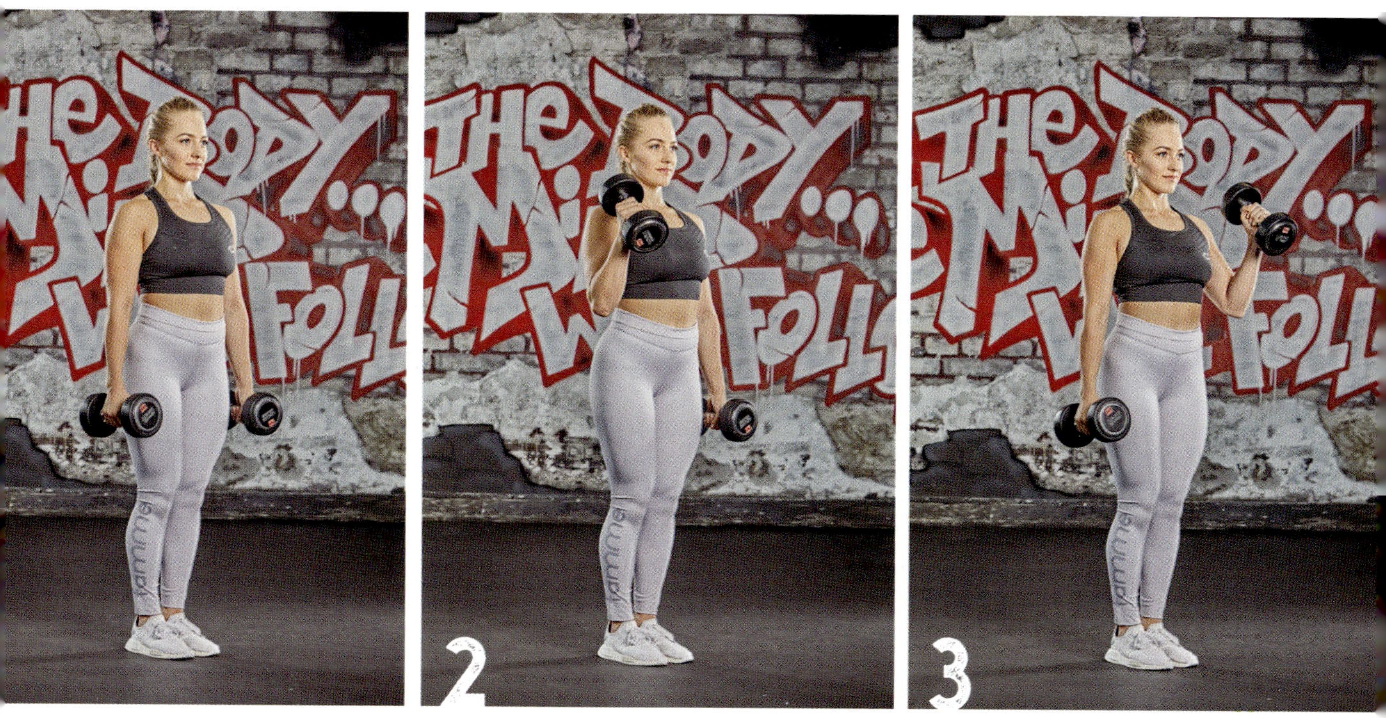

Trizepsdrücken am Kabelturm

Zielmuskulatur: Trizeps (Muskel an der Rückseite des Oberarms)
Wiederholungen: 10–12
Sätze: 4
Satzpause: 45–60 Sekunden

1. Stelle dich möglichst nah an den Kabelturm und umfasse den Griff des Kabels mit beiden Händen. Deine Handballen liegen auf den Griffstücken auf, deine Ellenbogen legst du an deinem Körper an. Ziehe deine Schulterblätter am Rücken zusammen und nach unten. Dein Blick ist geradeaus nach vorn gerichtet. Lehne dich mit geradem Rücken leicht nach vorn.
2. Drücke nun das Gewicht mit Kraft aus dem Trizeps nach unten, bis deine Arme beinahe durchgestreckt sind. Nur deine Unterarme bewegen sich! Atme dabei aus. Halte am untersten Punkt der Bewegung kurz die Position. Lasse dann das Gewicht langsam und kontrolliert wieder nach oben gleiten. Atme währenddessen ein.

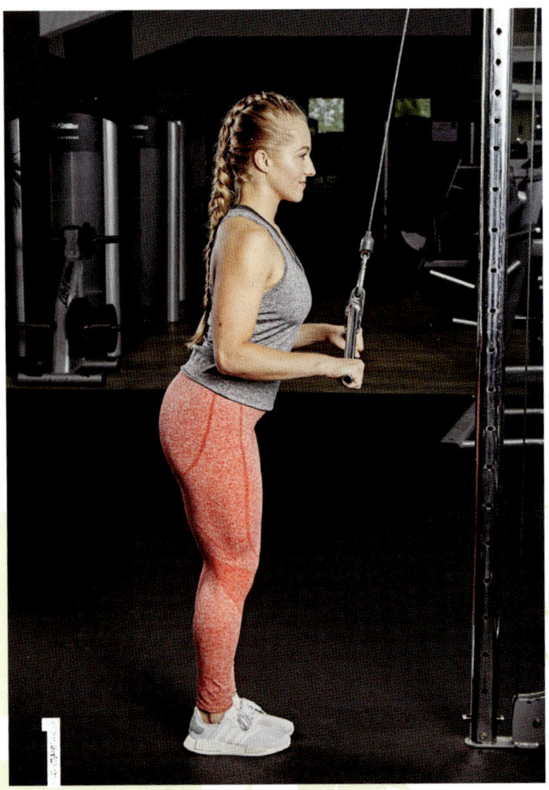

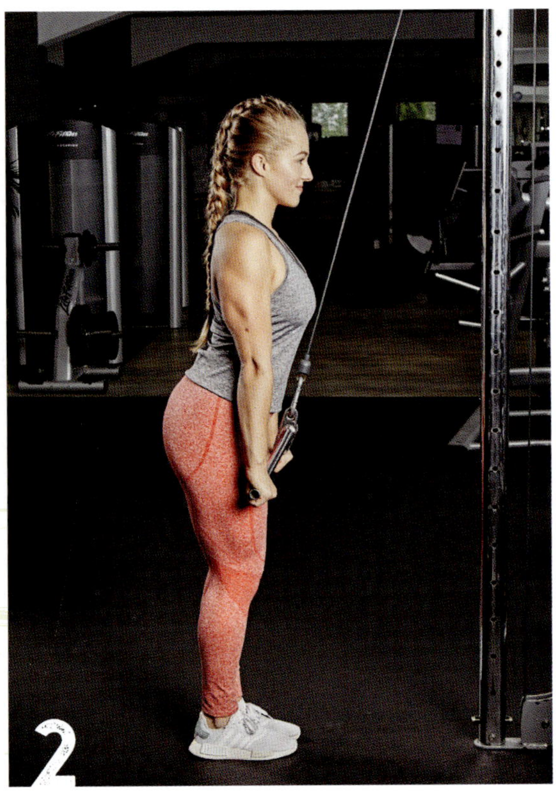

Trizeps-Kickback

Zielmuskulatur: Trizeps
Wiederholungen: 10–12
Sätze: 4
Satzpause: 60 Sekunden

1. Stelle dich rechts neben eine flache Hantelbank. Lege dein linkes Knie auf die Bank und stütze dich mit dem linken Arm ab. In der rechten Hand hältst du eine Kurzhantel. Dein Oberkörper befindet sich parallel zum Boden, mit deinem Rücken bildest du ein leichtes Hohlkreuz, dein Kopf bildet die Verlängerung deiner Wirbelsäule. Ziehe die Hantel nun an deinen Oberkörper heran, bis sich dein Oberarm eng am Körper befindet. Dies ist deine Ausgangsposition.
2. Drücke deinen rechten Ellenbogen an deinen Oberkörper und führe die Hantel mit Kraft aus deinem Trizeps heraus nach hinten, bis dein Arm fast durchgestreckt ist. Die Position des Oberarms bleibt unverändert, du bewegst ausschließlich deinen Unterarm. Atme währenddessen aus. Halte diese Position kurz. Lasse die Hantel dann langsam wieder nach unten ab in die Ausgangsposition und atme dabei ein. Schließe direkt die nächste Wiederholung an und führe die Übung im Anschluss auf der linken Seite der Bank mit dem linken Arm aus. Erst wenn beide Arme trainiert wurden, gilt der Satz als abgeschlossen.

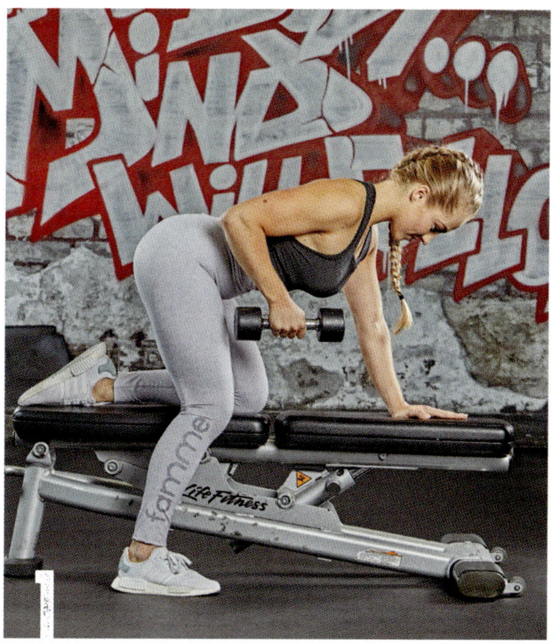

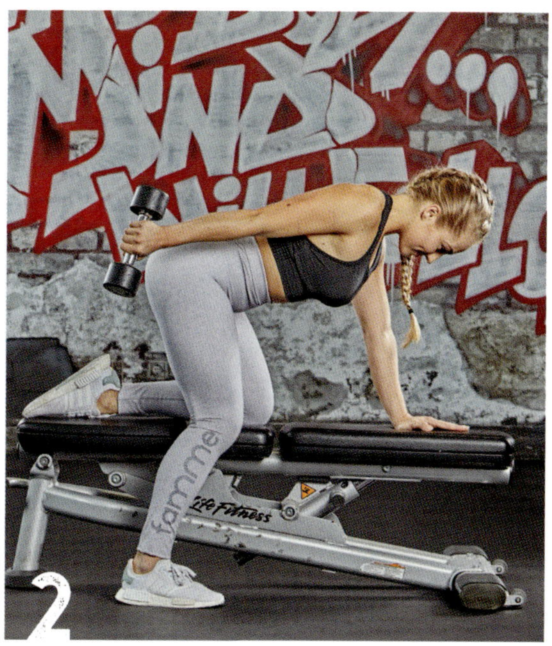

BODYWEIGHT-ÜBUNGEN

Jumping Squat

Zielmuskulatur: vorderer Oberschenkel- sowie Gesäßmuskeln
Wiederholungen: 10–12
Sätze: 3
Satzpause: 60–90 Sekunden

1. Stelle dich mit schulterbreit geöffneten Füßen aufrecht hin. Senke deinen Körper nun in einen Squat ab, indem du dein Gesäß nach hinten schiebst, als würdest du dich auf einem Stuhl absetzen wollen, und deine Knie beugst. Halte deinen Blick geradeaus gerichtet. Deine Arme kannst du für mehr Stabilität und zur Unterstützung für den folgenden Schwung angewinkelt aktiv vor dem Körper halten. Dies ist deine Ausgangsposition.
2. Hole mit den Armen Schwung, indem du sie nach hinten wegstreckst, und drücke dich gleichzeitig explosiv mit den Beinen vom Boden ab. Springe so hoch wie möglich senkrecht nach oben und atme dabei aus. Lande sicher wieder in der Ausgangsposition und schließe direkt den nächsten Sprung an.

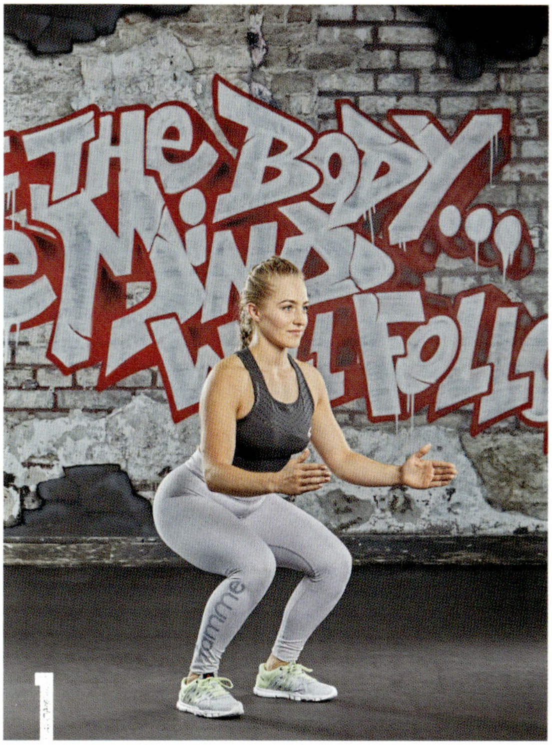

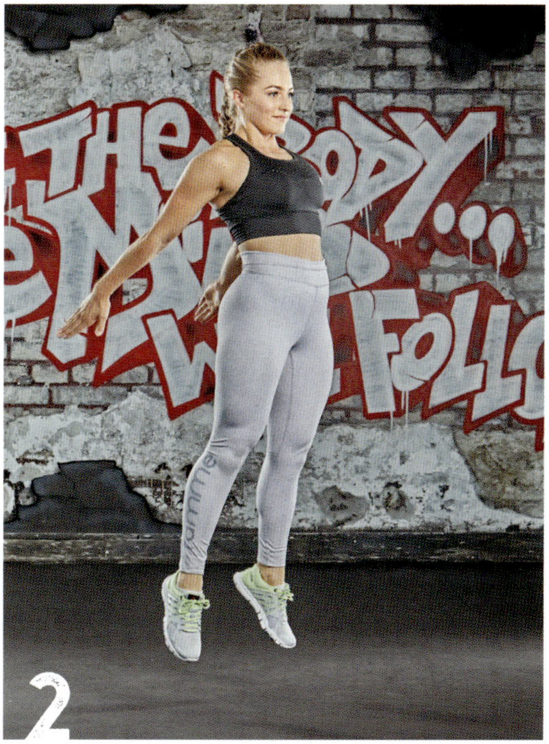

Wandsitzen

Zielmuskulatur: vordere Oberschenkel- sowie Gesäßmuskeln
Wiederholungen: 10–12
Sätze: 4
Satzpause: 60 Sekunden

Stelle dich etwa einen Schritt entfernt mit hüftbreit geöffneten Füßen vor einer Wand. Gehe locker in die Knie, deine Füße zeigen leicht nach außen. Gehe nun noch tiefer und drücke deinen Rücken nach hinten gegen die Wand. Gleite an der Wand langsam nach unten, bis deine Ober- und Unterschenkel einen 90-Grad-Winkel bilden. Lege deine Hände locker an der Wand ab. Halte diese Position und konzentriere dich auf die Spannung in deinen Oberschenkeln. Deine Füße bewegen sich nicht. Atme ruhig ein und aus und halte nicht die Luft an.

Tipp

Diese Übung wird etwas leichter, wenn du deine Hände auf deine Oberschenkel legst und dich so abstützt. Schwieriger wird die Übung, indem du leichte Gewichte auf deine Oberschenkel legst.

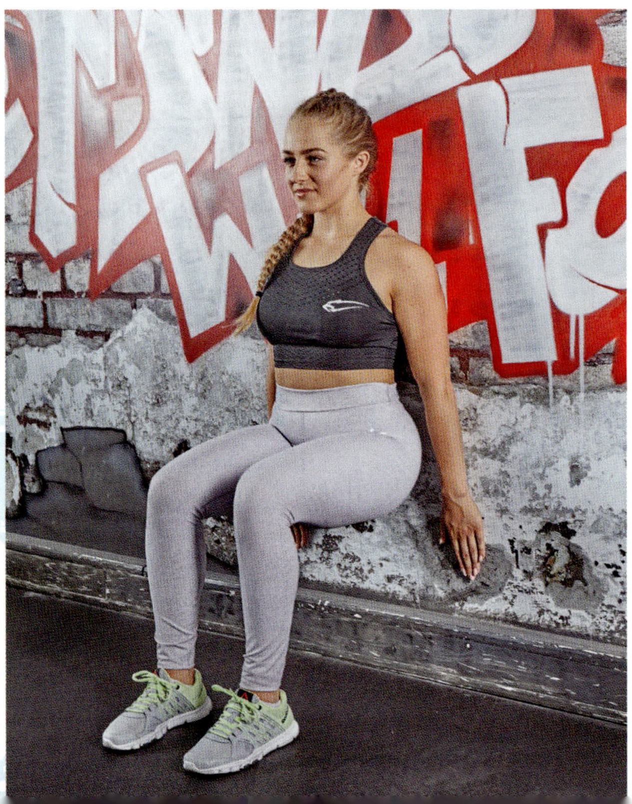

Wadenheben stehend

Zielmuskulatur: Wadenmuskeln
Wiederholungen: 12–15
Sätze: 4
Satzpause: 45–60 Sekunden

1. Stelle dich mit hüftbreit geöffneten Füßen auf einen Stepper oder eine Treppenstufe. Deine Fersen befinden sich hinter der Kante des Steppers in der Luft, lediglich deine Fußballen und die vordere Hälfte deiner Füße stehen fest auf dem Stepper. Die Knie sind gestreckt. Stehe aufrecht mit Blick nach vorn, deine Arme hängen locker neben deinem Körper.
2. Lasse deine Fersen langsam so weit absinken, bis sie sich deutlich unterhalb der Kante des Steppers befinden. Atme dabei ein und halte die Position kurz.
3. Drücke deine Fersen dann mit Kraft aus den Waden heraus nach oben, bis deine Waden durchgedrückt sind und du gestreckt stehst. Atme währenddessen aus. Halte diese Position kurz. Schließe dann die nächste Wiederholung nach unten an.

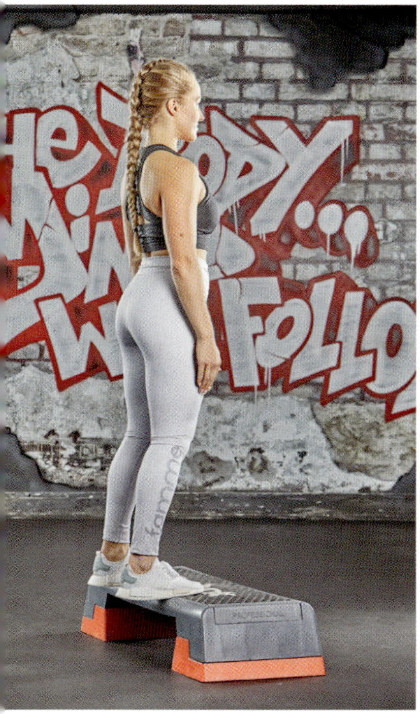

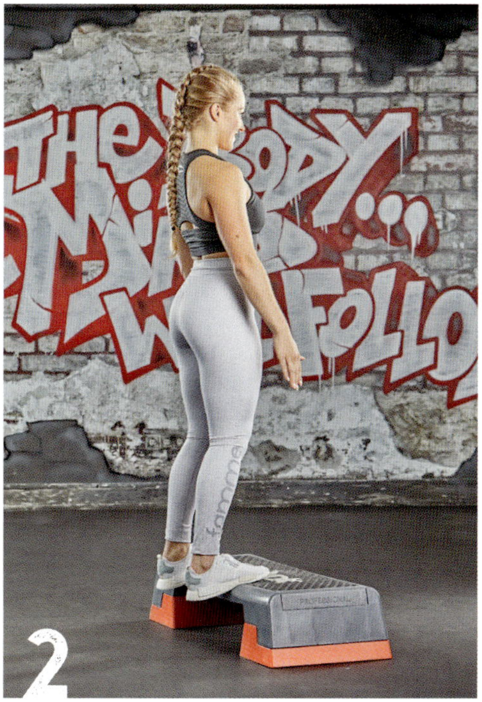

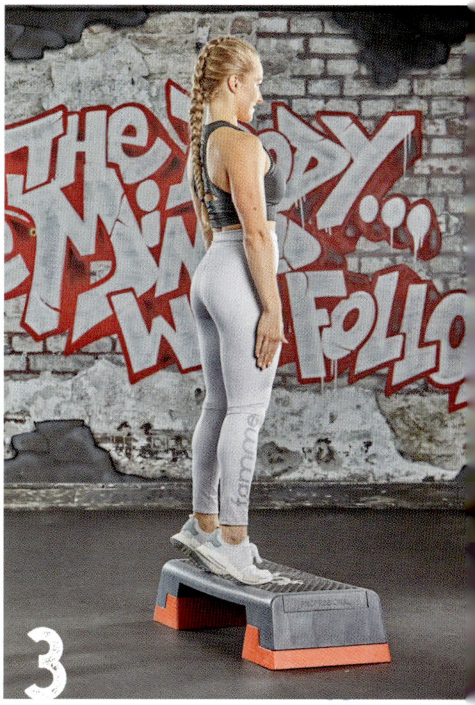

Wadenheben einbeinig

Zielmuskulatur: Wadenmuskeln
Wiederholungen: 12–15 pro Seite
Sätze: 4
Satzpause: 45–60 Sekunden

1. Stelle dich aufrecht auf einen Stepper oder eine Treppenstufe und drehe deinen linken Fuß leicht nach außen. Deine Fersen befinden sich hinter der Kante des Steppers in der Luft, lediglich deine Fußballen und die vordere Hälfte deiner Füße stehen fest auf dem Stepper. Die Knie sind gestreckt. Dein Blick ist nach vorn gerichtet, deine Arme hängen locker neben deinem Körper. Hake deinen rechten Fuß in der Kniebeuge deines linken Beines oder an der Wade ein. Dies ist deine Ausgangsposition.
2. Lasse deine linke Ferse langsam ab, sodass sie sich unterhalb der Kante des Steppers befindet. Atme währenddessen ein. Halte die Position kurz.
3. Drücke deine linke Ferse dann mit Kraft aus der Wade heraus so weit nach oben wie möglich. Atme dabei aus. Sobald du die größtmögliche Streckung erreicht hast, hältst du diese Position kurz. Dein Fußballen bleibt unbewegt, das Kniegelenk nahezu gestreckt. Führe erst alle Wiederholungen mit dem linken Fuß aus, wechsle dann und führe alle Wiederholungen mit dem rechten Fuß aus. Erst wenn beide Waden trainiert wurden, gilt der Satz als abgeschlossen.

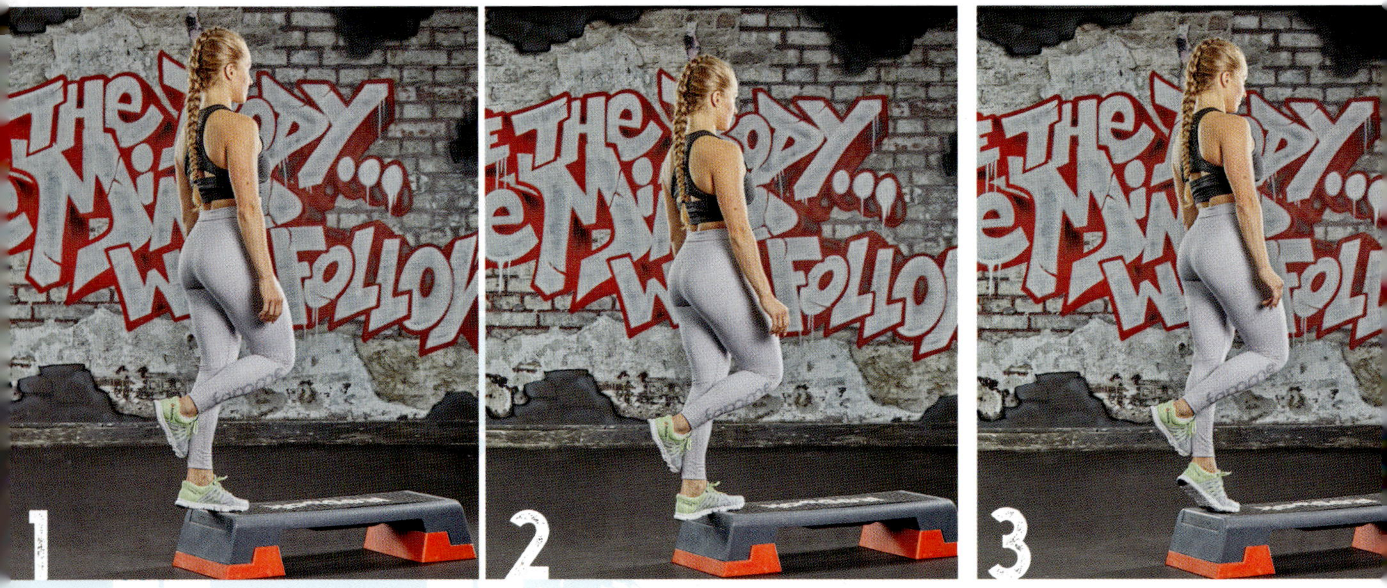

Beckenheben

Zielmuskulatur: hintere Oberschenkelmuskeln, Gesäß- und Wadenmuskeln
Wiederholungen: 10–12
Sätze: 3
Satzpause: 45–60 Sekunden

1. Lege dich auf den Rücken und strecke deine Arme eng neben deinem Körper liegend aus und drücke sie gegen den Boden. Winkle deine Beine im 90-Grad-Winkel an, sodass deine Fersen auf dem Boden aufgestellt sind.
2. Drücke dein Becken nun mit Kraft aus deinem Gesäß, deinen hinteren Oberschenkeln und deinen Waden so weit nach oben, bis deine Oberschenkel und dein Oberkörper eine Linie bilden. Halte die Position am höchsten Punkt kurz und atme aus. Senke deinen Oberkörper im Anschluss langsam ab, bis dein Gesäß beinahe den Boden berührt, lege es jedoch nicht ab. Atme währenddessen ein und setze zur nächsten Wiederholung an.

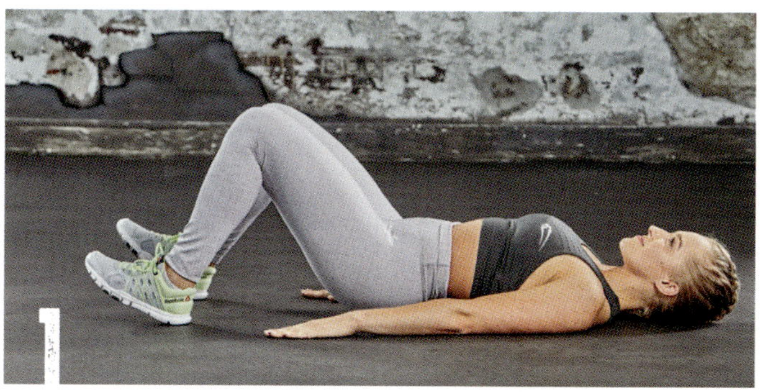

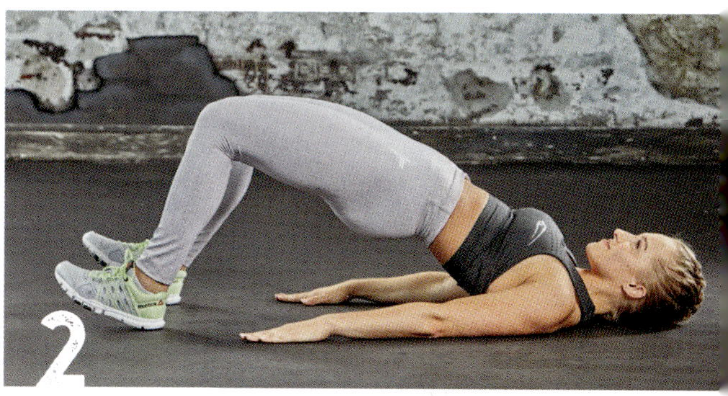

Armvariante

Falls du dich bei dieser Übung noch stärker fordern möchtest, kannst du deine Arme zur Seite ausstrecken und auf den Boden drücken. So wird das Beckenheben noch anspruchsvoller, weil dein Körper durch die instabile Position mehr ausbalancieren muss.

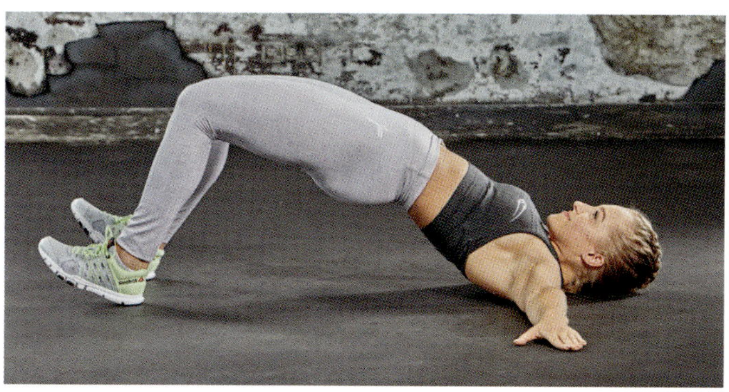

Rudern am Tisch

Zielmuskulatur: Latissimus und Bizeps
Wiederholungen: 10–12
Sätze: 3
Satzpause: 45–60 Sekunden

1. Lege dich unter einen stabilen Tisch und greife die Tischkante schulterbreit. Deine Arme sind senkrecht zur Tischkante gestreckt, deine Fersen auf dem Boden aufgesetzt. Spanne deine Rumpfmuskulatur an und halte deinen Körper in einer Linie, dein Kopf bildet die Verlängerung deiner Wirbelsäule.
2. Ziehe deinen Oberkörper mit Kraft aus deinen Armen und Schultern nach oben, bis deine Brust die untere Tischkante berührt. Atme während dieser Bewegung aus. Halte deinen Körper weiterhin stabil in einer Linie. Bleib kurz in dieser Position. Lasse dich dann langsam wieder nach unten absinken, atme dabei ein.

Tipp

Du kannst diese Übung noch anspruchsvoller gestalten, indem du die Position deiner Füße erhöhst, sie zum Beispiel auf einen Hocker legst. Zudem kannst du dir eine Gewichtsscheibe oder ein Buch als Zusatzgewicht auf die Brust legen.

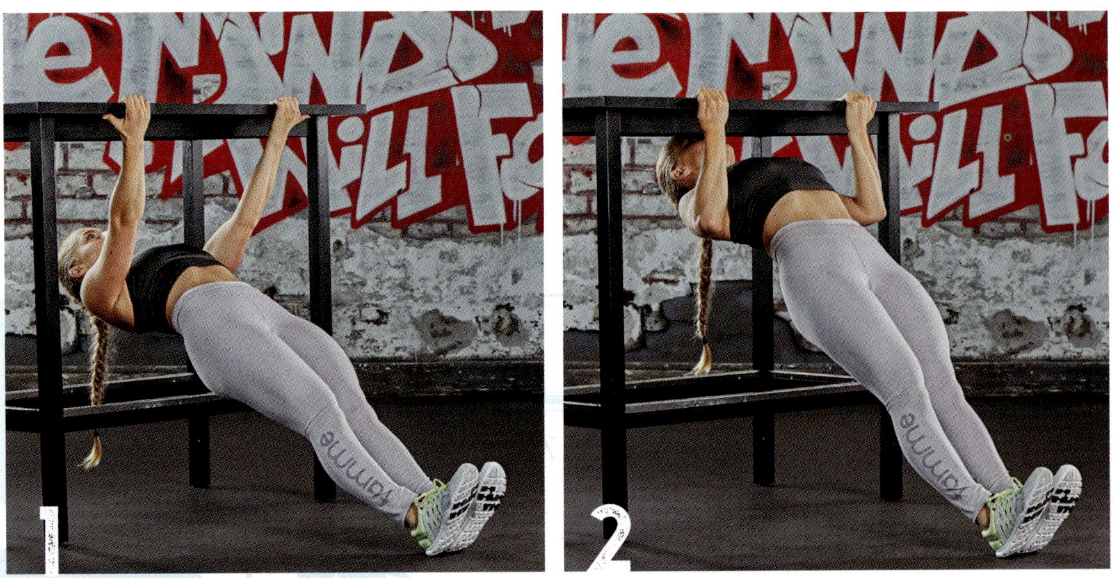

Superwoman

Zielmuskulatur: untere Rücken- sowie Gesäßmuskeln
Wiederholungen: 10–12
Sätze: 4
Satzpause: 60 Sekunden

1. Lege dich auf den Bauch und strecke deine Arme und Beine aus. Setze die Fußspitzen auf dem Boden auf und hebe deinen Kopf leicht an. Dein Blick ist zum Boden gerichtet. Aktiviere deine gesamte Muskulatur, sodass du die Spannung im ganzen Körper spürst, der komplett gestreckt ist.
2. Hebe deine gestreckten Arme und Beine nun so hoch wie möglich an, auch dein Oberkörper kommt so weit wie möglich nach oben. Nur deine Hüften und dein unterer Bauch liegen weiterhin auf dem Boden. Atme dabei aus. Halte die höchste Position kurz.
3. Lasse deinen Oberkörper, deine Arme und deine Beine langsam wieder ab, ohne sie jedoch komplett auf dem Boden abzulegen. Atme währenddessen ein. Halte kurz vor dem Aufsetzen auf dem Boden die Spannung im unteren Rücken und setze zur nächsten Wiederholung an.

Tipp

Falls dir diese Übung schwerfällt, kannst du nur deine Arme oder nur deine Beine anheben, dies entlastet deine unteren Rückenmuskeln. Alternativ kannst du sie auch als isometrische Übung ausführen. Dafür hältst du die höchste Position statisch ohne Bewegung. Du hältst den aufgebauten Druck, deine Muskeln stehen unter Dauerspannung. Wenn du ab und an zwischen der normalen Übungsvariante und der statischen Variante wechselst, verhinderst du, dass sich deine Muskeln an die Belastung gewöhnen.

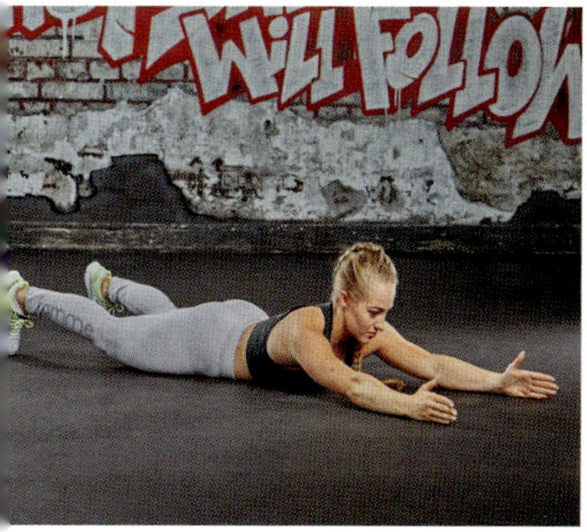

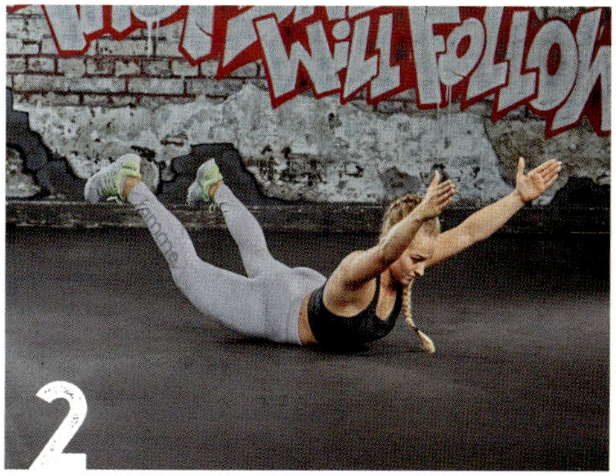

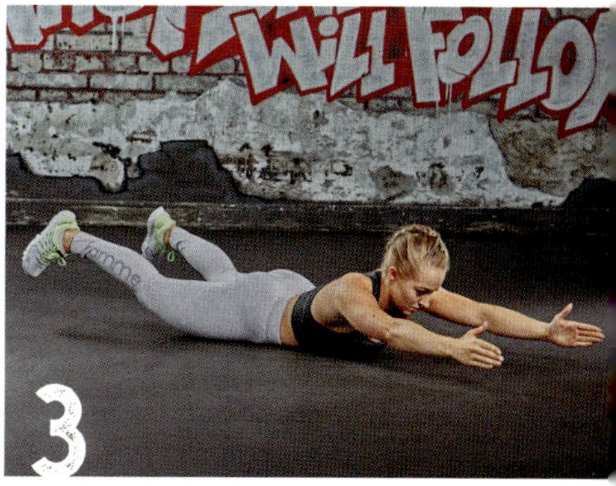

Russian Twist

Zielmuskulatur: gerade und seitliche Bauchmuskeln
Wiederholungen: No Limits! So viele wie möglich
Sätze: 3
Satzpausen: 60 Sekunden

1. Setze dich auf den Boden, stelle deine Beine im 90-Grad-Winkel auf und ziehe deine Zehen zum Körper heran, sodass nur deine Fersen auf dem Boden abgesetzt sind. Lehne deinen Oberkörper etwas nach hinten, halte deinen Rücken jedoch gerade. Falte deine Hände vor der Brust.
2. Drehe deinen Oberkörper aus dem Rumpf heraus nach rechts. Achte darauf, dass du deinen Rücken gerade hältst und dich wirklich nur mit dem Oberkörper nach rechts eindrehst.
3. Drehe dich kontrolliert zur linken Seite, atme aus und hole Luft für die nächste Wiederholung.

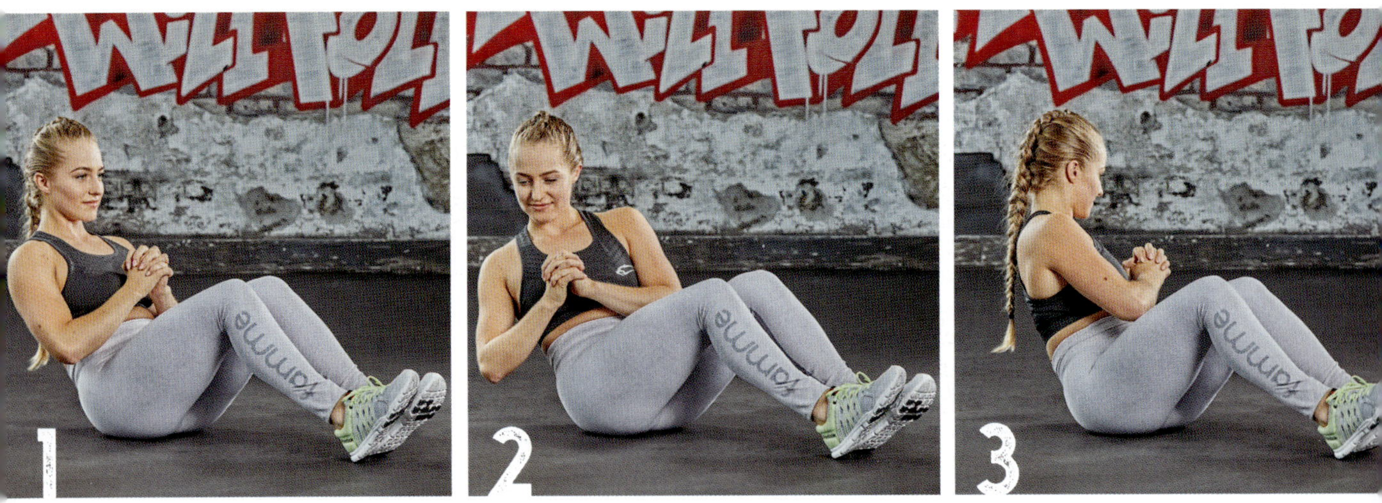

Variante: Russian Twist mit angehobenen Beinen

Hebe in der Ausgangsposition deine Füße vom Boden ab und halte deine Beine während der gesamten Übungsausführung leicht gestreckt über dem Boden. So ist die Übung noch anspruchsvoller und die Spannung in deinem Bauch noch größer.

Tipp

Du kannst deinen Bauch noch effektiver trainieren, wenn du beim Russian Twist Gewichte in deinen Händen hältst.

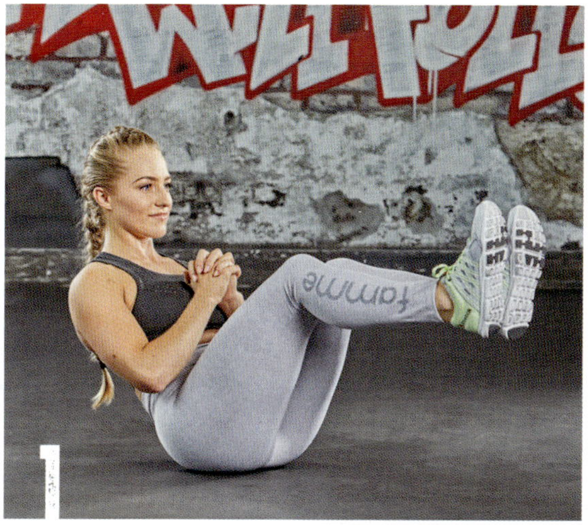

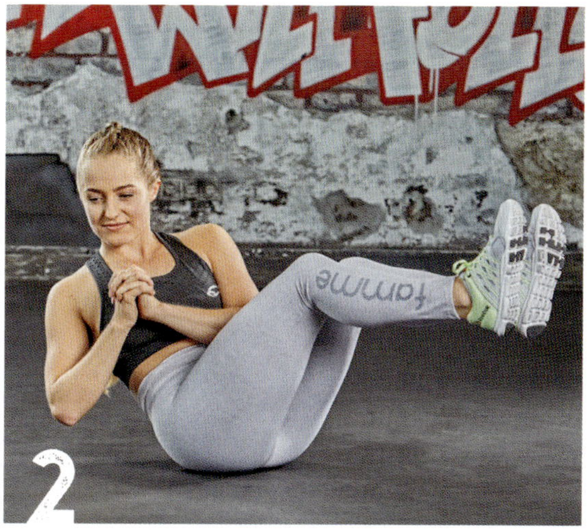

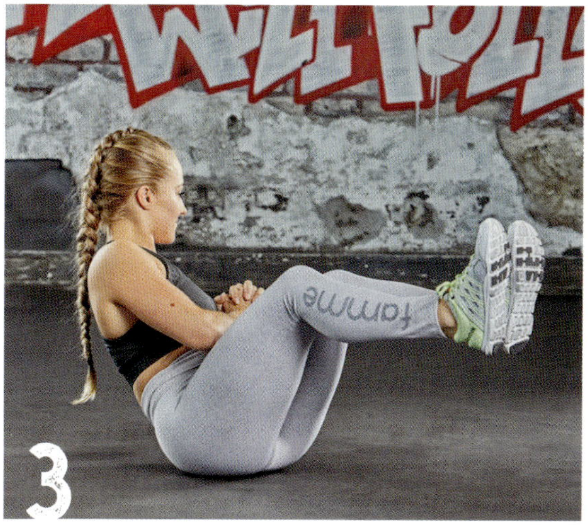

Liegestütz an der Wand

Zielmuskulatur: großer Brustmuskel
Wiederholungen: 10–12
Sätze: 3
Satzpause: 45–60 Sekunden

1. Stelle dich mit einer Armlänge Abstand vor eine Wand. Leg deine Handflächen etwas enger als schulterbreit an die Wand, die Fingerspitzen zeigen nach oben.
2. Beuge beide Arme, bis dein Kopf beinahe die Wand berührt. Halte deinen Rücken dabei gerade und den Kopf in Verlängerung zur Wirbelsäule. Deine Ellbogen gehen nach außen und befinden sich auf Höhe deiner Schultern. Atme während der Bewegung ein. Drücke dich wieder von der Wand weg, ohne deine Arme komplett durchzustrecken, und atme dabei aus.

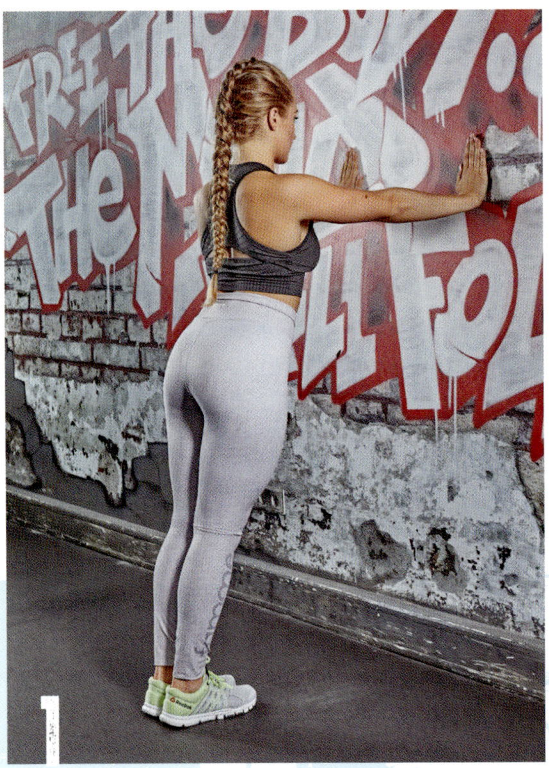

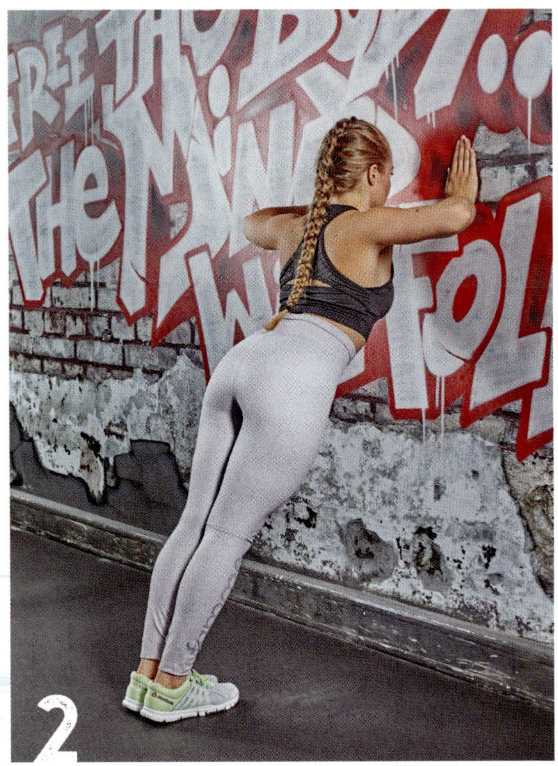

Sit-up

Zielmuskulatur: mittlere Bauchmuskeln
Wiederholungen: No Limits! So viele wie möglich
Sätze: 3–4
Satzpause: 60 Sekunden

1. Leg dich auf den Rücken. Winkle deine Beine so an, dass deine Fersen fest auf dem Boden stehen und der Winkel zwischen Oberschenkel und Unterschenkel etwa 90 Grad beträgt. Lege deine Hände an deinen Hinterkopf, deine Ellenbogen zeigen nach außen. Hebe nun den Kopf und die Schultern leicht vom Boden ab, halte den Kopf jedoch weiterhin gerade und senke das Kinn nicht zur Brust ab.
2. Ziehe deinen Oberkörper mit Kraft aus der Bauchmuskulatur hoch und führe deine Brust in Richtung deiner Knie. Hole keinen Schwung! Richte dich nicht ganz auf, sondern nur so weit, dass deine Bauchmuskeln noch unter Spannung stehen. Atme dabei aus. Dein Kopf bleibt gerade. Halte die Position am höchsten Punkt kurz und lasse deinen Oberkörper dann langsam ab. Atme beim Absenken ein. Lege deinen Oberkörper nicht auf dem Boden ab, sondern halte Kopf, Arme und Schultern knapp über dem Boden in der Luft.

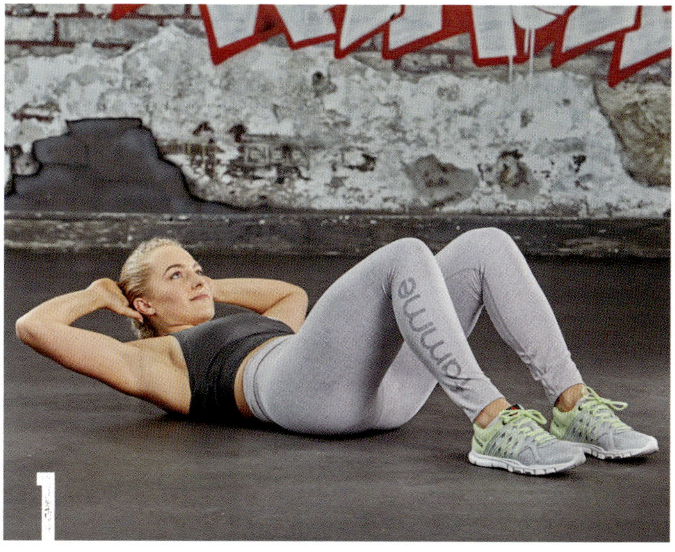

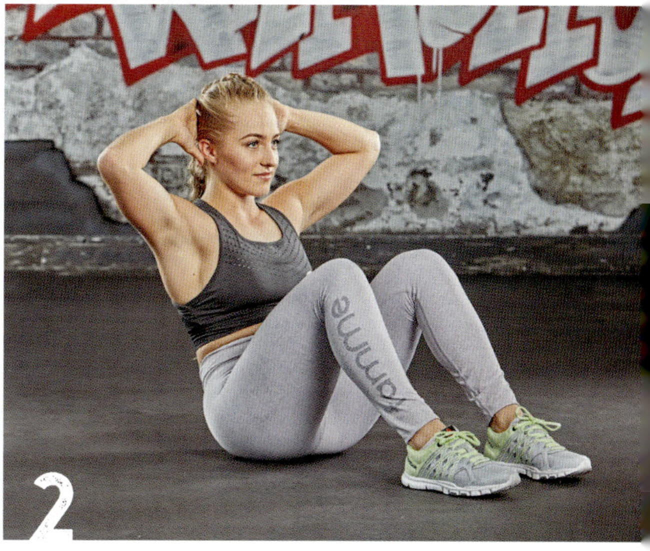

Plank

Zielmuskulatur: mittlere und untere Bauchmuskeln
Wiederholungen: mindestens 30 Sekunden halten
Sätze: 3
Satzpause: 60 Sekunden

Lege dich mit gestreckten Beinen auf deinen Bauch und gehe in den Ellenbogenstütz. Setze dafür die Ellenbogen direkt unter deinen Schultern auf. Stelle deine Fußspitzen auf und halte deine Füße eng beieinander. Drücke deinen Körper nun nach oben. Dein Körper bildet jetzt vom Kopf bis zu den Fersen eine gerade Linie. Spanne deine Rumpfmuskulatur an und halte diese Position. Achte darauf, deine Hüfte nicht nach oben Richtung Decke zu schieben, sondern auf Höhe der Schultern zu halten. Atme möglichst gleichmäßig tief ein und aus.

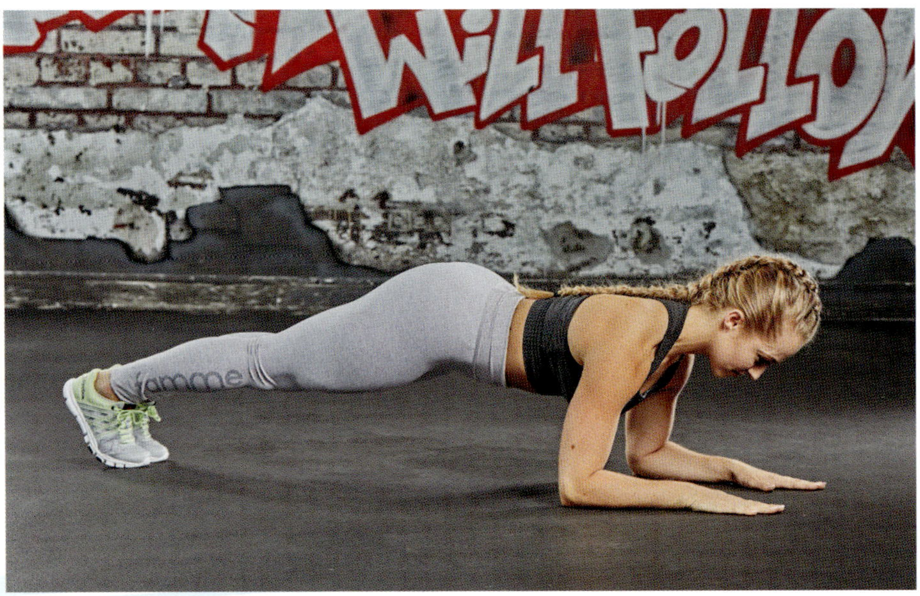

Seitliche Plank

Zielmuskulatur: seitliche Bauch- sowie Gesäßmuskeln
Wiederholungen: 10–12
Sätze: 4
Satzpause: 60 Sekunden

1. Lege dich mit der linken Körperseite auf den Boden, strecke deine Beine und lege sie übereinander, stütze dich auf deinen linken Unterarm. Deinen Ellenbogen bringst du direkt unter deine Schulter, deinen rechten Arm streckst du nach oben. Hebe deine Hüfte an, sodass dein Körper eine Linie bildet.
2. Führe nun deine Hüfte noch weiter nach oben. Halte diese Position und spanne dabei deinen Bauch an. Senke deine Hüfte wieder ab, jedoch ohne sie auf dem Boden abzulegen. Wiederhole diese Bewegung und führe die Übung im Anschluss auf der rechten Seite aus.

Tipp

Sofern du diese Übung noch anspruchsvoller gestalten willst, kannst du dein oberes Bein im Seitstütz vom Körper abspreizen und auf und ab bewegen.

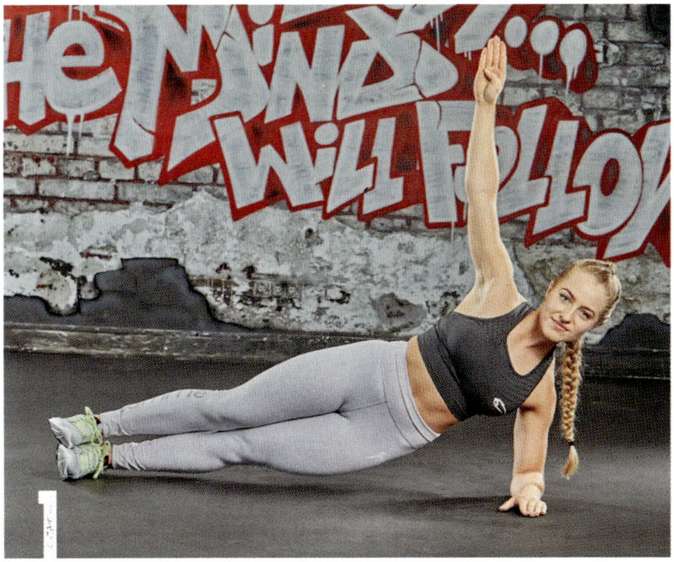

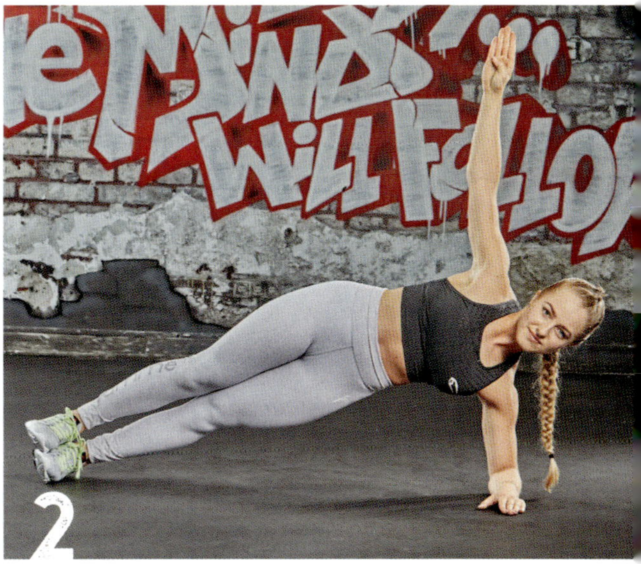

Fahrradfahren in Rückenlage

Zielmuskulatur: mittlere und seitliche Bauchmuskeln
Wiederholungen: 10–12 (alternativ auf Zeit: mindestens 45 Sekunden)
Sätze: 3
Satzpause: 60 Sekunden

1. Lege dich auf den Rücken und strecke deine Beine mit angezogenen Füßen aus. Lege deine Hände an deinen Hinterkopf, deine Ellenbogen zeigen nach außen. Hebe den Kopf und die Schultern leicht von Boden ab, halte den Kopf jedoch weiterhin gerade und senke das Kinn nicht zur Brust ab. Hebe nun auch die Beine an und halte sie gestreckt knapp über dem Boden. Spanne deine Bauchmuskulatur an und beginne, mit deinen Beinen in der Luft Fahrrad zu fahren: Ziehe dein rechtes Knie an, während du dein linkes Bein weiterhin fast vollständig gestreckt hältst.
2. Wechsle in einer flüssigen Bewegung die Beinhaltung, sodass nun dein linkes Bein herangezogen und dein rechtes Bein gestreckt ist. Fahre wechselseitig fort. Halte deinen unteren Rücken dabei durchgehend auf dem Boden und atme gleichmäßig ein und aus.

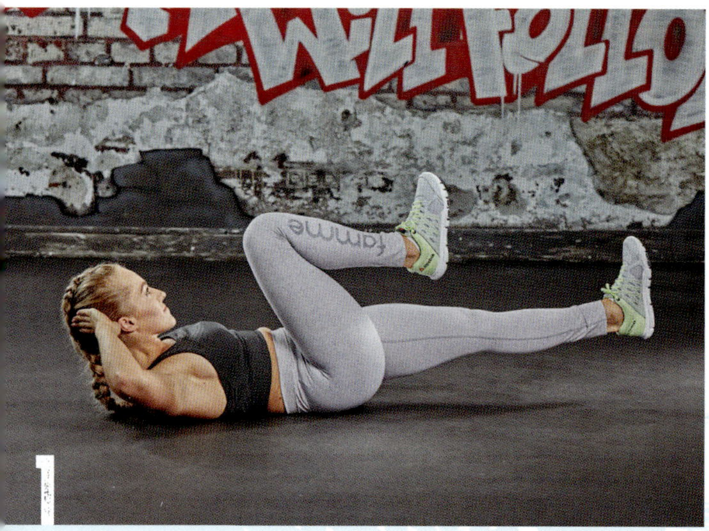

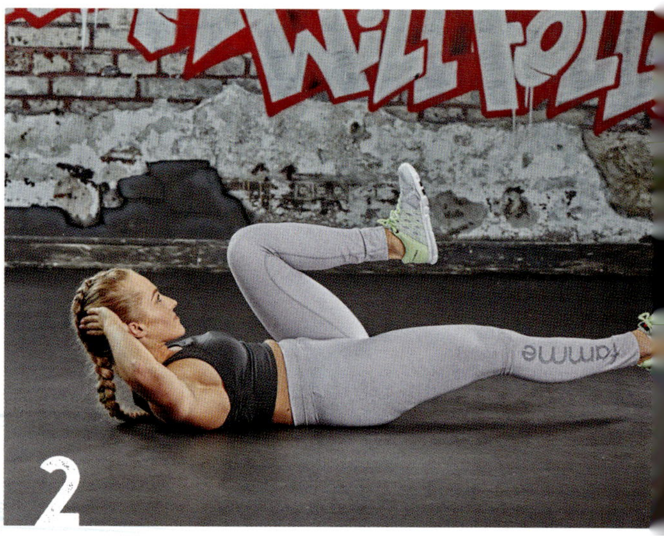

Frontheben

Zielmuskulatur: vordere Schultermuskeln
Wiederholungen: 10–12
Sätze: 3
Satzpause: 60 Sekunden

1. Stelle dich aufrecht hin, strecke deine Arme nah am Körper nach unten und balle deine Hände zu Fäusten. Ziehe deine Schulterblätter am Rücken zusammen und nach unten. Dein Blick ist nach vorn gerichtet.
2. Hebe deine nahezu gestreckten Arme nach vorn an, bis sich deine Fäuste oberhalb deiner Schultern befinden. Achte darauf, keinen Schwung zu holen und deinen Körper unter Spannung zu halten. Atme dabei aus. Halte deine Fäuste an der höchsten Position kurz und lasse deine Arme dann langsam wieder ab. Atme währenddessen ein.

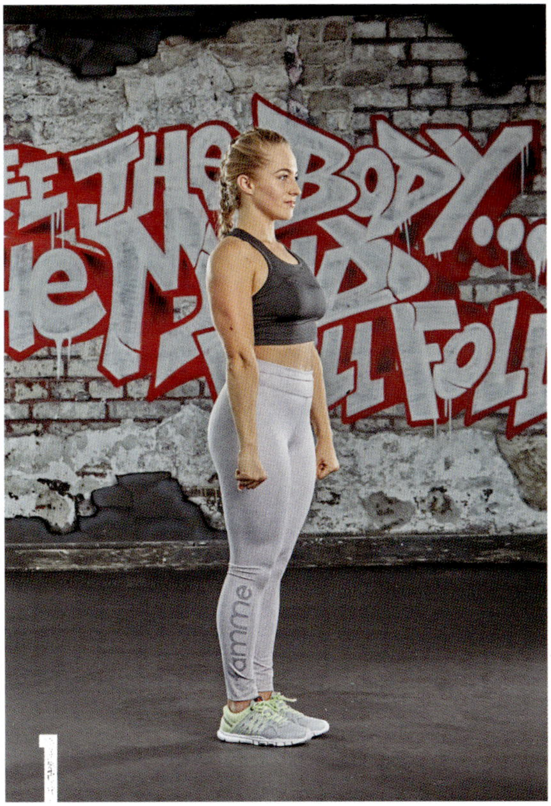

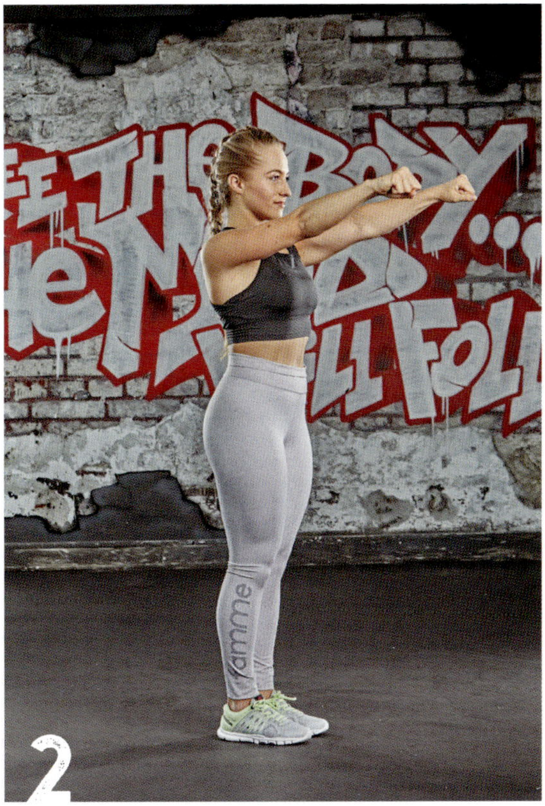

Military Press

Zielmuskulatur: vordere Schultermuskeln und Trizeps
Wiederholungen: 10–12
Sätze: 3
Satzpause: 60 Sekunden

1. Stelle dich mit hüftbreit geöffneten Füßen aufrecht hin, dein Kopf bildet die Verlängerung deiner Wirbelsäule. Beuge deinen geraden Oberkörper aus der Hüfte nach vorn, bis du deine Hände etwa schulterbreit auf dem Boden absetzen kannst. Hebe deine Fersen leicht an und schiebe dein Gesäß Richtung Decke. Deine Beine und Arme sind nahezu gestreckt, dein Rücken bleibt gerade. Dies ist deine Ausgangsposition.
2. Beuge nun deine Arme und senke deinen Oberkörper langsam so weit ab, bis deine Stirn beinahe den Boden berührt. Deine Ellbogen gehen nach außen. Dein Kopf bildet mit dem Rücken eine Gerade, deine Beine bleiben nahezu gestreckt. Atme während dieser Bewegung aus. Drücke dich nun aus den Schultern heraus wieder in die Ausgangsposition, atme dabei ein.

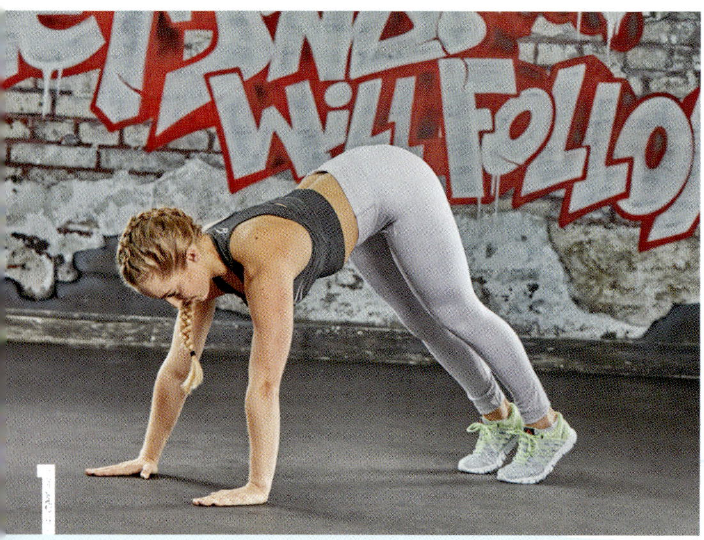

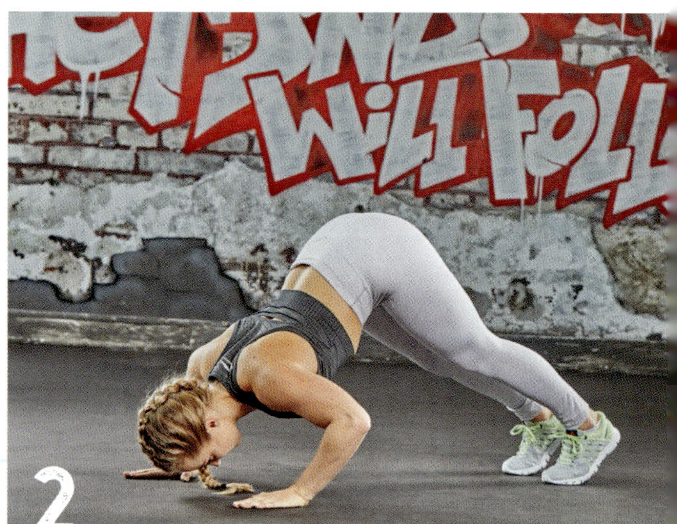

OHNE REGENERATION IST ALLES (FAST) UMSONST

Ich habe in den Jahren, seitdem ich Mädchen und Frauen trainiere, immer wieder festgestellt, dass viele den Erfolgsfaktor Regeneration total unterschätzen. Sich zu erholen bedeutet, dem Körper Pausen und die nötige Entspannung zu geben, damit er das tun kann, was wir von ihm erwarten: Muskeln aufbauen oder die Fettdepots leeren. Das macht er nämlich nicht im Training, sondern nach dem Training. Entscheidend für deinen Erfolg ist der optimale Wechsel zwischen Belastung und Regeneration. Du kannst noch so hart trainieren und dich perfekt ernähren – solange du dich nicht erholst, wirst du nie alles rausholen können. Dann verschenkst du einen Teil deines Potenzials und strengst dich zum Teil quasi umsonst an. Deswegen solltest du in Sachen Regeneration die folgenden wichtigen Faktoren berücksichtigen.

Baue Pausentage in deine Trainingswoche ein

Viele meinen es gut und wollen voll motiviert am liebsten jeden Tag trainieren. Die Lust auf das Training ist super, doch du musst auch mal eine Pause einlegen, einen Tag ohne Sport. An diesem kann dein Körper sich von den Belastungen des Trainings erholen, Sehnen und Gelenke können sich mal ausruhen. Diese werden im Training besonders belastet und können ohne Pausen überlastet werden, wodurch deine Verletzungsanfälligkeit steigt. Pausentage tragen im Idealfall dazu bei, dass du von Zerrungen oder Überdehnungen verschont bleibst.

Achte auf ausreichend Schlaf

Viele Athleten sagen, bevor sie schlafen gehen, augenzwinkernd: »Ich lege mich wachsen«. Nachts schüttet unser Körper nämlich verstärkt Wachstumshormone aus. Im Schlaf regeneriert sich unser gesamtes System. Guter Schlaf beruhigt das Gehirn und entspannt die Muskeln. Wer regelmäßig zu wenig schläft, schadet daher seinem Körper und bringt im schlechtesten Fall seinen Stoffwechsel und Hormonhaushalt durcheinander. Die Folgen können ein gesteigertes Hungergefühl, fehlende Konzentration und Aggressivität sein. Zudem kann das Muskelwachstum stagnieren, Energie für den Alltag und das Training fehlen. Die meisten Menschen brauchen sieben bis acht Stunden Schlaf, manchen reicht auch deutlich weniger. Versuche herauszufinden, was für dich perfekt ist. Sich nach dem Aufstehen ausgeschlafen zu fühlen, ist das wichtigste Zeichen für ausreichend Schlaf. Bist du mal müde, kann ein Mittagsschlaf helfen – er sollte jedoch nicht länger als 20 bis 30 Minuten dauern. Danach geht dein Körper in die tieferen Schlafphasen über, und aus diesen erwachst du schwerer und fühlst dich gegebenenfalls gerädert. Schlafforscher haben herausgefunden, dass du sogar bis zu einer Stunde schlaftrunken sein kannst, wenn du tagsüber länger als eine halbe Stunde schläfst.

Hier noch ein paar weitere Tipps für einen gesunden und erholsamen Schlaf:

- Gehe abends, wenn möglich, immer ungefähr zur gleichen Uhrzeit schlafen. Damit trainierst du deinem Körper einen Schlafrhythmus an.
- Achte darauf, dass dein Schlafzimmer richtig abgedunkelt und es im Raum nicht zu warm ist. Die optimale Temperatur liegt zwischen 15 und 18 Grad Celsius.
- Trinke kurz vor dem Schlafen keinen Kaffee oder grünen Tee mehr – wegen des Koffeins beziehungsweise Teeins, das eine anregende Wirkung besitzt.
- Iss dafür lieber etwas Magerquark, das ist hilfreich für deine Eiweißaufnahme. Mit dem im Quark enthaltenen Casein, ein langsam verdauliches Protein, ist dein Körper für die Nacht wunderbar mit Eiweiß versorgt. Nachts fährt unser Körper den Stoffwechsel zwar runter, stellt ihn jedoch nicht komplett ein.

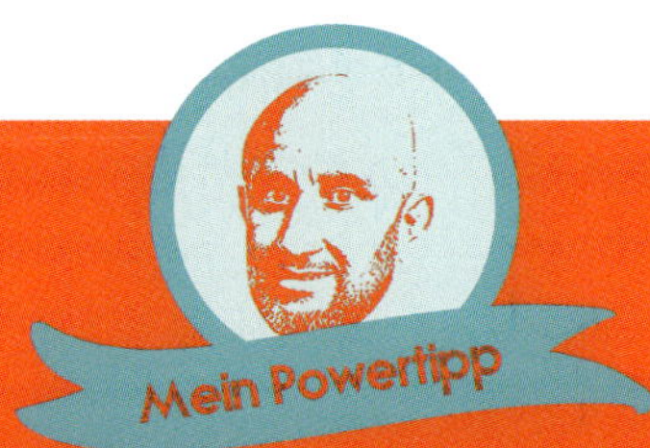

Vor dem Schlafen Hände weg von Smartphone und Tablet

Die Bildschirme dieser Geräte setzen viel blaues Licht frei. Dieses signalisiert dem Körper ähnlich wie Tageslicht, dass wir wach bleiben sollen, und behindert dadurch die körpereigene Produktion des Schlafhormons Melatonin. Sprich, unter Umständen schläft man in der Folge schlechter ein. Deswegen solltest du dein Handy oder Tablet eine Stunde vor dem Schlafengehen zur Seite legen. Probiere es aus und lies vor dem Schlafen lieber ein Buch. Du wirst besser zur Ruhe kommen und gut schlafen.

Lass die Sonne in dein Leben

Sonne macht gute Laune! Natürliches Licht erhöht die Produktion von Serotonin, ein sogenanntes »Glückshormon«. Das wiederum trägt dazu bei, dass du dich zufrieden und ausgeglichen fühlst. Zudem ist Sonnenlicht elementar für die körpereigene Produktion von Vitamin D. Über die Ernährung kann dein Bedarf an diesem Vitamin, das total wichtig für das Immunsystem ist, längst nicht gedeckt werden. Lass dir also die Sonne ins Gesicht scheinen, wann immer du kannst, und wenn es nur ein paar Minuten in der Mittagspause sind. Pro Tag solltest du etwa auf 15 Minuten kommen, damit dein Vitamin-D-Speicher aufgefüllt wird. Am besten ist es, so viel Haut wie möglich dem Sonnenlicht auszusetzen.

Gönn dir eine Massage

Nicht nur bei Verspannungen kann eine Massage gefühlt Wunder bewirken. Eine Massage lässt dein Blut im Muskelgewebe besser zirkulieren und kann zudem dafür sorgen, dass dein Körper Hormone ausschüttet, die dich wunderbar entspannen lassen. Erkundige dich in deiner Stadt nach einer guten und fachgerechten Massagepraxis. Oft gibt es Angebote oder kurze Massagen am Mittag.

Höre auf deinen Muskelkater

Habe ich falsch oder nicht hart genug trainiert, wenn ich keinen Muskelkater habe? Mir wird diese Frage oft gestellt. Die Antwort ist: Nein, nicht unbedingt. Ein Muskelkater sagt nicht zwingend etwas über die Intensität deines Trainings aus. Auch Sophia und ich spüren selbst nach harten Trainings längst nicht immer einen. Die Muskeln gewöhnen sich an die Belastung und können mit der Zeit immer besser mit ihr umgehen.

Ganz wichtig, falls die Muskeln doch mal schmerzen: Nimm keine entzündungshemmenden Medikamente ein! Ein Muskelkater ist keine Entzündung. Lass die Finger von dem Mist, damit schadest du deinem Körper nur. Gib deinem Muskel stattdessen die Chance, sich komplett zu erholen und trainiere nicht mit starkem Muskelkater. Er entsteht aufgrund von kleinen Rissen im Muskelgewebe. Gerade Anfänger sollten dann eine Pause vom intensiven Sport machen. Eine Überforderung deiner Muskeln kann den Schmerz stärker werden lassen und das Muskelwachstum hemmen. Verlege stattdessen deinen nächsten Trainingstag. Beispiel: Du spürst am Freitag immer noch den Muskelkater vom Beintraining vor drei Tagen, heute wären jedoch wieder die Beine dran. Ziehe deinen Oberkörpertag vor und hole das Beintraining nach, sobald dein Körper dir das Signal gibt, dass er für die nächste Beinsession bereit ist – und zwar ohne Muskelkater.

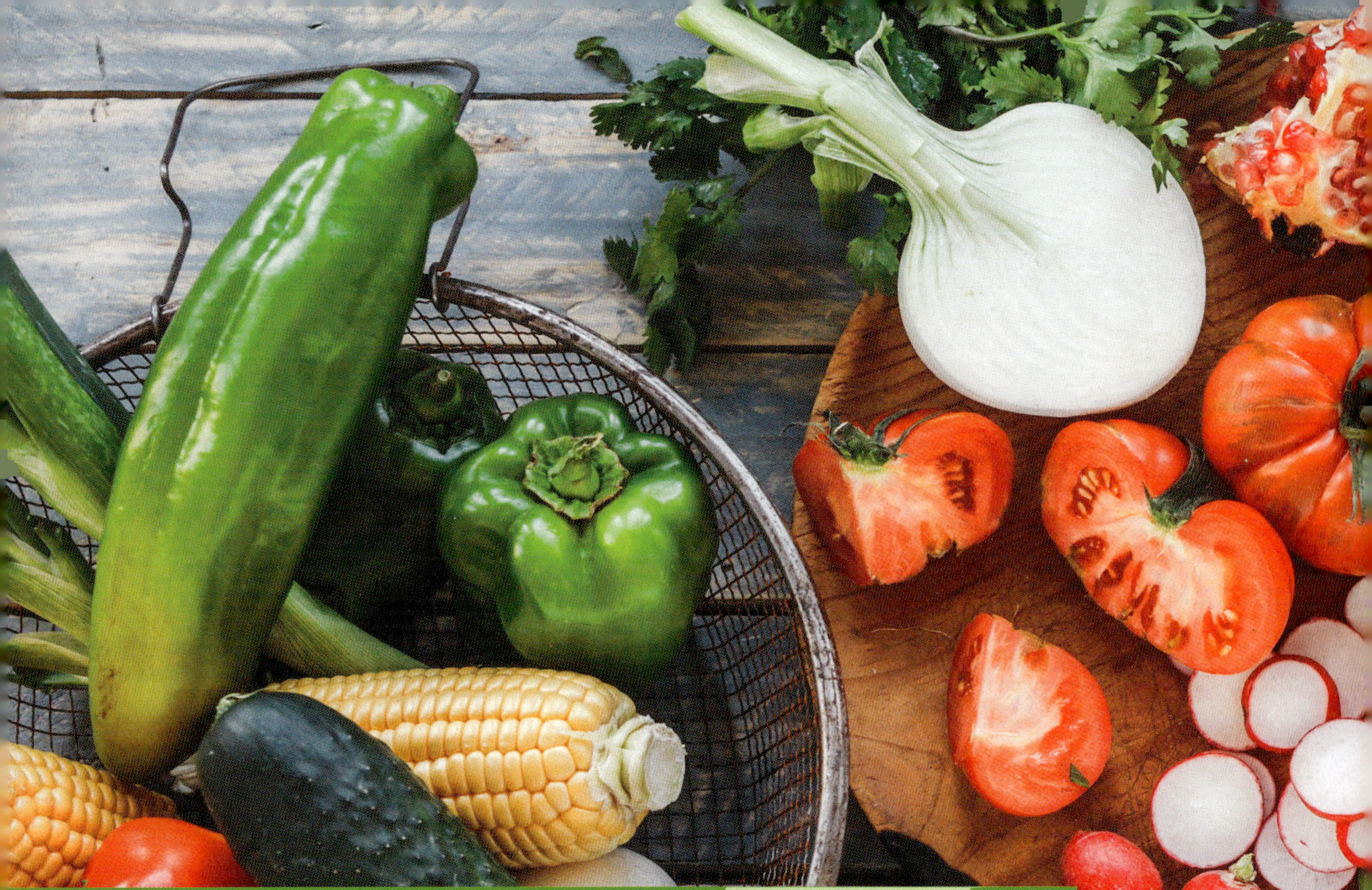

4 / DIE RICHTIGE ERNÄHRUNG: DU BIST, WAS DU ISST

Du kannst das PS-stärkste und schnellste Auto haben – wenn du es mit dem falschen Benzin betankst, kommst du nicht von der Stelle. So ist es auch mit deinem Körper. Die richtige Ernährung ist entscheidend für deinen Erfolg. Das Essen soll gesund, aber trotzdem lecker sein und dir Power geben. Dein Körper und dein Geist werden dir für das richtige Betanken extrem dankbar sein. Denk immer dran: Du hast nur diesen einen Körper, also behandle ihn so gut es geht.

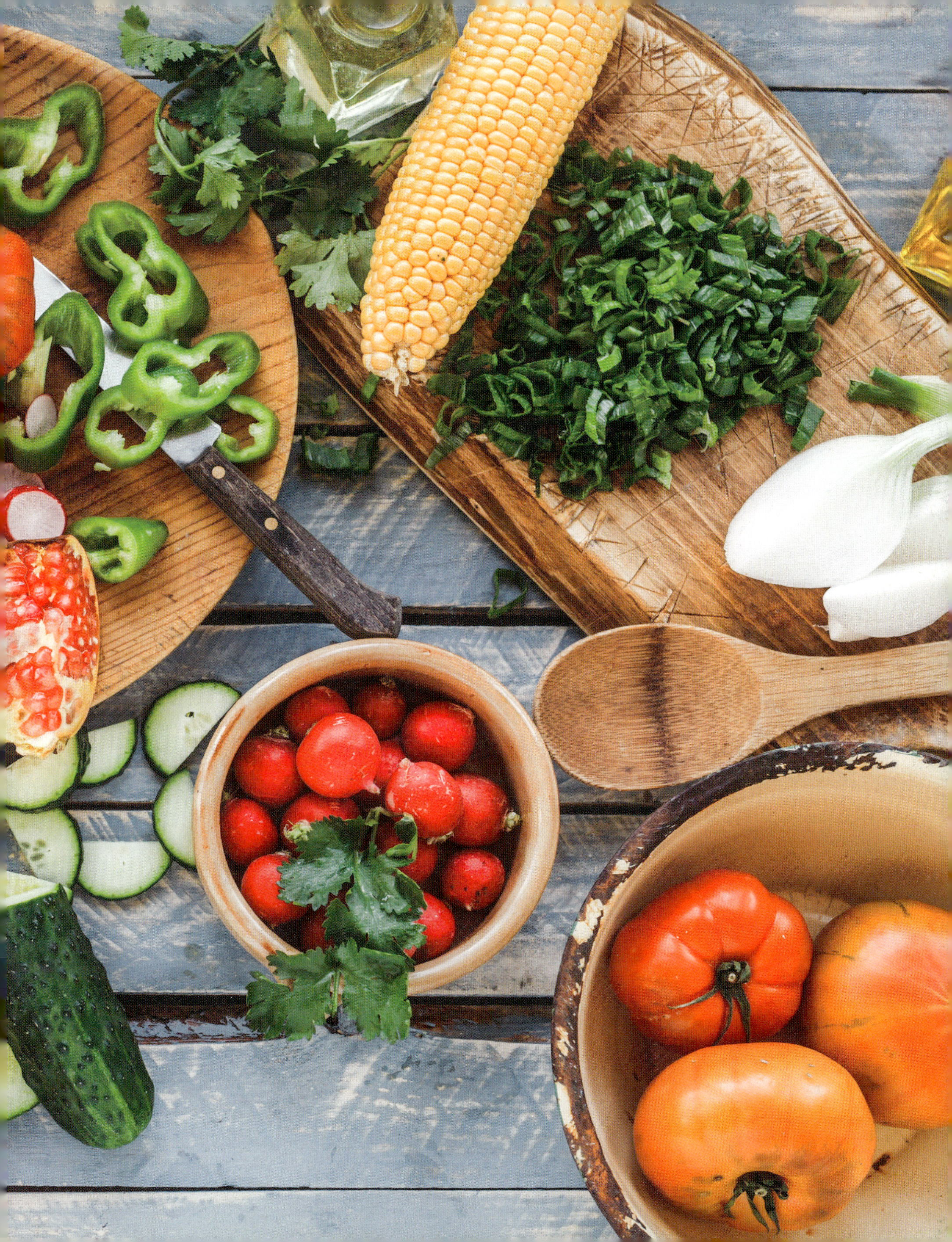

DER RICHTIGE PLAN – EINFACHER ALS DU DENKST

Das Problem vieler Menschen kann ich ganz klar benennen: Sie bewegen sich zu selten und essen darüber hinaus zu viel und falsch, nämlich zu viele energiereiche Lebensmittel, die überall zu kriegen und oft auch noch die preisgünstigsten sind. Die Auswahl in den Supermärkten und in Restaurants ist riesig, Werbung und Etiketten täuschen den Kunden hinsichtlich der Inhaltsstoffe, all die Abkürzungen verwirren. Manche sind aber auch einfach zu faul, sich damit zu beschäftigen und sich zu informieren, was sie da essen beziehungsweise was eigentlich in ihrem Essen steckt und was diese Inhaltsstoffe in ihrem Körper anrichten. Allzu oft entscheiden sie sich dann für das Falsche. Die Folgen sind fatal: Laut der Deutschen Gesellschaft für Ernährung sind in Deutschland 37 Prozent der Frauen und 59 Prozent der Männer übergewichtig.

Mein Leitspruch ist: Du bist, was du isst! Wir haben nur dieses eine wunderbare Leben. Und das sollten wir uns nicht durch die falsche Ernährung schwerer und ungesünder machen. Ein zu hoher Körperfettanteil schadet deiner Gesundheit. Wer zu viele Polster auf den Hüften hat, dessen Körper produziert mehr Hormone, die den Blutdruck erhöhen und den Blutzucker negativ beeinflussen. Das Risiko in Sachen Schlaganfall und Diabetes steigt.

Bewusst essen – nachhaltiger Erfolg statt wilder Diäten

Ich stelle immer wieder fest, dass die richtige Ernährung für die meisten Menschen eine große Herausforderung ist. Viele fühlen sich überfordert, weil in Zeiten von Social Media so viele Theorien, Diäten und Meinungen von Influencern und Experten auf sie einprasseln. Ich kann dich beruhigen: Es ist viel einfacher, als du denkst. Essen soll Genuss sein, Lebensqualität, soll schmecken – und uns trotzdem beim Muskelaufbau oder beim Abnehmen helfen. Unser Körper soll das, was wir ihm geben, gut verwerten können.

Das Wichtigste ist zu verstehen, warum du manches essen solltest und anderes hingegen nicht. Mir ist wichtig, dass du nicht blind einem Plan folgst. Ich möchte dir erklären, warum die Grundlage von »Natürlich fit und schlank« unverarbeitete Lebensmittel sind, warum es wichtig ist, sich mit Makronährstoffen auseinanderzusetzen, und warum du gerade zu Anfang deiner Reise zu

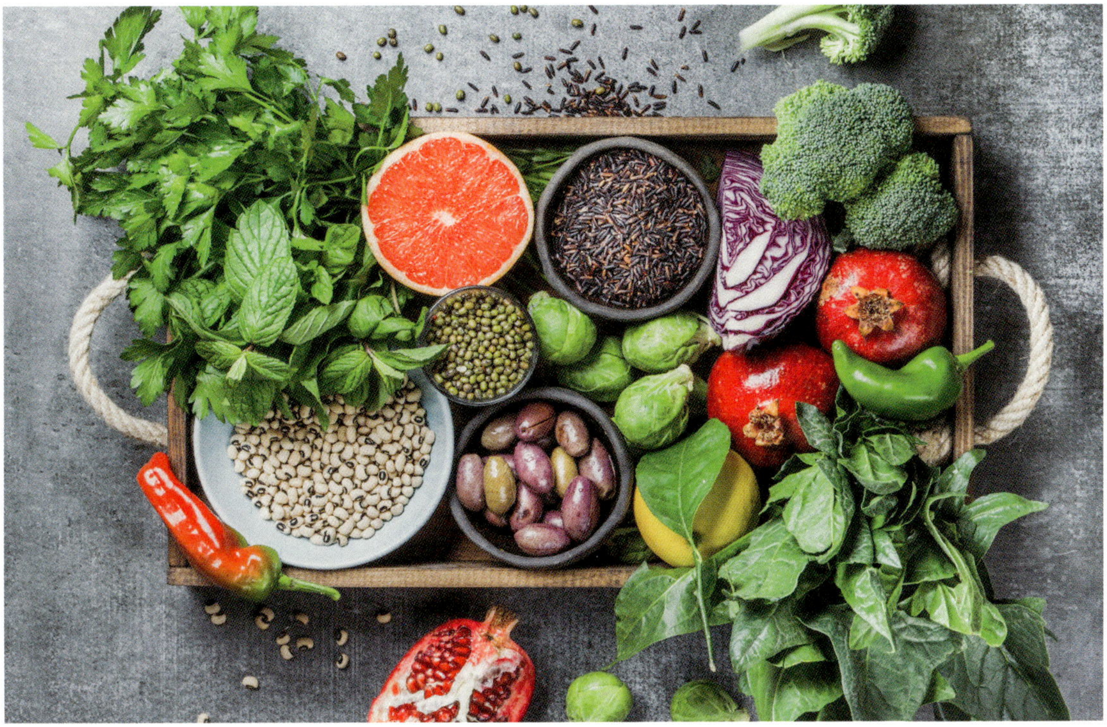

Es gibt nichts Besseres als frische und naturbelassene Lebensmittel. Vor allem viel Gemüse und Eiweiß sollten Hauptbestandteil deiner Ernährung sein.

deinem Wunschkörper Kalorien zählen solltest. Erfolgsversprechender und nachhaltiger als jede Crash-Diät ist es, dein Ernährungs-Know-how zu vergrößern und deine Essgewohnheiten zu verändern.

In der Türkei bin ich mit frischen Lebensmitteln aufgewachsen. Wir haben uns Tomaten und Obst direkt von den Sträuchern und Bäumen gepflückt. So habe ich gelernt, dass uns die Natur die gesündesten Lebensmittel bietet. Vollwertige, natürliche Lebensmittel kann unser Körper am besten verarbeiten. Es ist für ihn das kraftvollste Benzin, um uns an unser Ziel zu bringen.

Ich lasse alle sechs Monate bei einem Arzt meine Blutwerte ermitteln. Er ist immer wieder erstaunt, wie gut sie sind. Ich führe das vor allem auf meine ausgewogene Ernährung zurück. Noch nie habe ich meinem Körper Vitamine in Pillenform zugeführt, er holt sich alles Nötige aus natürlichen Lebensmitteln.

Kenne dein Ziel – und du kennst dein perfektes Essen

Wie immer im Leben solltest du dir eine ganz entscheidende Frage stellen, bevor du dich auf den Weg zu deiner Wunschfigur machst und deine Ernährung optimierst: Was will ich? Ziele geben dir Kraft und helfen dir, auf dem richtigen Weg zu bleiben – besonders Ziele, die dich berühren und aus deinem Herzen kommen.

Definiere dein Ziel. Je konkreter, desto besser. Ein ideales Ziel sollte:

» ambitioniert, aber realistisch erreichbar sein,
» messbar sein,
» zeitlich abgesteckt sein: Bis wann genau willst du es erreicht haben?

Setze dir ein Hauptziel, also ein Langzeitziel, und dazu Teilziele, also kurzfristige Ziele, die du Schritt für Schritt auf deinem Weg erreichen kannst. Beispielsweise willst du innerhalb der nächsten drei Monate fünf Kilogramm abnehmen. Das ist dein langfristiges Ziel, dein Hauptziel. Es ist ambitioniert, weil es für viele nicht einfach ist, fünf Kilo abzunehmen, aber es ist dennoch realistisch erreichbar, da drei Monate dafür ausreichend Zeit bieten. Dein Ziel hat zudem einen Zeitrahmen, in dem du es erreichen willst. Ein kurzfristiges Teilziel könnte für dich nun sein, nach einem Monat ein Kilogramm geschafft zu haben, oder einfach, in den ersten zwei Wochen je dreimal zu trainieren. Erreichst du deine Teilziele, motiviert dich das und lässt dich dein Hauptziel immer im Auge behalten. Wichtig ist auch, dass du über deine Ziele sprichst. Sage deinem Partner und deinen Freunden, was du körperlich erreichen willst. Poste es ruhig auch in den sozialen Netzwerken. Nur wenn deine Liebsten wissen, was du willst, können sie dich verstehen und dich unterstützen. Du wirst fortan allen zeigen wollen, dass du deine Ziele erreichen und etwas durchziehen kannst.

Meiner Erfahrung nach setzen sich Mädchen und Frauen meist eines oder mehrere der folgenden Ziele: Sie wollen abnehmen, sie wollen muskulöser werden und sie wollen eine straffere Figur bekommen. Eines haben all diese Ziele gemeinsam: Um sie zu erreichen, musst du deinen Kalorienbedarf kennen. Nur dann weißt du, wann du im Kaloriendefizit und wann im

Kalorienüberschuss bist, also abnimmst oder zunimmst. Denn grundsätzlich nehmen wir im Kaloriendefizit ab. Sprich, wir nehmen entweder weniger Kalorien auf, als wir benötigen, oder verbrennen zum Beispiel durch Sport mehr Kalorien, als wir täglich brauchen. Hier greift der Körper dann auf unsere Reserven zurück, die er in den Fettdepots eingelagert hat. Im Kalorienüberschuss hingegen nehmen wir zu, denn in diesem Fall nehmen wir mehr Kalorien zu uns, als wir verbrauchen. Also: Iss nicht mehr, als dein Körper verbrennen kann! Wie du deinen individuellen Kalorienbedarf berechnen kannst, erkläre ich dir im Abschnitt »Den eigenen Kalorienbedarf ermitteln« auf den Seiten 119 und 120.

Analysiere deinen Istzustand genau

Um deinen Körper in die von dir gewünschte Form zu bringen, musst du kontrollieren, wie du mit ihm umgehst und was du ihm zuführst. Genauso wie du dein Trainingsgewicht steuerst, steuerst du auch deine Ernährung. Dies wird dich zum Erfolg führen. Ohne Plan wirst du dein Ziel nicht erreichen, organisiere dich daher und lerne zu planen.

Jeder Frau, die sich von mir trainieren und betreuen lassen möchte, stelle ich gleich zu Beginn unserer Zusammenarbeit eine ganz wichtige Frage: Was isst du am Tag? Mich interessieren dabei zwei Faktoren: Die Anzahl der täglich zugeführten Kalorien und die Qualität der Lebensmittel. Auch mit Sophia haben wir so angefangen. Sie war von Anfang an ehrlich zu mir – und vor allem ehrlich zu sich selbst. Stell dir also bitte vor, du sitzt jetzt in meinem Büro in meinem Gym neben mir, wie Sophia damals. Jetzt sag mir, was du täglich isst. Verschweige nichts. Zähle jede Süßigkeit und jede fettige Mahlzeit auf. Ich verurteile dich nicht. Diese Analyse ist Grundlage für unseren gemeinsamen Weg.

Schreibe dir eine Woche lang auf, was du isst und trinkst – und zwar alles, wirklich alles! Nicht nur die Hauptmahlzeiten und das Stück Kuchen am Nachmittag, sondern auch jede Handvoll Nüsse, die du auf dem Weg zur Arbeit knabberst, und jeden kleinen Apfel, den du dir vom Obstteller im Büro nimmst. Das Aufschreiben wird dich möglicherweise nerven, doch es lohnt sich, glaube mir. Du kannst für dein Ernährungstagebuch gern meine Vorlage nutzen, die du in diesem Buch findest (Seite 189), oder du tippst alles in dein Smartphone. Falls du jetzt denkst: Ach, das kann ich mir auch alles merken, das brauche ich nicht aufzuschreiben, sage ich dir: Vergiss es! Viele bilden sich ein, clean zu essen. Wenn sie dann aber erst einmal schwarz auf weiß vor sich sehen, was sie so essen, geht ihnen ein Licht auf. Wir Menschen sind sehr gut darin, uns selbst zu betrügen.

Die Küchenwaage, dein Freund und Helfer

Gerade für Anfänger ist die gute alte Küchenwaage ein wichtiger Begleiter. Mit ihr kannst du schnell und genau analysieren, wie viel Reis du wirklich immer für dein geliebtes Curry kochst oder wie schwer ein mittelgroßes Steak ist. Die Küchenwaage hilft dir, in Sachen Kalorien und Verteilung der Makronährstoffe, also der Menge an Kohlenhydraten, Proteinen und Fetten, genau zu sein. Und genau sein solltest du, um erfolgreich zu werden.

Hast du dein Ernährungstagebuch eine Woche lang geführt, ist es Zeit für den nächsten Schritt. Jetzt kannst du dich ziemlich einfach gezielter ernähren, ohne zu hungern, und deiner Wunschfigur deutlich näherkommen.

Wie du abnimmst

Den Po, die Beine und den Bauch bezeichnen viele Mädchen und Frauen als ihre Problemzonen, an denen Sie abnehmen oder die sie straffen möchten. Das Zusammenspiel zwischen Ernährung, Training und Regeneration muss passen, um dies erfolgreich umzusetzen. Leider können wir unserem Körper nicht befehlen, dass er ausschließlich am Bauch oder an den Beinen Fett abbauen soll. Er leert die Fettdepots überall am Körper, wenn man abnimmt. Um am Bauch Fett zu verlieren, bringt es also nichts, jeden Tag nur seinen Bauch zu trainieren. Wo du zuerst und zuletzt an Fett verlierst, ist genetisch bedingt. Das Schöne ist: Sofern du konstant trainierst und richtig isst, verlierst du früher oder später an den Stellen Fett, an denen du es unbedingt weghaben möchtest.

Verlierst du Fett, wirst du langfristig auch an Gewicht verlieren. Damit dies gelingt, musst du nicht *weniger* essen, sondern *gezielter* essen. Es geht nicht darum, statt drei Schokoriegeln am Tag nur noch zwei zu essen, sondern das Richtige zu essen, nämlich die zwei Riegel durch hochwertige und leckere Lebensmittel zu ersetzen, ohne auf mehr Kalorien pro Tag zu kommen.

Hungern verboten

In meinem System gibt es keine Hungerkuren. Kämpfst du dich mit zu wenig Essen durch den Tag, wirst du langfristig nicht an deinen Erfolg glauben und abbrechen. Ohne ausreichend Energie kannst du nicht produktiv und erfolgreich sein, wie auch ein Auto ohne Benzin nicht fahren kann.

Deswegen setze ich bei Mädchen und Frauen, die abnehmen wollen, nicht auf Radikaldiäten, sondern immer auf ein kleines Kaloriendefizit. So entsteht maximal ein leichtes Hungergefühl. Dieses ist nicht negativ, im Gegenteil, gerade vor dem Training ist es gut, wenn du etwas Hunger hast. Dann greift der Körper auf die Fettdepots zurück, seine Reserven.

Den eigenen Kalorienbedarf ermitteln

Keine Angst, niemand erwartet von dir, dass du dein Leben lang Kalorien zählst. Im Laufe der Zeit wirst du ein Gefühl für die Menge an Essen entwickeln, die für dich ideal ist. Doch das dauert. Bis es so weit ist, hilft das Kalorienzählen. Dazu brauchst du keinen Taschenrechner und keine Eins in Mathe, es gibt viele kostenlose Apps, in die du einfach eingibst, was du isst, und sofort die Kalorienzahl und enthaltenen Makronährstoffmengen angezeigt bekommst. Auch kostenlose Rechner zum Grundumsatz findest du online, zum Beispiel hier: www.bmi-rechner.biz/grundumsatz.html.

Was langsam kommt, geht langsam

Setze dich beim Trainieren und beim Abnehmen nicht unter Druck. Wenngleich es einfacher gesagt als getan ist: Hab Geduld! Ehrgeiz und Zielstrebigkeit helfen dir, Ungeduld schadet dir. Es gibt keine Abkürzung zum Erfolg. Glaube niemandem, der etwas anderes behauptet. Die Muskeln, die du langsam und konstant aufbaust, bauen sich auch nur langsam wieder ab, sie bleiben dir lange erhalten. Umgekehrt ist es genauso: Das Fett, dass du über Jahre »aufgebaut« hast, baut sich zum Teil auch langsamer wieder ab. Nimm dir Zeit für deinen Weg. Sei nicht ungerecht zu deinem Körper, indem du ihn hetzt und drängelst. Fordere ihn, aber überfordere ihn nicht.

Die Deutsche Gesellschaft für Ernährung sieht den durchschnittlichen Energiebedarf einer Frau bis 25 Jahre bei 1900 Kalorien pro Tag. Dies ist maximal ein Richtwert, denn jeder Körper ist anders. Genauer unterscheiden wir in:

» **Grundumsatz:** Das ist die Menge an Energie, die dein Körper benötigt, um alle lebenswichtigen Funktionen, wie Herzschlag oder Atmung, erfüllen zu können.
» **Leistungsumsatz:** Das ist die Menge an Kalorien, die dein Körper benötigt, um neben den lebenswichtigen Funktionen Arbeit und Sport bewältigen zu können.

Für Frauen rechnet sich der Energiebedarf folgendermaßen:

» 18 bis 30 Jahre: 14,7 × Körpergewicht in kg + 496 = Grundversorgung in Kalorien
» 31 bis 60 Jahre: 8,7 × Körpergewicht in kg + 829 = Grundversorgung in Kalorien

Diese Kalorien verbraucht dein Körper, wie erwähnt, bereits als Grundumsatz ohne Bewegung und Sport, deswegen geht die Rechnung wie folgt weiter, wenn du deinen Leistungsumsatz berechnen möchtest: Grundumsatz + Energie für Bewegung.

Die »Energie für Bewegung« wird über die sogenannten PAL-Werte ermittelt. PAL steht für »Physical Activity Level«, also für das Maß an körperlicher Aktivität. Die PAL-Werte geben dir Richtwerte für deine Rechnung:

» **Kopfarbeit:** Grundumsatz × 1,4
» **sitzende Arbeit und etwas Bewegung:** Grundumsatz × 1,7
» **vorwiegend stehende Arbeit:** Grundumsatz × 1,8
» **körperliche Arbeit:** Grundumsatz × 2

Hier ein ausführliches Rechenbeispiel: Du bist 20 Jahre alt, wiegst 55 Kilogramm und arbeitest im Büro. Um deinen Kalorienbedarf für einen Tag mit Sport zu ermitteln, rechnest du:

14,7 × 55 + 496 = 1305 Kalorien Grundumsatz × PAL-Wert 1,7 = 2218 Kalorien Leistungsumsatz

DIE BAUSTEINE DEINER GESUNDEN ERNÄHRUNG

Eigentlich ist es ganz einfach: Du solltest vielfältig essen und trinken und deine Mahlzeiten sollten aus allen Nahrungsbestandteilen bestehen. Diese sind in zwei Hauptgruppen aufgesplittet, die dich, richtig kombiniert, fit, schlank, leistungsfähig und gesund halten: **Makronährstoffe** (Kohlenhydrate, Eiweiß und Fett) sowie **Mikronährstoffe** (Vitamine, Mineralstoffe und Spurenelemente).

Kohlenhydrate

Viele Frauen sehen Kohlenhydrate als Feind an, für viele ist No Carb ja fast schon eine Religion. Dafür gibt es keinen Grund. Kohlenhydrate machen nicht per se dick. Im Gegenteil: Sie liefern unseren Muskeln und unserem Gehirn wichtige Energie, machen uns satt und zufrieden. Sie sind der beste Treibstoff für unseren Körper. Allerdings ist es eben wichtig, auf die Menge zu achten, die man zu sich nimmt. Erhält dein Körper zu wenige Kohlenhydrate, fehlt ihm die Power, gibst du ihm zu viele, legt er Fettdepots an – besonders gern am Po und an den Oberschenkeln.

Ganz wichtig ist es zudem, die richtigen Kohlenhydrate zu essen, denn Kohlenhydrate sind nicht gleich Kohlenhydrate. Lerne, sie zu unterscheiden. Sei dir bewusst, was du isst, vor allem welche und wie viele Kohlenhydrate. Sie sind in drei Gruppen unterteilbar:

- **Einfachzucker**, zum Beispiel Fruchtzucker und Traubenzucker
- **Zweifachzucker**, zum Beispiel weißer Zucker, Rohrzucker, Milchzucker, brauner Zucker
- **Mehrfachzucker**, zum Beispiel enthalten in Getreide, Hülsenfrüchten und Vollkornprodukten

Etwas einfacher und praktischer ist diese Unterteilung:

Kurzkettige Kohlenhydrate: Je stärker die Kohlenhydrate verarbeitet sind, desto schneller steigt und fällt dein Blutzuckerspiegel nach dem Konsum. Und wenn er fällt, fühlst du dich schnell träge. Stark verarbeitete Kohlenhydrate sind zum Beispiel Nudeln oder Weißbrot. Sie haben einen hohen glykämischen Index, dein Körper verdaut sie schnell und bringt sie in Form von Zucker in deinen Blutkreislauf. Wann immer du kurzkettige Kohlenhydrate isst, schüttet dein Körper daher besonders viel Insulin aus, um den Blutzuckerspiegel zu senken. In der Folge bekommst du schnell wieder Appetit, vor allem auf weitere kurzkettige, schnell verwertbare Kohlenhydrate, meist nicht auf gesunde Nahrungsmittel wie Gemüse. Versuche also, möglichst wenig verarbeitete Kohlenhydrate zu essen. Vor allem Weißmehlprodukte solltest du meiden. In der Weißmehlproduktion wird die Schale des Getreidekorns entfernt und dadurch geht ein Großteil der Vitamine, Ballaststoffe und Mineralstoffe verloren.

Langkettige Kohlenhydrate: Kohlenhydrate mit vielen Ballaststoffen versorgen deinen Körper ziemlich konstant mit Energie. Dein Körper muss die langkettigen Kohlenhydrate zunächst aufspalten, ehe er ihre Energie nutzen kann. Hat er das erst geschafft, bringen ihm diese Kohlenhydrate sehr lang etwas, sprich, du fühlst dich lange satt. Greife daher zu Vollkornprodukten. Die besten Kohlenhydrat-Quellen sind für mich:

» brauner Reis (auch Vollkornreis oder Naturreis genannt)
» Süßkartoffeln
» Haferflocken
» Vollkornnudeln
» Linsen

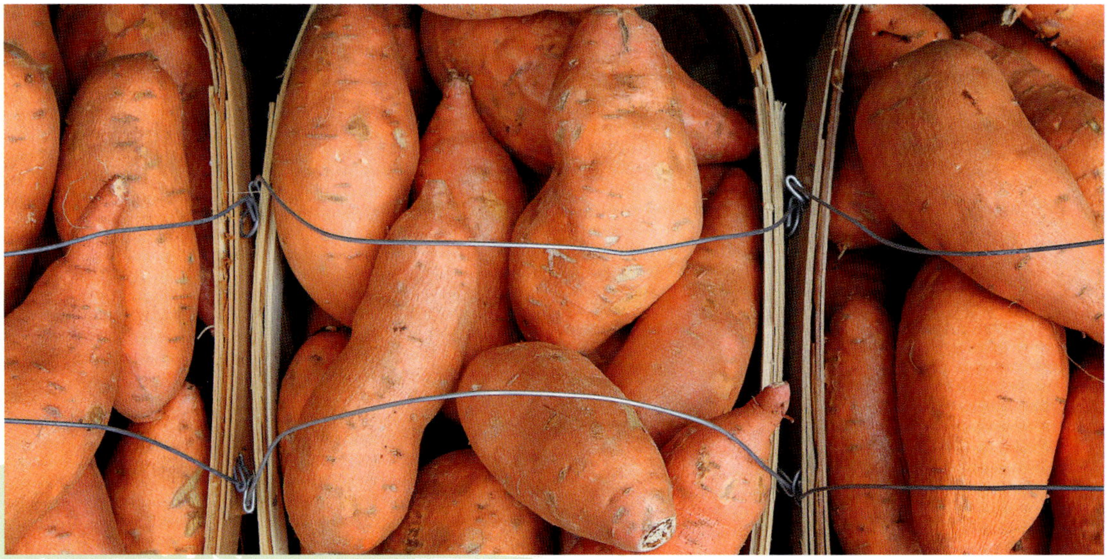

Sophia und ich lieben Süßkartoffeln. Aus ihnen lassen sich alle möglichen Gerichte zubereiten. Ich esse sie beispielsweise gern zu Lachs.

Eiweiß

Eiweiß, sprich: Protein, ist ein Alleskönner und für deinen Körper einer der wichtigsten Bausteine überhaupt. Kohlenhydrate und Fette dienen vor allem als Energielieferanten, Eiweiß ist für unseren Körper hingegen mehr eine Art Baustoff, der unsere Substanz aufbaut und erhält. Nur wenn du genug Eiweiß zu dir nimmst, ist dein Immunsystem stark genug, um Bakterien und Viren abzuwehren und zu bekämpfen. Außerdem hilft Eiweiß, den Hormonhaushalt zu regeln, und es ist für die Prozesse beim Muskelaufbau sowie für gesunde Knochen, Sehnen, Knorpel, Haut und Haare wichtig. Und das Beste: Eiweiß macht satt – und zwar länger und besser als Fett.

Unser Körper kann selbst kein Eiweiß bilden. Ab einer gewissen Belastung greift er auf seine eigenen Eiweiße als Energiereserve zurück. Daher müssen wir es ihm über die Nahrung zuführen. Mehr Infos dazu erhältst du im Abschnitt »Wie viel Eiweiß benötige ich?« ab Seite 127.

Fett

Lange Zeit galt Fett als Dickmacher und wurde oft mit Herz-Kreislauf-Erkrankungen in Verbindung gebracht. Inzwischen hat die Wissenschaft gezeigt, dass wir nicht pauschal Angst vor Fett haben müssen. Im Gegenteil, Fett ist ein essenzieller Bestandteil unserer Ernährung, ohne Fett kann sich keine Zelle formen. Wie bei den Kohlehydraten gilt auch hier: Die Menge macht's – und die Art des Fetts (siehe dazu auch »Gutes versus schlechtes Fett«, Seite 131). Die Deutsche Gesellschaft für Ernährung empfiehlt, dass 30 Prozent deiner täglich aufgenommenen Energie aus Fett bestehen sollte. Fett kann die Nährstoffaufnahme deines Körpers verlangsamen und sollte deswegen nicht deine primäre Energiequelle sein. Komplett verzichten solltest du auf Fett allerdings auch nie, denn ganz ohne Fett bist du wahrscheinlich schlecht gelaunt, und außerdem wirkt sich Fett positiv auf deinen Hormonhaushalt aus. Ein Gramm Fett liefert deinem Körper mehr als doppelt so viel Energie wie dieselbe Menge Eiweiß oder Kohlenhydrate. Fett sollte nie den größten Makroanteil deiner Ernährung ausmachen, jedoch auch nie unter 20 Prozent in dieser Aufteilung liegen.

Kaloriengehalt der Makronährstoffe		
Kohlenhydrate	1 Gramm	4 Kalorien
Eiweiß	1 Gramm	4 Kalorien
Fett	1 Gramm	9 Kalorien

Fett hat von allen Makronährstoffen die meisten Kalorien. Das heißt aber nicht, dass du Fett verteufeln musst. Im Gegenteil, Fett ist wichtig für deinen Körper, entscheidend für Stoffwechselprozesse. Dein Körper braucht Fett, um die fettlöslichen Vitamine A, D, E und K aus den Nahrungsmitteln zu lösen. Es gilt, das richtige Maß zu finden, also die richtige Makroverteilung. Dann kann Fett dir sogar beim Abnehmen helfen. Wie bei allen Makronährstoffen solltest du ihre Eigenschaften kennen, um sie richtig einzusetzen.

Das ideale Nährstoffverhältnis

In unserer westlichen Welt dominieren meiner Erfahrung und Einschätzung nach die »schlechten« Kohlenhydrate und Fette in der Ernährung. Der Eiweißanteil kommt oft zu kurz. Die eine, perfekte Makroverteilung gibt es nicht. Als Faustformel für Frauen gilt:

» 50 Prozent Kohlenhydrate
» 20 Prozent Eiweiß
» 30 Prozent Fette

Dennoch will ich es im Folgenden noch spezifischer erklären.

Die verschiedenen Körpertypen

Um deinen Körper zu verstehen und deine Ernährung zu optimieren, kann es dir helfen, deinen Körpertyp zu analysieren. Beachte bitte immer, dass es durchaus Mischformen der gängigen drei Körpertypen gibt, die ich dir gleich näher erläutern werde. Versteife dich also nicht zu sehr darauf und sage dir niemals: »Ich bin eben schlank, ich kann keine Muskeln aufbauen.« Es geht hier lediglich darum, dich grob einzuordnen.

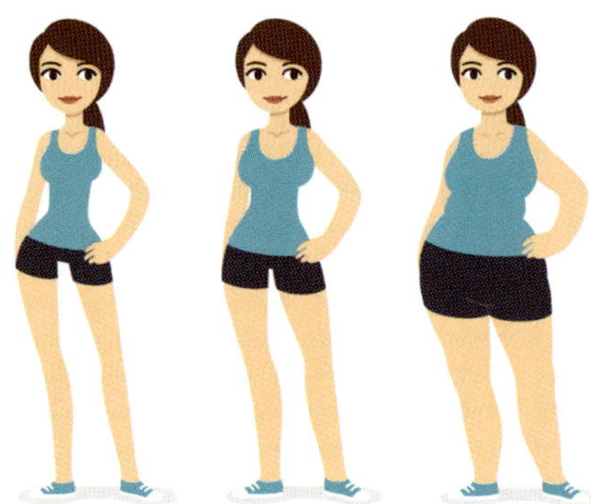

Die drei gängigen weiblichen Körpertypen im Überblick sind (von links): die Schlanke, die Athletische und die Kräftige.

Die Schlanke – ektomorph

Die ektomorphe Frau hat einen schnellen Stoffwechsel und tut sich infolgedessen oft schwer damit, Muskeln aufzubauen. Sie nimmt kaum zu und sollte häufig essen und vor allem vor dem Schlafengehen Protein zu sich nehmen. Sie hat:

- einen kurzen Oberkörper,
- lange Beine und Arme,
- schmale Schultern,
- einen kleinen Brustkorb,
- eher längliche Muskeln und
- einen geringen Körperfettanteil.

Wenngleich du es dir aufgrund des schnellen Stoffwechsels körperlich leisten könntest, viele Süßigkeiten und Fettiges zu essen, ohne groß zuzunehmen, solltest du dich genauso gezielt und »sauber« ernähren wie Frauen mit einem anderen Körpertyp. Denn gerade für deinen Körper sind die Qualität der Lebensmittel, die Dichte der Nährstoffe und eine ausgewogene Ernährung sehr wichtig, damit er genug Nährstoffe erhält, die er verwerten kann, und Muskeln aufbauen kann. Für eine Frau mit schnellem Stoffwechsel empfehle ich daher folgende Makroaufteilung:

- 40 Prozent Kohlenhydrate
- 30 Prozent Eiweiß
- 30 Prozent Fette

Die Athletische – mesomorph

Die mesomorphe Frau hat die sogenannte Sanduhr-Figur. Ihr Körper ist quasi ein Kraftwerk, ein Sportwagen, der Treibstoff braucht. Sie baut recht schnell Muskeln auf und Fett ab und hat:

- von Natur aus kräftige Muskeln,
- eine schmale Hüfte,
- große Hände und Füße,
- Fett meist lediglich am Bauch oder der Hüfte und
- einen insgesamt geringen Körperfettanteil.

Wichtig für dich, falls du dich als mesomorph einordnest: Dein Stoffwechsel arbeitet mittelschnell. Du bist quasi eine Mischung aus dem ektomorphen und dem endomorphen Typ. Das Fett am Bauch kriegst du daher vor allem mit der richtigen Ernährungssteuerung weg. Ich empfehle dir:

- 50 Prozent Kohlenhydrate
- 30 Prozent Eiweiß
- 20 Prozent Fette

Die Kräftige – endomorph

Die endomorphe Frau hat gute Voraussetzungen, um Muskeln aufzubauen. Mit dem Abnehmen tut sie sich im Vergleich zu schmaleren Frauen etwas schwerer. Sie hat einen eher langsamen Stoffwechsel und

- einen birnenförmigen Körper,
- eine breite Hüfte,
- breite Schultern,
- einen großen Brustkorb und
- einen höheren Körperfettanteil.

Als endomorpher Typ arbeitet dein Stoffwechsel leider langsam. Bei dir sollte der Anteil der Kohlenhydrate daher nicht zu hoch sein, dafür brauchst du viel Protein. Die Aufteilung der Makronährstoffe für dich lautet daher:

- 30 Prozent Kohlenhydrate
- 50 Prozent Eiweiß
- 20 Prozent Fette

Für jeden der Typen empfehle ich:

- Iss mindestens drei Hände voll Gemüse pro Tag.
- Iss nicht mehr als zwei Obststücke am Tag.
- Gehe in deinem Ernährungsplan nie unter 20 Prozent Fett.

Ballaststoffe nicht vergessen

Viele Frauen begehen den Fehler und beschränken sich in ihrer Ernährung auf die Analyse und Planung ihrer Makronährstoffe. Das greift zu kurz, denn besonders die Ballaststoffe werden oft viel zu wenig beachtet. Laut Statistik kommen 75 Prozent der Frauen nicht auf den Richtwert von täglich mindestens 30 Gramm. Dabei sind Ballaststoffe – Bestandteile unserer Nahrung, die das menschliche Verdauungssystem nicht oder lediglich teilweise abbauen kann – so wichtig: Sie sorgen für eine gesunde Darmflora, binden Giftstoffe, senken den Cholesterinspiegel, verhindern Heißhunger und schützen dein Herz und deine Gefäße. Tierische Nahrung liefert dir so gut wie keine Ballaststoffe, diese sind vor allem in pflanzlichen Lebensmitteln enthalten. Du solltest daher regelmäßig ballaststoffreiche Lebensmittel essen, zum Beispiel:

- Kohl
- Vollkornpasta
- Produkte aus Vollkornmehl
- Trockenfrüchte
- Nüsse

Wie viel Eiweiß benötige ich?

Auf diese Frage haben Experten sehr unterschiedliche Antworten. Du solltest deine tägliche Eiweißmenge deinen Bedürfnissen anpassen. Jemand, der sich einfach nur fit halten will, benötigt weniger Eiweiß als jemand, der im kommenden halben Jahr richtig Muskeln zulegen möchte. Generell erachte ich eine Menge von 1,2 bis 1,8 Gramm pro Kilogramm Körpergewicht für eine Frau mit sportlichen Zielen für geeignet. Je intensiver und öfter du trainierst, umso wichtiger wird die Eiweißversorgung für deinen Körper, gerade bei Widerstandstraining, also Krafttraining.

Die aktuelle Empfehlung der Deutschen Gesellschaft für Ernährung liegt bei 0,8 Gramm – das ist allerdings das Minimum, das dein Körper benötigt, um alle wichtigen Funktionen erfüllen zu können. Sofern dein Körper das zugeführte Eiweiß nicht komplett verwertet, bildet er daraus Glukose, also Blutzucker. Daraus kann er Energie ziehen, weshalb ein Eiweißüberschuss tendenziell besser ist, als dem Körper zu wenig Eiweiß zur Verfügung zu stellen. Denn in diesem Fall baut dein Körper Muskeln ab, um sich die benötigten Proteine zu holen.

Low Carb heißt High Protein

Dein Bedarf an Eiweiß ist zudem davon abhängig, wie sich deine gesamte Ernährung zusammensetzt. Als Faustregel kannst du dir merken: Je weniger Kohlenhydrate du zu dir nimmst, desto mehr Eiweiß benötigst du. Denn einen Teil des durch Nahrung zugeführten Proteins wandelt dein Körper in Glukose um und nutzt es zur Stabilisierung deines Blutzuckerspiegels und um Energie bereitzustellen.

Kann ich zu viel Eiweiß essen?

Sportexperten und Ernährungswissenschaftler streiten schon lange und immer wieder über diese Frage. Einen eindeutigen Beweis, dass eine sehr hohe Proteinzufuhr dem menschlichen Körper schadet, gibt es nicht. In jedem Fall müssen deine Nieren jedoch härter arbeiten, je mehr Eiweiß du zur dir nimmst, um den entstehenden Harnstoff zu verarbeiten. Und vergiss nie: Jedes Gramm Protein hat vier Kalorien. Also kannst du auch mit einer Low-Carb-Ernährung oder einer Low-Fat-Ernährung in einen Kalorienüberschuss kommen – sofern du sehr viel Eiweiß isst. Halte dich also an die bereits genannte Mengenangabe von 0,8 Gramm pro Kilogramm Körpergewicht, wenn du keinen Sport treibst, und 1,2 bis 1,8 Gramm pro Kilogramm Körpergewicht, wenn du dich sportlich betätigst.

Außerdem sollten wir allein schon aus moralischen Gründen nicht mehr essen, als wir benötigen. Es gibt genügend Länder auf dieser Welt, in denen die Menschen hungern. Wir sollten beim Essen immer an unsere Verantwortung denken, auch in Sachen Umwelt und Klimawandel. Für die Herstellung von Fleisch, Käse und Butter wird sehr viel Energie verbraucht, was wiederum zur Erderwärmung beiträgt. Deswegen sollten wir gerade diese Lebensmittel sehr bewusst genießen und nicht unbedacht in unnötig großen Mengen konsumieren.

Das Traumpaar: Eiweiß und Gemüse

Bei der Ernährung ist es wie beim Training: Mit dem richtigen Partner wird es noch effektiver. Eiweiß allein ist zwar gut, braucht aber den richtigen Partner. Eiweiß und Gemüse sind ein echtes Traumpaar! Gemüse enthält viele Ballaststoffe und im Zusammenspiel mit Eiweiß sättigen diese dich umso mehr. Zudem sind Gemüse, Obst und Salat bei einer überdurchschnittlich eiweißlastigen Ernährung wichtig, weil sie das saure Milieu in deinem Körper puffern und neutralisieren. Diese Lebensmittelarten wirken basenbildend, also entsäuernd. Meine Tipps in Sachen Gemüse und Salat:

» **Gemüse:** Iss mindestens zwei Portionen à 200 Gramm täglich, das sind rund zwei Handvoll.
» **Salat und Pilze:** Iss so viel du willst, am besten mindestens zwei Portionen täglich à 200 Gramm.

In Sachen Gemüse solltest du zudem ruhig öfter Abwechslung in deinen Ernährungsplan bringen. So wird Essen nicht langweilig und du minimierst die Gefahr, dass du aus deinem Ernährungsplan ausbrichst, nur weil deine Geschmacksnerven und deine Augen sich mal etwas Neues wünschen. Doch beachte bitte: Gemüse ist nicht gleich Gemüse! Manche Sorten wie Erbsen, Mais, Rote Bete, Karotten oder gelbe und rote Paprikaschoten enthalten viel Zucker und damit Kalorien, die du womöglich gar nicht eingerechnet hast. Das heißt nicht, dass du diese Gemüsesorten nie essen sollst. Du musst sie nur richtig in deine Kalorienbilanz einrechnen. Gemüsesorten, die kaum Kalorien enthalten, sind etwa Brokkoli, Blattspinat, Blumenkohl, Pilze oder grüne Paprikaschoten.

Salat richtig tracken!

Beim Tracken der Makros, also beim Berechnen der Makronährstoffe, begehen viele Frauen einen Fehler: Sie zählen Salat als Gemüse. Mach das bitte nicht! Salat besteht vor allem aus Wasser und ersetzt keine Paprikaschoten oder Brokkoli. In Gemüse sind die Vitamine, Ballaststoffe und Mineralstoffe enthalten, die du dringend brauchst. Salat ist ein wunderbarer Sattmacher und eine Ergänzung - nicht mehr und nicht weniger.

Die biologische Wertigkeit von Eiweiß

Die biologische Wertigkeit definiert die Effizienz, mit der dein Körper ein Nahrungsprotein in ein körpereigenes Protein umwandeln kann. Eiweiße aus tierischen Lebensmitteln haben eine höhere Wertigkeit als pflanzliche Eiweiße. Eine Kombination unterschiedlicher Proteine – zum Beispiel aus tierischen und pflanzlichen – kann dafür sorgen, dass der Körper sie noch besser verwerten kann. Nutze also die richtige Kombination der Lebensmittel für einen Ernährungsturbo!

Kombinationsbeispiele	Biologische Wertigkeit
35 Prozent Ei und 65 Prozent Kartoffeln	136
75 Prozent Milchprodukte und 25 Prozent Weizenprodukte	125
60 Prozent Ei und 40 Prozent Sojaprodukte	124

Natürliche Eiweißquellen

Uns stehen sehr viele natürliche Eiweißquellen zur Verfügung. Hier habe ich dir diejenigen Quellen ausgelistet, die ich für besonders gehaltvoll erachte und die bei meinen Athletinnen und Kundinnen sehr beliebt sind:

Milchprodukte und Eier	Fleisch	Fisch	Fleischersatz	Pflanzliches
Eier	mageres Rind	Lachs	Tofu	Linsen
Magerquark	mageres Schwein	Thunfisch	Seitan	Kichererbsen
Joghurt	Hähnchen ohne Haut	Meeresfrüchte		Bohnen
Milch	Kochschinken	Heilbutt		Couscous
Frischkäse/ Harzer Käse	Lachsschinken	Kabeljau		Nüsse

Setze auf Eiklar

Sofern du Fett und Kalorien sparen willst und dich nicht vegan ernährst, kann es sich für dich lohnen, das Eiweiß, auch Eiklar genannt, vom Eigelb zu trennen. Eigelb ist nämlich sehr fettig. Pro 100 Gramm sind 32 Gramm Fett und rund 350 Kalorien enthalten. 100 Gramm Eiklar hingegen haben 0 Gramm Fett und lediglich 50 Kalorien. In einigen Supermärkten und Onlineshops kannst du auch bereits getrenntes Eiklar in Flaschen oder Tetrapacks kaufen.

Gute Eiweißquellen für Veganer

Auch ohne Fleisch, Fisch und Eier kannst du deinen Eiweißbedarf gut und einfach decken. Es gibt neben den schon genannten pflanzlichen Eiweißquellen noch weitere, zum Beispiel:

- Amaranth
- Cashewkerne
- Chiasamen
- Haferflocken
- Hanfsamen
- Hirse
- Kürbiskerne
- Leinsamen
- Mais
- Mandeln
- Quinoa
- Sonnenblumenkerne
- Spinat
- Walnüsse

GUTES VERSUS SCHLECHTES FETT

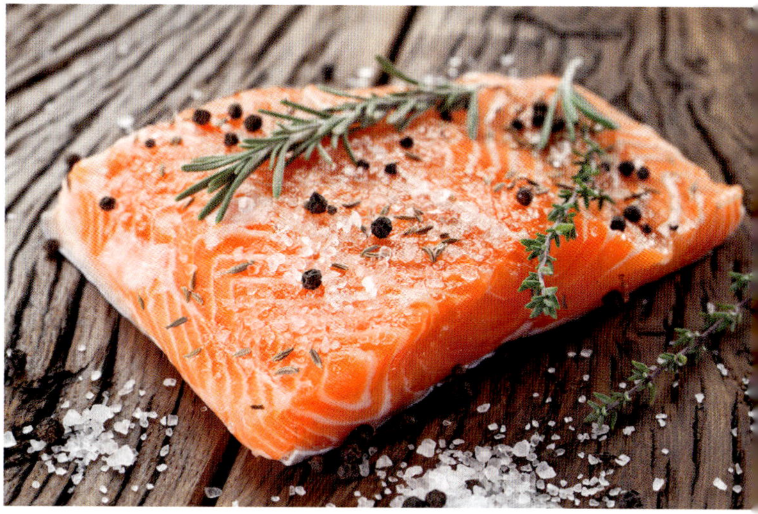

Nichts geht über ein frisch zubereitetes Lachsfilet! Zudem enthält Lachs wertvolle Omega-3-Fettsäuren.

Einfach und mehrfach ungesättigte Fettsäuren bewerte ich als gute Fette. Warum? Weil sie Entzündungen in unserem Körper verhindern können und wissenschaftlichen Studien zufolge beim Muskelaufbau und Körperfettabbau helfen. Zudem unterstützen sie das Immunsystem, sind nachhaltig sättigend und tragen zu einem stabilen Blutzuckerspiegel bei. Zusammengefasst: Die richtigen Fette schützen deinen Körper und versorgen ihn mit wichtigen Nährstoffen. Avocados, Olivenöl und Nüsse zum Beispiel enthalten ungesättigte Fettsäuren, darunter Omega 3, das entzündungshemmend wirkt, das Herz stärkt und die Denkleistung verbessert. Omega 3 kommt auch in vielen fettigen Fischarten wie Lachs oder Makrele vor. Der Körper kann die mehrfach ungesättigten Omega-3-Fettsäuren nicht selbst bilden, wir müssen sie ihm daher über die Nahrung liefern. Omega 6 steckt zum Beispiel in Fleisch und Getreideprodukten.

Gesättigte Fettsäuren sollten hingegen lediglich einen geringen Teil der Fettmenge in deiner Ernährung ausmachen. Sie kommen in tierischen Produkten wie rotem Fleisch, Wurst und Käse sowie in Fertiggerichten vor. Zu viel von ihnen kann den Wert des als »böses Cholesterin« bekannten LDL-Cholesterins in deinem Körper erhöhen, das bei Herz-Kreislauf-Erkrankungen oft eine Rolle spielt.

Noch wichtiger: Du solltest versuchen, so wenig Transfette, also gehärtete Fette, wie möglich zu essen. Sie können dich dick, krank und süchtig machen. Die Transfette sind ein Produkt von stark erhitzten, pflanzlichen Ölen und in frittierten Lebensmitteln wie Pommes frites, Chicken Wings und Chips sowie in Gebäck wie Croissants enthalten. Sie können ebenfalls den LDL-Cholesterinspiegel in deinem Körper erhöhen und Herzkrankheiten verursachen.

Meine Toplebensmittel

In meiner Anfangszeit als Kraftsportler wusste man allgemein noch nicht so viel über gesunde Ernährung wie heute und folglich kannte man wenig Alternativen, um sich proteinreich zu ernähren. Ich habe oft so lange Magerquark geschlagen, bis er flüssig war und ich ihn in ein Gefäß abfüllen und mit zur Arbeit nehmen konnte. Heute ist das zum Glück ganz anders. Wir wissen viel mehr über Nährwerte und Inhaltsstoffe und haben dadurch viel mehr Möglichkeiten, Nahrungsmittel richtig einzusetzen. Das gilt auch für die Klassiker.

Tomaten

In deiner Ernährung können Tomaten eine echte Allzweckwaffe sein. Sie sorgen aufgrund ihres hohen Wasseranteils dafür, dass Gerichte saftig werden, und dienen als perfekte Basis für fettarme Soßen. Sie enthalten außerdem viele Vitamine und zahlreiche Spurenelemente und Mineralstoffe wie Kalium, Magnesium, Zink und Eisen. Mit diesen Stoffen versorgst du deinen Körper unter anderem über das Blut mit mehr Sauerstoff und stärkst dein Herz.

Tomatenmark ist deine neue Butter

Als Aufstrich auf Vollkornbrot eignet sich Tomatenmark hervorragend. Es hat kaum Kalorien und ist für dich deswegen viel besser geeignet als Butter oder Margarine. Außerdem kannst du es für Soßen und Suppen oder als eine Art Ketchupersatz nutzen. Achte beim Kauf darauf, dass dem Tomatenmark nichts beziehungsweise so wenig wie möglich zugesetzt ist.

Kartoffeln

Das Wunderbare an Kartoffeln ist, dass wir so viel aus ihnen zaubern können: Bratkartoffeln, Kartoffelsalat, Kartoffelpüree, Salzkartoffeln, Pommes frites und Chips. Bereiten wir diese Gerichte selbst zu Hause zu, können wir eine »saubere« Variante kochen, mit deutlich weniger Fett, ganz clean! Außerdem sind Kartoffeln gerade für Frauen mit eher niedriger täglicher

Kalorienbilanz eine perfekte Energiequelle, denn die Kaloriendichte der Kartoffel ist recht gering, ihr Volumen hingegen groß. 100 Gramm, also eine mittelgroße Kartoffel, haben gerade einmal rund 70 Kalorien und nicht mal 15 Gramm Kohlenhydrate. Mit Kartoffeln kannst du also wunderbar satt werden, ohne deine angepeilte Kalorienbilanz zu überschreiten. Sie enthalten zudem reichlich Antioxidantien und Vitamin C und werden zu den basischen Lebensmitteln gezählt. Viele Ballaststoffe unterstützen die Verdauung. Ich mag vor allem Süßkartoffeln, die viel Vitamin B2 enthalten und wie eine Mischung aus Kartoffeln und Karotten schmecken.

Haferflocken

Als ich in den 80er-Jahren mit dem Kraftsport anfing, waren Haferflocken gar nicht so einfach zu kriegen, längst nicht jeder Supermarkt führte sie. Das ist heute zum Glück anders. Haferflocken sind sehr günstig, lecker und vielseitig einsetzbar. Du kannst mit ihnen backen, zuckerfreie Müslis mischen und jeden Shake aufpeppen – dafür empfehlen sich auch Schmelzflocken oder Instanthaferflocken.

Zwiebeln

Ich liebe es, meine Mahlzeiten mit Zwiebeln anzubraten, denn diese sorgen für einen wunderbar herzhaften Geschmack. Wegen der enthaltenen Schwefelverbindungen kommen uns beim Schneiden manchmal die Tränen – in diesen Schwefelverbindungen ist Isoalliin enthalten. Dieser Stoff kann Gefäßschäden und Herz-Kreislauf-Problemen vorbeugen und den Blutfluss in deinem Körper verbessern. Des Weiteren können die Zwiebeln als eine Art Fatburner beim Abnehmen helfen: Das Isoalliin ist am Bau der Aminosäure Taurin beteiligt, und diese wiederum aktiviert deine Hirnanhangdrüse, die Hormone ausschüttet, welche für den Fettabbau zuständig sind. Zwiebeln stärken zudem dein Immunsystem. Ich setze vor allem auf rote Zwiebeln, sie enthalten besonders viele Antioxidantien, die Entzündungsprozesse hemmen.

Körniger Frischkäse

Ich esse sehr gern körnigen Frischkäse, gerade in Kombination mit etwas Süßem, zum Beispiel mit Obst oder Zimt. Er hat dann ein bisschen was von Milchreis. Genauso gut kannst du ihn aber auch herzhaft zubereiten, zum Beispiel mit Thunfisch oder Kräutern. Die kleinen Packungen Frischkäse kannst du übrigens sehr gut transportieren. Ob nun als Beilage zu einer Mahlzeit oder als Snack für unterwegs – für Fitnessfans ist dieses Lebensmittel immer gut geeignet. Der körnige Frischkäse enthält viel Protein und kaum Fett oder Kohlenhydrate und ist insofern auch ein geeigneter Gute-Nacht-Snack. Du wirst dich vor dem Schlafen nicht zu voll fühlen und deinen Körper nicht mit zu vielen Kalorien belasten. Trotzdem liefert er deinem Körper Eiweiß für den Muskelaufbau.

Bananen

Sehr viele erfolgreiche Sportler setzen auf Bananen, denn sie liefern ihnen Energie und enthalten viel Kalium und Magnesium. Diese Mineralstoffe tragen dazu bei, Krämpfe zu verhindern. Das in Bananen zudem enthaltene Vitamin B6 reguliert den Blutzucker, Ballaststoffe helfen gegen Verstopfungen. Außerdem schmecken sie schön süß und sind ein wunderbarer Snack für unterwegs. Denk nur immer daran, dass Bananen viele Kohlenhydrate enthalten. Je reifer die Banane, desto mehr Zucker steckt ihn ihr.

MEINE LEBENSMITTELFLOPS

Leider gibt es auch Lebensmittel, die auf den ersten Blick zwar nicht unbedingt ungesund erscheinen, in denen jedoch viele Inhaltsstoffe sind, die uns nicht zuträglich sind.

Nudeln aus Weißmehl

Pasta aus Weißmehl sollte für dich eine Ausnahme sein, denn sie wird aus dem Weizenmehltyp 405 hergestellt. Diese Zahl gibt den Gehalt an Mineralstoffen wieder. Typ 405 ist die niedrigste Zahl und enthält somit am wenigsten Mineralstoffe. Diese Pasta macht dich vielleicht satt – doch sie liefert deinem Körper zu wenig Nährstoffe. Vollkornpasta ist die viel bessere Wahl.

Frühstückszerealien

Cornflakes, Schokomüsli und bunte »Frucht«-Kringel sind stark verarbeitet und enthalten enorm viel Zucker und Zusatzstoffe. Manche Fertigmüslis enthalten sogar bis zu einem Viertel Zucker! Sie sind für dich kein guter Start in den Tag. Greife stattdessen zu Haferflocken, die du mit Beeren mischst. Davon hat dein Körper viel mehr.

Fertige Gemüsebrühe

Salz und Glutamat sind oft Hauptbestandteile dieser Brühen, Gemüse steckt leider meist nur im Produktnamen. Biogemüsebrühen enthalten hingegen keine Geschmacksverstärker und sollten für dich ab sofort eher in Betracht kommen, wenn du unbedingt eine fertige Gemüsebrühe brauchst. Am besten wäre es natürlich, wenn du sie selbst aus frischem Gemüse zubereitest.

Fruchtsäfte

Die Etiketten der Fruchtsäfte im Supermarkt suggerieren oft, dass Fruchtsaft total gesund sei. Abgebildet sind wunderbar frische, saftige Orangen, Äpfel und Trauben. Tatsächlich ist der Fruchtgehalt im Saft jedoch leider sehr gering, gerade beim sogenanntem Fruchtnektar, und der Zuckeranteil dafür umso höher. Manche dieser Säfte enthalten sogar mehr Kalorien also Cola. Sofern du Säfte liebst, lohnt sich für dich der Kauf eines Entsafters, mit dem du dir echten und gesunden Saft machen kannst. Mixe dir schnell und einfach Säfte mit hohem Gemüseanteil, die deutlich weniger Zucker enthalten. Weitere Alternativen zu stark gezuckerten Säften sind selbstgemachte Schorlen, die du dir mit zwei Dritteln Wasser und einem Drittel Saft mischst, sowie ungesüßte Früchtetees.

DEIN NEUER VORRATSSCHRANK

Richtig einzukaufen und dir zu Hause einen fitnessgerechten Vorrat anzulegen, ist ganz einfach und sehr lohnenswert. Sobald du den nötigen Grundstock an Lebensmitteln aufgebaut hast, brauchst du zwischendurch lediglich Frisches zu besorgen und wirst nie in die Situation kommen, dass du irgendwas isst, weil du nichts Gesundes zu Hause hast. Kauf keinen Süß- und Knabberkram, dann wirst du auch zwischendrin nicht schwach und greifst zu. Sieh am besten in Ruhe deine Vorräte durch und schreibe dir eine Einkaufsliste. Folgendes solltest du dauerhaft in der Küche oder Speisekammer vorrätig haben:

- Wasser (insofern du kein Leitungswasser trinkst)
- braunen Reis
- Kartoffeln
- Vollkornpasta
- Haferflocken
- Vollkornmehl
- Tomatenmark
- Olivenöl
- Kokosöl
- Zwiebeln
- Salz
- Pfeffer
- Paprikagewürz
- Magerquark
- körnigen Frischkäse
- Kidneybohnen
- Thunfisch
- Apfelessig
- tiefgekühltes Gemüse wie Brokkoli oder Blattspinat

Frisch kaufst du am besten regelmäßig:

- Fisch (am besten aus Wildfang)
- Fleisch (am besten aus regionaler Herkunft)
- Kräuter
- Obst, zum Beispiel Bananen
- Gemüse
- Eier (am besten aus Freilandhaltung)

Die häufigsten Fehler beim Essen und Trinken

Fehler zu begehen ist nicht schlimm. Im Gegenteil: Fehler zu machen ist immer eine Chance, es künftig besser zu machen. Um aus unseren Fehlern zu lernen, müssen wir sie zunächst erkennen. Meine Erkenntnis nach all den Jahren Trainingsarbeit ist, dass viele dieselben Fehler begehen. Sei bitte ehrlich zu dir selbst und frage dich: Begehe auch ich einen oder mehrere der im Folgenden genannten Fehler? Und dann mache dich daran, dies zu ändern.

Fehler: immer wieder Crash-Diäten ausprobieren

Das Wort »Diät« kommt aus dem Altgriechischen und bedeutet letztlich nichts anderes als »Lebensweise«. Im Laufe der Zeit hat sich für viele die Bedeutung des Begriffs verändert. Diät bedeutet nun, durch eine bestimmte eingeschränkte Ernährung schnell Gewicht zu verlieren. Anstatt irgendwelche kurzfristigen Diäten zu starten, solltest du jedoch deine Ernährung langfristig umstellen, also deine Lebensweise ändern. Gerade Crash-Diäten versprechen oft einen schnellen Gewichtsverlust, doch sie gehen auch meist mit einer mangelhaften Ernährung einher. Für deinen Körper ist das nicht gut, er greift zur Energiegewinnung auf seine Muskelmasse zurück, wann immer ihm die Kalorien nicht reichen, sprich, er baut Muskeln ab. Außerdem droht bei Crash-Diäten der berühmte Jo-Jo-Effekt. Gibst du deinem Körper zu abrupt weniger Kalorien, erhält er das Signal, dass er nach Ende der Diät mehr Fett einlagern muss, um sich zu schützen, falls es bald mal wieder weniger zu essen geben sollte. Deshalb nehmen viele nach einer Diät schnell wieder zu und wiegen dann oft sogar mehr als vorher.

Fehler: die Menge unterschätzen

Ein Teller Nudeln ist nicht gleich ein Teller Nudeln. Wie groß ist der Teller? Ist er gehäuft oder nur halb gefüllt? Sei bei der Analyse deiner Ernährung bitte genau. Wie erwähnt, solltest du gerade als Anfänger so oft es geht deine Nahrung abwiegen. Bei Sophia und auch zuvor bei mir hat es Jahre gedauert, bis wir unsere Mengen sehr genau und ohne Küchenwaage abschätzen konnten.

Fehler: versteckte Kalorien nicht erkennen und nicht einrechnen

Viele Frauen tappen immer wieder in Kalorienfallen. Damit meine ich die Kalorien, die wir nicht unbedingt sofort erkennen und entsprechend auch nicht in unseren Ernährungsplan einrechnen. Ein Beispiel ist die sahnige Soße, die der Kellner im Restaurant zum Gericht serviert und die so harmlos und leicht aussieht, oder das Schokopulver, das uns der Barista über den Kaffee streut, oder das Fett in einem Proteinriegel aus der Drogerie, den wir für gesund halten, weil wir dessen Nährwertangaben nicht genau gelesen haben.

Fehler: beim Einkauf den Überblick verlieren

Auf Lebensmittelverpackungen müssen heute alle Zutaten angegeben sein. Das ist gut, denn so kannst du erkennen, welche Geschmacksstoffe oder sonstigen künstlichen Dinge in Lebensmitteln stecken, in denen du sie gar nicht erwartet hast. Doch oft sind die Zutatenlisten so lang und voller chemischer Beschreibungen, dass viele schnell den Überblick verlieren und bei ihrer Schnellanalyse zwischen den Regalen resignieren. Damit dir das nicht passiert, solltest du dich generell für Lebensmittel mit kurzer Zutatenliste entscheiden. Wie schon mehrfach geschrieben: je natürlicher, desto besser. Denn: Wenig verarbeitete Lebensmittel haben keine elend lange Zutatenliste.

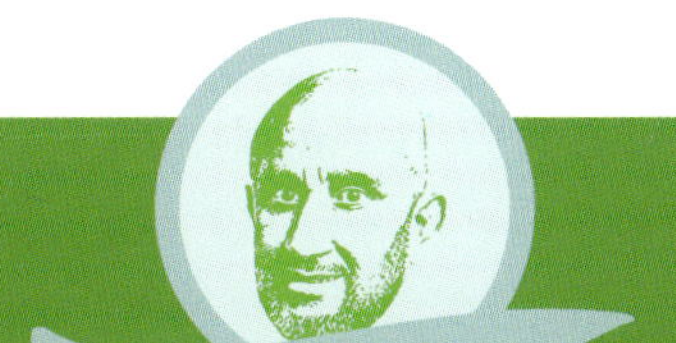

Achtung, Dressingfalle!

Fertige Salate aus dem Supermarkt sind für viele ein schnelles und einfaches Mittagessen, gerade im Büroalltag. Allerdings lauert bei diesen Salaten oft eine Kalorienfalle – nämlich das abgepackte Dressing. Dieses steckt meist voller Zucker. Schmeiß solch ein Dressing direkt weg und würze deinen Salat lieber mit Salz und Pfeffer oder rühre dir selbst schnell ein Dressing an, zum Beispiel aus Wasser, Magerquark und Zitronensaft. Das ist in jeder Büroküche in einer kleinen Schüssel und mit einem ganz normalen Löffel schnell umsetzbar.

Dein Makro-Schnellcheck

Um im Supermarkt schnell zu analysieren, inwieweit das Produkt in deinen Ernährungsplan passt, hilft dir ein Blick auf die Nährwerttabelle. Hier kannst du sofort sehen, wie viel Kohlenhydrate, Eiweiß und Fett das Lebensmittel enthält. Stell diese Werte bei deinem Einkauf in den Fokus – und lass dich durch die Zutatenliste nicht davon ablenken. Wenn du dich an meine Tipps aus diesem Kapitel hältst, wirst du ohnehin keine zu stark verarbeiteten Lebensmittel in deinen Einkaufswagen legen.

Fehler: sich nicht auf das Essen konzentrieren

In unserer hektischen Zeit haben wir beinahe alle einen vollen Terminplan und hetzen von einem Ort zum anderen. Gegen ein hohes Tempo im Alltag habe ich an sich auch nichts einzuwenden, denn wer schnell ist, schafft auch viel. Doch zum Essen solltest du dir unbedingt Zeit nehmen. Oft sehe ich Menschen, die sich ihr Essen zwischen zwei Terminen in der U-Bahn hektisch reinschieben und dabei schauen sie sich noch ein Video auf ihrem Smartphone an. Sie konzentrieren sich überhaupt nicht auf ihr Essen. Das ist aus mehreren Gründen schlecht: Wir merken nicht, wann wir satt sind, weil die Nahrungsaufnahme total unbewusst abläuft. Wir genießen das Essen nicht. Wer sich schnell unterwegs etwas beim Bäcker oder an der Würstchenbude kauft, wählt in der Eile oft sehr ungesunde Speisen. Iss immer bewusst! Wer sich keine Zeit zum Essen nimmt, dessen Körper wird das Essen auch nicht als wichtiges Ereignis annehmen und dir für das Essen weniger danken.

Fehler: am falschen Ende sparen

Ich trainiere viele Mädchen und junge Frauen, die noch zur Schule gehen oder studieren. Oft bleibt bei all den Ausgaben für Miete, Monatskarte, Fitnessstudio wenig Geld übrig. Doch gerade bei Fleisch und Fisch solltest du nicht sparen. Die Basics wie Haferflocken, Vollkornpasta, Kartoffeln und Reis kannst du günstig und gut beim Discounter kriegen. Bei Fleisch und Fisch hingegen solltest du auf frische und qualitativ hochwertige Ware setzen statt auf abgepackte und günstige Produkte. Solches Fleisch stammt aus Massentierhaltung und enthält oft viele Antibiotika. Dann zahlt sich deine Investition in Qualität doppelt aus: Gutes Fleisch schmeckt besser und dein Körper hat mehr davon. Ich kaufe ausschließlich Fleisch in bester Qualität aus der Region und Fisch aus Wildfang. Es gibt verschiedene Siegel, die für Qualität und Nachhaltigkeit stehen. Informationen dazu findest du im Internet, zum Beispiel auf der Website von Greenpeace.

Fehler: bunte Smoothies und Shakes als Durstlöscher trinken

Ich sehe immer wieder Frauen, die Smoothies und Shakes wie Wasser trinken. Du solltest diese Getränke als Snack oder Süßigkeit sehen, nicht als Durstlöscher, dafür enthalten sie zu viele Kalorien. Zudem sättigen sie oft nicht, sondern erzeugen Heißhunger, weil sie deinen Blutzuckerspiegel Achterbahn fahren lassen. Wenn es schon ein Smoothie zwischendurch sein muss, dann solltest du auf einen zuckerarmen grünen setzen, der ausschließlich aus Gemüse besteht. Gehe aber nicht nur nach der Farbe, sondern sieh genau hin: Viele grüne Smoothies in Supermärkten und Cafés enthalten neben Gemüse auch Bananen, Kiwis oder Äpfel, sprich Fruchtzucker.

Fehler: generell zu viel Zucker konsumieren

Die meisten Menschen in Deutschland nehmen viel zu viel Zucker zu sich. Laut Statistiken sind es durchschnittlich rund 30 Stück Würfelzucker pro Tag und damit ein Vielfaches mehr an Zucker als empfohlen. Vor allem der raffinierte Zucker ist ein Problem, nicht ohne Grund wird er auch »süßes Gift« genannt. Drei von vier Produkten enthalten zugesetzten Zucker. Für die Nahrungsmittelindustrie ist er ein billiger Zusatzstoff, mit dem sie Produkte strecken und haltbar machen kann. Jeder Deutsche deckt mit Zucker einen alles andere als unerheblichen Teil seines

Genießen statt schlingen

Iss langsam! Dein Gehirn muss deinem Körper während des Essens signalisieren, wenn du keinen Hunger mehr hast. Dafür benötigt es schon mal zehn Minuten Zeit – Zeit, in der du gegebenenfalls noch weiterschlingst, obwohl du eigentlich schon satt bist. Außerdem haben Wissenschaftler herausgefunden, dass viele Lebensmittel ihren Geschmack erst so richtig entfalten, wenn wir sie länger im Mund behalten. Bei längerem Kauen produziert dein Körper zudem mehr Speichel. Mal abgesehen davon, dass die Nahrung dann bereits im Mund gründlich zerkleinert wurde, entlastet der Speichel wiederum den Magen bei der Verdauung, indem er die Nahrung zu einem Brei verdünnt.

täglichen Energiebedarfs. Das ist zu viel und unnötig, denn unser Körper braucht diesen Haushaltszucker, die Saccharose, nicht. Unser Stoffwechsel kann stattdessen zum Beispiel die Stärke aus Kartoffeln ganz einfach in Traubenzucker und damit in eine Energiequelle für unser Gehirn umwandeln.

Wissenschaftler haben festgestellt, dass zuckerhaltige Lebensmittel die Ausschüttung der Glückshormone im Gehirn verstärken. Zucker kann sogar süchtig machen wie Zigaretten oder Alkohol und stimuliert dieselben Dopamin- und Opioidrezeptoren, die auch von Drogen wie Kokain angesprochen werden. Deswegen leiden manche Menschen unter Entzugserscheinungen, wenn sie den Zuckeranteil in ihrer Ernährung verringern.

Zucker ist darüber hinaus schlecht für deine Zähne und macht dich dick. Bekommt dein Körper Industriezucker, schüttet er besonders viel Insulin aus. Und solange er das tut, kannst du nicht abnehmen, denn die Fettverbrennung ist während dieses Prozesses gestoppt. Ein hoher Insulinspiegel ist eine totale Abnehmbremse. Der Körper speichert Zucker schließlich in Form von Glykogen in der Leber, da sie das einzige Organ ist, das Fruchtzucker verarbeiten kann. Je mehr Zucker deine Leber aufnehmen muss, desto mehr dehnt sie sich aus. Pro Tag kann deine Leber jedoch nur eine gewisse Menge Zucker verarbeiten. Wenn dieses Fassungsvermögen deiner Leber überschritten ist, stößt sie das Glykogen als Fettsäuren aus, und die wiederum lagern sich da ab, wo wir sie nicht haben wollen: an der Hüfte, am Gesäß, an den Beinen und am Bauch. Erhöhte Blutfettwerte sind oft eine Ursache für Herz-Kreislauf-Erkrankungen, außerdem kann deine Leber verfetten, was wiederum zu weiteren Erkrankungen führen kann.

Der richtige Zeitpunkt zum Naschen

Du musst nicht dein Leben lang komplett auf Zucker verzichten. Achte einfach auf die Dosis. Nasche lieber direkt nach einer Mahlzeit als immer wieder zwischendurch, denn nach dem Essen ist das Insulin sowieso schon in deinem Körper freigesetzt. Oder du naschst direkt nach dem Training, wenn dein Körper nach Energie schreit und die Kalorien besonders gut verarbeitet.

Auf den Etiketten von Nahrungsmitteln hat Zucker viele Namen. Lies dir auch das Kleingedruckte durch, wenn du es genau wissen willst. Sei vorsichtig, wenn du die Begriffe Laktose, Maltose, Dextrose, Saccharose, Süßmolkenpulver, Maissirup oder Stärkesirup entdeckst, dahinter verbirgt sich nämlich Zucker. Es gibt über 50 Bezeichnungen für Zucker. Ernähre dich achtsam! Achte darauf, wie viel Zucker wirklich in Lebensmitteln steckt. Hier ein paar Beispiele: Ein großes Glas Cola (500 Milliliter) enthält etwa 54 Gramm Zucker, das sind 18 Stück Würfelzucker. Es gibt Ketchupsorten, die 30 Gramm Zucker auf 100 Gramm enthalten, also bis zu drei Würfelzucker pro Portion. Eine Tafel Milchschokolade à 100 Gramm enthält durchschnittlich 50 Gramm Zucker, also über 15 Würfelzucker.

Mit Glutamin den Heißhunger austricksen

Die Aminosäure Glutamin kann Heißhungerattacken stoppen. Zudem fördert sie den Muskelaufbau. Am meisten Glutamin ist in Kakao enthalten: 4,8 Gramm pro 100 Gramm Kakao. Außerdem steckt Glutamin unter anderem in Quark, Joghurt, Käse, Fisch, Fleisch, Eiern und Walnüssen.

Fehler: verlockende Vorräte zu Hause haben

Eine Schublade voller Weingummi und Schokolade kann dich in schwachen Momenten schnell verführen. Wenn du deine Ernährung umstellen willst, mach es dir so einfach wie möglich und beseitige deine verlockenden Vorräte. Du brauchst sie nicht wegzuwerfen, deine Familie oder Freunde freuen sich bestimmt über die Süßigkeiten.

Fehler: zu fettige Soßen kochen

Gerade wir in Deutschland kochen viel mit fettigen Soßen: Zu den Nudeln gibt es eine aus Käse und Sahne, zum Fisch oft eine mit reichlich Butter. Dabei ist das gar nicht notwendig. Du kannst viele Kalorien sparen, wenn du auf natürliche Soßen setzt. Ich mache das beinahe immer so. Der Saft von Fisch und Fleisch bietet oft schon eine ganz hervorragende und natürliche Basis für eine sehr schmackhafte Soße. In der türkischen Küche ist es gängig, Soßen so zuzubereiten. Außerdem kannst du Tomatenmark und Senf für die schnelle Zubereitung einer kalorienarmen und gleichzeitig schmackhaften Soße nutzen: Rühre sie einfach mit etwas Wasser und Gewürzen in einer kleinen Schüssel an.

Fehler: zu oft und zu viel Alkohol trinken

Viele möchten auf das Glas Wein beim Treffen mit den Freundinnen oder Sekt auf der Party am Wochenende nicht verzichten. Das ist auch völlig in Ordnung, mein Credo lautet: Die Lebensqualität soll nicht leiden. Ich selbst trinke beinahe nie Alkohol, und mir ist einfach wichtig, dass dir bewusst ist, welche Auswirkungen Alkohol auf deinen Körper hat:

- Alkohol entzieht deinem Körper Wasser.
- Alkohol hemmt das Auffüllen der Glykogenspeicher, und ohne Glykogen hast du gegebenenfalls nicht genug Energie für deinen Alltag und dein Training.
- Alkohol enthält Kalorien.
- Alkohol behindert die Regeneration.
- Alkohol fördert unruhigen Schlaf.
- Alkohol mindert die Ausschüttung von Wachstumshormonen.

Wenn du etwas trinkst – vor allem, wenn es mal mehr als ein Glas ist –, solltest du am Tag danach deinen Pausentag einlegen oder nur leicht trainieren. Powere dich idealerweise auch vor dem Trinken nicht zu sehr aus, der Alkohol schwächt deinen Körper, der mit der Regeneration nach dem Workout ohnehin genug zu tun hat. Alkohol hemmt zudem deinen Muskelaufbau, stört deine Erholung und wird nach einem anstrengenden Training wahrscheinlich noch stärker und schneller anschlagen. Gerade wenn du nichts oder wenig gegessen hast, gelangt er nämlich schneller ins Blut. Zudem kann er zur Dehydrierung deines Körpers beitragen. Alkohol und Sport passen einfach nicht zusammen.

Fehler: wahllos Obst essen, nur weil es Obst ist

Bereits als Kindern wurde uns gelehrt: Obst ist gesund! Stimmt auch, Obst enthält viele wichtige Vitamine. Doch gesund und sportgerecht ist es nur in den richtigen Mengen, denn Obst enthält mitunter sehr viel Fruchtzucker, und dieser wirkt besonders stark fettbildend. Ein frischer Orangensaft kann schnell zur Zuckerfalle werden, der Körper spaltet die Kohlenhydrate aus dem Obst in Zucker auf. Es gibt enorme Unterschiede zwischen den Obstsorten, die vielen oft gar nicht bewusst sind. Wie du in der nebenstehenden Tabelle selbst siehst: Vor allem Beeren sind zuckerarm und daher besser als Snack geeignet als etwa Weintrauben. Mit Beeren kannst du übrigens wunderbar Quark und Joghurt verfeinern.

Sorte	Kohlenhydrate auf 100 Gramm
Brombeeren	2,7
Himbeeren	4,8
Erdbeeren	5,5
Papaya	7,0
Rote Johannisbeeren	7,3
Heidelbeeren	7,4
Wassermelone	8,3

Sorte	Kohlenhydrate auf 100 Gramm
Pfirsich	8,9
Apfel	11,4
Nektarine	12,4
Birne	12,4
Ananas	13,1
Weintrauben	15,6
reife Banane	21,4

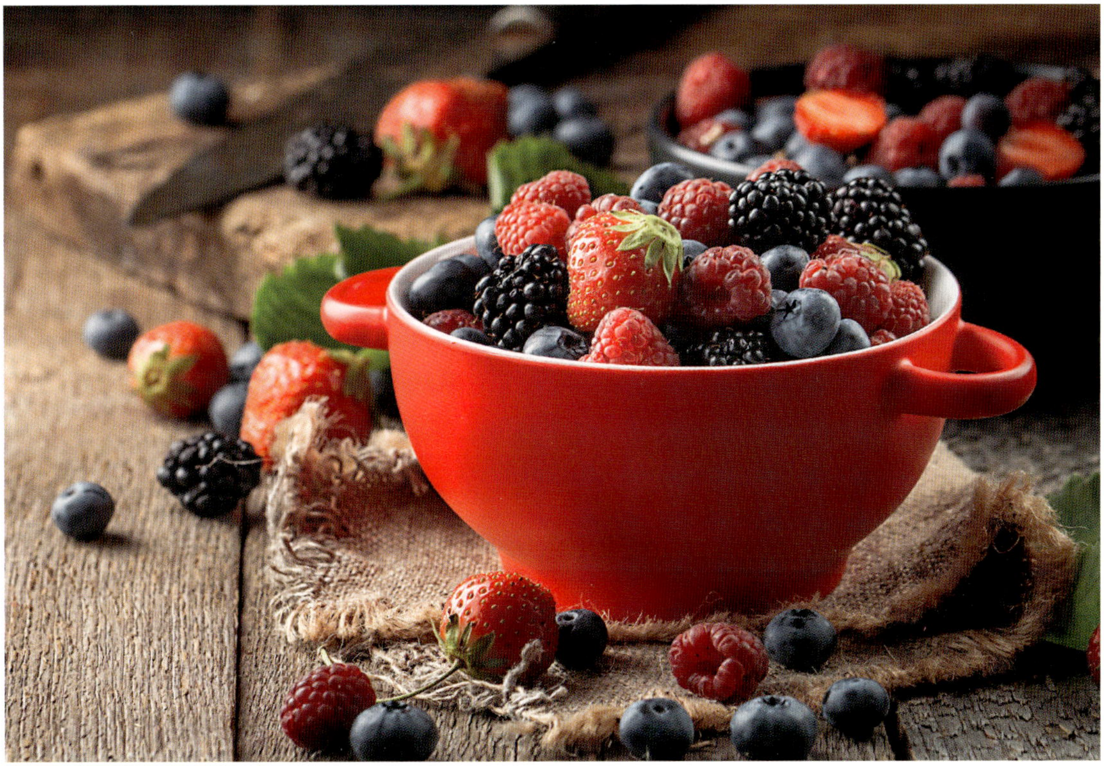

Die meisten Sorten roter und blauer Beeren enthalten wenig Zucker und sind noch dazu gesund.

Fehler: auf Light-Produkte setzen

Die Werbung für Light-Produkte klingt meist ziemlich überzeugend. »Kein Zucker«, heißt es da, oder »extra leicht« oder »kaum Kalorien«. Zum Teil stimmt das auch – dennoch solltest du Light-Produkte nur in geringen Mengen essen oder trinken. Denn diese Lebensmittel sind oft stark verarbeitet, enthalten je nach Produkt künstliche Süßstoffe statt Zucker, Zucker als Ersatz für Fett und damit häufig doch wieder ziemlich viele Kalorien. Mit natürlicher Ernährung hat das nichts zu tun.

Fehler: Zucker durch Süßstoffe ersetzen

Wer auf Zucker verzichtet, der greift gern zu Süßstoffen. Keine Kalorien, süßer Geschmack – das klingt erst mal toll. Es spricht nichts dagegen, ab und zu eine zuckerfreie Limonade zu trinken, das machen Sophia und ich auch gern mal. Doch bei einem Glas oder einer kleinen Flasche solltest du es belassen und es bitte nicht übertreiben. Ich habe es oft erlebt, dass Mädchen oder Frauen regelrecht süchtig nach Süßstoffen werden und ihre Dosis nach und nach immer mehr erhöht haben. Ob es nun ein paar Flavordrops im Kaffee oder die Spritzer Süßstoff im Quark sind – versuche unbedingt, das richtige Maß zu halten! Dein Körper gewöhnt sich sehr schnell an den Geschmack dieser Stoffe. Du täuschst deinen Körper jedoch jedes Mal, wenn du ihm Süßstoff gibst. Süßer Geschmack zeigt ihm an, dass er jetzt Kalorien erwarten kann. Es ist denkbar, dass die Bauchspeicheldrüse durch Süßstoffe vorsorglich Insulin ausschüttet. Bekommt dein Körper dann keinen Zucker, sinkt dein Blutzuckerspiegel – und du bekommst Hunger.

Ich halte vor allem Stevia und Erythrit für Süßstoffe, die du in geringen Mengen guten Gewissens nutzen kannst. Stevia wird aus der gleichnamigen Pflanze gewonnen und ist im Gegensatz zu synthetischen Süßstoffen ein Naturprodukt. Auch Erythrit ist an sich ein natürlicher Stoff, der zum Beispiel in Melonen und Birnen vorkommt, für industrielle Zwecke wird er künstlich hergestellt.

Die besten Tipps gegen Heißhunger

Jeden überkommt mal der Heißhunger. Gerade zu Beginn einer Ernährungsumstellung können solche Heißhungerattacken deinen Erfolg gefährden. Um deine Gelüste nach süßen oder fettigen Speisen zu kontrollieren, hilft es zu verstehen, wie Heißhunger entsteht.

Hunger ist ein Signal deines Körpers. Er will dir signalisieren: Gib mir Nährstoffe! Für das Entstehen des Hungers ist unter anderem der Insulinspiegel verantwortlich. Gerade wenn du Süßes isst, steigt dein Blutzuckerspiegel kurz an und fällt schnell wieder. Die Folgen: Du willst schnell wieder etwas essen. Auch Stress kann ein Auslöser für Heißhungerattacken sein. Bei Stress fordert dein Gehirn mehr Energie. Stehst du unter Spannung, setzt dein Körper mehr Cortisol frei, das sogenannte »Dickmacher-Stresshormon«, das unseren Blutzuckerspiegel und Stoffwechsel negativ beeinflusst. Frauen haben zudem oft während ihrer Periode Heißhunger auf Schokolade, der Grund dafür ist häufig Magnesiummangel. Mit ein paar Tricks kannst du solchen Hungeranfällen vorbeugen und sie vermeiden:

» **Halte dich an die Mahlzeiten deines Ernährungsplans und lasse keine Mahlzeit aus!** So bleibt dein Insulinspiegel den gesamten Tag über auf einem recht konstanten Level.

» **Ernähre dich magnesiumreich!** Magnesium ist vor allem in Kürbiskernen, Quinoa und Bananen enthalten.

» **Lenke dich ab!** Oft dauert eine Heißhungerattacke nur wenige Minuten. Lenke dich in dieser Zeit ab, widme dich einer sinnvollen Tätigkeit, die deine Konzentration erfordert. So gibst du Körper und Geist keine Chance, sich zu sehr auf das Hungergefühl zu fokussieren.

» **Kaue Kaugummi und putze dir die Zähne!** Beides hilft, den Hunger zu verringern. Greife in jedem Fall zu zuckerfreien Kaugummis. Der Menthol- oder Pfefferminzgeschmack lenkt deinen Körper vom Verlangen nach Süßem ab.

» **Gönne dir einen gesunden Snack!** Zum Beispiel Obst, etwas Frischkäse oder ein paar Nüsse. Diese Snacks kannst du auch planen, also von vornherein in deinen Ernährungsplan einbauen.

» **Meide Glutamat!** Die Lebensmittelindustrie setzt Glutamat als Geschmacksverstärker in vielen Fertigprodukten ein, auch in manchen Kantinen kommt es zum Einsatz. Glutamat sorgt für einen herzhaften Geschmack und wirkt appetitanregend. Achte darauf, in welchen Produkten dieser Stoff enthalten ist und meide diese.

TRINKE – ABER RICHTIG!

Der Stellenwert des Trinkens wird oft unterschätzt. Genug zu trinken ist nicht nur wichtig, um deinen Durst zu stillen, ein ausgeglichener Wasserhaushalt erfüllt auch viele Funktionen. Er regelt die Temperatur in deinem Körper und sorgt dafür, dass alle Organe und das Gewebe deines Körpers konstant hydriert bleiben. Trinkst du zu wenig, kann dies Kopfschmerzen verursachen. Oder dein Körper verwechselt Durst mit Hunger, du meinst dann, hungrig zu sein, obwohl dein Körper eigentlich nach Flüssigkeit verlangt. Trinkst du lediglich einen halben Liter zu wenig, kann dein Körper bereits das Stresshormon Cortisol ausschütten.

Denk beim Trinken immer daran: Es gibt keinen Ersatz für Wasser! Es verdünnt dein Blut und trägt entscheidend zum Transport der Nährstoffe und Mineralstoffe bei. Wasser ist wichtig für den Muskelaufbau und Muskelerhalt und beschleunigt den Fettabbau, weil es den Fettstoffwechsel in deiner Leber ankurbelt. Wichtig zu wissen ist zudem: Je mehr Protein du zu dir nimmst, desto mehr Harnstoff, also Urin, muss dein Körper bilden, um die Abfallprodukte von Eiweiß auszuscheiden, sprich, du musst mehr trinken.

Am besten trinkst du stilles Wasser. Trinke das erste Glas des Tages direkt nach dem Aufstehen. Dann sind alle deine Organe mit Wasser versorgt und dein Körper und dein Geist sind bereit für einen erfolgreichen Tag. Wasser mit Kohlensäure ist an sich auch okay, doch kann diese unter

Ein Liter pro 20 Kilogramm Körpergewicht

Als Faustformel kannst du dir gut merken: Pro 20 Kilogramm Körpergewicht solltest du am Tag einen Liter Wasser trinken. Wiegst du also 60 Kilogramm, brauchst du mindestens drei Liter am Tag. Trinke an Trainingstagen mindestens noch einen Liter mehr, denn beim Training schwitzt du viel Flüssigkeit aus. Teile ihn dir am besten folgendermaßen auf: Trinke etwa eine halbe Stunde vor dem Training einen halben Liter und während des Trainings mindestens alle 20 Minuten einige große Schlucke.

Umständen eine Belastung für deinen Körper sein, jeder reagiert individuell darauf. Sie regt die Produktion von Magensäure an, Menschen mit empfindlichem Magen bekommen von viel Wasser mit Kohlensäure mitunter Bauchschmerzen, Sodbrennen oder ein unangenehmes Völlegefühl. Gerade vor und während des Trainings wollen wir dies nicht provozieren. Stilles Wasser entlastet Magen und Darm. Das Beste ist: Gutes Wasser kostet nur wenig. Du kannst Leitungswasser trinken und abfüllen – laut Umweltbundesamt ist es eines der saubersten Lebensmittel in Deutschland.

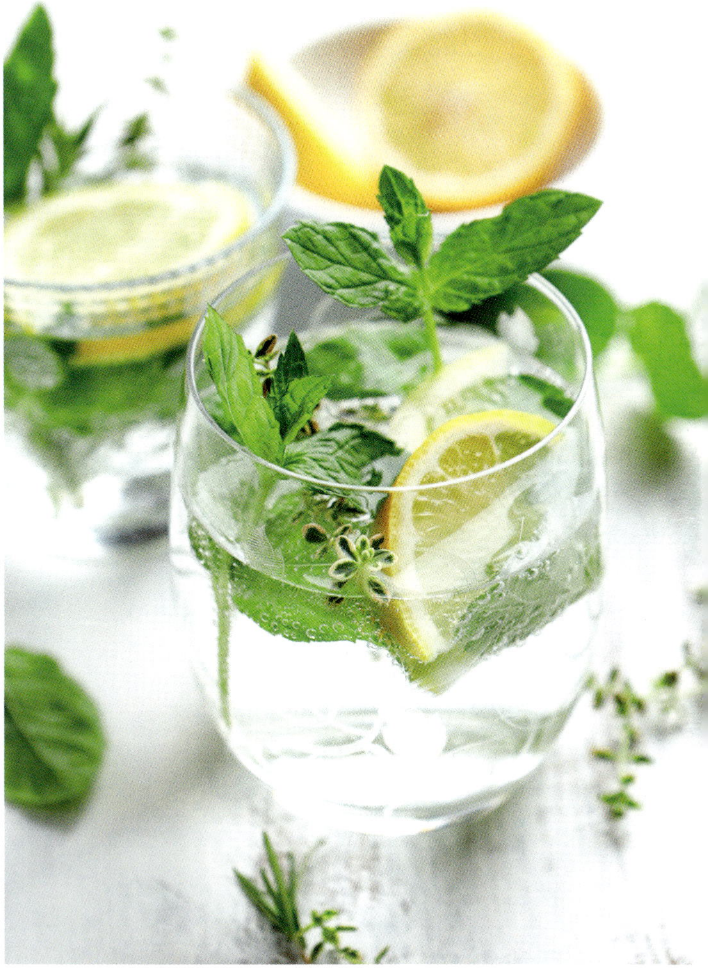

Auch wenn Sophia und ich manchmal gern eine Limonade trinken, mixen wir unser Fitnesswasser lieber selbst, oft mit Zitrone und Minze.

Finger weg von fertigen Saftschorlen

Überleg es dir lieber zweimal, bevor du im Supermarkt zur fertigen Apfelschorle greifst. Denn ein großes Glas einer solchen Apfelschorle (500 Milliliter) enthält je nach Mischungsverhältnis bis zu 30 Gramm Zucker – das sind zehn Zuckerwürfel! Misch dir lieber selbst eine Schorle mit einem hohen Wasseranteil. Du wirst sehen: Wenig Saft reicht für einen guten Geschmack.
Auch auf Wasser mit Geschmack solltest du verzichten. Diese Getränke machen von der Verpackung her einen gesunden Eindruck und werden oft als »Fitnesswasser« bezeichnet. Gesund sind sie deshalb aber nicht, im Gegenteil, sie sind zum Teil durchtränkt von raffiniertem Zucker oder mit viel Süßstoff versetzt. Mit Wasser hat das nicht mehr viel zu tun, angesichts der Nährwerte sind das eher Limonaden. Mixe dir lieber selbst ein Fitnesswasser, zum Beispiel aus Wasser mit Zitrone- oder Limettensaft sowie frischer Minze. Das schmeckt schön frisch und durchaus süß, enthält aber keinen Zucker und so gut wie keine Kalorien.

MEAL-TIMING

Timing ist alles im Leben, heißt es oft. Für das Essen gilt dies ebenfalls – mehr oder weniger. Das richtige Timing für deine Mahlzeiten und Snacks ist wichtig, jedoch längst nicht so entscheidend, wie es oft dargestellt wird. Entscheidend ist, wie zu Beginn dieses Ernährungskapitels erwähnt, deine Tagesbilanz – also wie viele Kalorien du über den gesamten Tag verteilt zu dir nimmst, und nicht, wann du sie zu dir nimmst. Die folgenden Tipps helfen dir, mit dem Thema Meal-Timing ganz entspannt umgehen zu können.

Komme dem Hunger zuvor!

Mit dem Essen ist es wie mit dem Trinken: Am besten tust du es, bevor(!) dein Körper danach schreit, also bevor du richtig starken Hunger oder Durst verspürst. Denn beides sind Signale deines Körpers, die dir zeigen wollen, dass du ihm schon zu lange nichts mehr gegeben hast.

Natürlich brauchst du nichts zu essen, wenn du gerade gar keinen Appetit hast. Entwickle hier am besten einen Rhythmus, also iss immer ungefähr zu denselben Uhr- oder Tageszeiten. So kann sich dein Körper darauf einstellen und das Essen besonders gut verarbeiten sowie für den Muskelaufbau und den Fettabbau nutzen.

Alle drei Stunden Proteine zuführen?

In der Fitnessszene ist die Dreistundenregel ziemlich weit verbreitet. Dieser zufolge ist es optimal, wenn du deinen Körper alle drei Stunden mit Protein versorgst. Für viele kann das funktionieren, doch sehe ich diese Regel nicht als verpflichtend an. Du solltest es so machen, wie es für deinen Körper am besten ist. Sofern du oft Heißhunger bekommst und generell ein Mensch mit großem Appetit bist, empfiehlt es sich, deine Tageskalorien auf fünf kleinere Mahlzeiten pro Tag aufzuteilen. Bist du hingegen eher der klassische Frühstück-Mittagessen-Abendessen-Typ, kannst du diesen Rhythmus gern beibehalten. Du musst dir keine Sorgen machen, wenn du deshalb fünf Stunden lang mal nichts isst. Solange du dich damit wohlfühlst, ist alles gut. Und außerdem gönnst du damit deiner Bauchspeicheldrüse, einem unserer wichtigsten Organe, Pausen. Sie ist nach Mahlzeiten besonders gefordert und sorgt für eine gute Verdauung. Wird sie krank, ist das eine Katastrophe für unseren Organismus. Ruhepausen in Form von essensfreien Zeiten tragen dazu bei, sie gesund zu erhalten.

Behalte deine guten Gewohnheiten bei!

Mithilfe meiner Tipps schaffst du es, deine Gewohnheiten in Sachen Ernährung zu verändern, deine schlechten Gewohnheiten Stück für Stück abzulegen, sie dir abzugewöhnen. Eines ist mir dabei ganz wichtig: Behalte deine guten Gewohnheiten, die du bereits hast, bei! Wirf nicht alles über Bord, nur weil du etwas anders machen willst. Analysiere stattdessen deine aktuellen Gewohnheiten und entdecke, was du bis hierhin bereits intuitiv richtiggemacht hast. Wenn du morgens schon immer gern einen Apfel gegessen hast und dir dieser beim Start in den Tag hilft, dann mache es weiterhin so. Rechne ihn nur einfach in deine Tageskalorien ein.

Teile dir deine Mahlzeiten zudem so ein, wie sie am besten zu deinem Tagesablauf passen. Wenn du in gewissen Phasen des Tages nicht essen kannst, zum Beispiel weil es dir bei der Arbeit verboten ist oder du unterwegs bist, ist das kein Drama. Du solltest deine Mahlzeiten dann nur um diese Phasen herum planen, statt dir spontan zwischendrin irgendwas reinzuschieben.

Essen nach dem Training – Post-Workout-Meal

Welche ist die wichtigste Mahlzeit des Tages? Für mich ist es die nach dem Training, völlig egal, zu welcher Uhrzeit auch immer du trainieren gehst. Denn im Training leert dein Körper deine Glykogenspeicher, und nach einer intensiven Einheit muss du ihn neu »betanken«, damit er alles Nötige hat, um Muskeln aufzubauen und Fett abzubauen. Nach dem Training kann dein Körper die Nährstoffe besonders gut aufnehmen und verarbeiten. Gerade Kohlenhydrate helfen ihm nach dem Krafttraining bei der Regeneration. Am besten, du isst innerhalb einer Stunde nach deinem Training eine vollwertige Mahlzeit, die zu rund zwei Dritteln aus Eiweiß besteht, auch wenn du spätabends trainiert hast. Auf deine Mahlzeit nach dem Training zu verzichten, ist kontraproduktiv. Du riskierst damit, Muskelmasse zu verlieren, denn aus dieser kann dein Körper bei fehlender Nahrung am schnellsten Energie gewinnen.

Essen vor dem Training – Pre-Workout-Meal

Was ist besser: vor dem Training etwas zu essen oder auf nüchternen Magen zu trainieren? Hier scheiden sich die Geister. In meinen Augen gibt es auf diese Frage kein Richtig oder Falsch. Wie der Körperbau ist auch die Reaktion des Körpers auf Essen, das vor körperlicher Belastung eingenommen wurde, unterschiedlich. Von den Fakten her ist die Lage klar: Essen gibt uns Energie und füllt unsere Speicher. Insofern ist eine Mahlzeit vor dem Training sinnvoll. Sophia und ich zum Beispiel essen gern einige Stunden vor dem Training eine Mahlzeit oder kurz vor dem Training einen Snack und haben kein Problem dadurch. Andere hingegen haben oft das Gefühl, dass ihnen das Essen während des Trainings zu schwer im Magen liegt, selbst wenn sie nicht unmittelbar vor dem Sport gegessen haben. Sie fühlen sich dann unangenehm schwer und träge. Trainieren sie hingegen auf nüchternen Magen, fühlen sie sich federleicht und vital.

Du musst selbst herausfinden, was für dich am besten funktioniert. Probiere beides – iss einmal vor dem Training und lasse die Mahlzeit vor deinem folgenden Training weg. Sei dir bewusst, dass der Körper nach dem Essen Energie für die Verdauung aufwenden muss. Diese Energie fehlt dir dann möglicherweise im Training. In den zwei Stunden vor dem Training solltest du nichts Schweres essen. Wie beim Post-Workout-Meal gilt auch beim Pre-Workout-Meal: Dieses sollte ungefähr aus zwei Dritteln Eiweiß bestehen. Falls du am Morgen auf nüchternen Magen trainieren willst, solltest du am Abend vorher ausreichend gegessen haben, damit deine Speicher am nächsten Tag noch entsprechend gefüllt sind.

Cardio auf nüchternen Magen

Viele Mädchen und Frauen fragen mich immer wieder, ob sie mehr Fett verbrennen, wenn sie morgens auf nüchternen Magen ein Cardiotraining einlegen, also zum Beispiel auf den Crosstrainer gehen. Meine Antwort: Wissenschaftler haben durchaus einige Punkte zusammengetragen, die für das sogenannte gefastete Cardio, also Training auf leeren Magen, sprechen. Doch der Effekt ist verhältnismäßig gering – zumindest meinen Erfahrungen mit meinen Athletinnen nach. Tu es also nur, wenn du Lust darauf hast und es dir liegt. Es gibt keinen allzu überzeugenden Grund dafür, es unbedingt zu tun.

Kohlenhydrate nach 18 Uhr? Kein Problem!

Du solltest nicht mit Hunger ins Bett gehen. Die vermeintliche Regel »Keine Kohlenhydrate ab 18 Uhr« ist ein Mythos. Zwar bewegst du dich am Abend meist weniger als tagsüber und verbrennst die am Abend gegessenen Kohlenhydrate nicht so schnell. Doch das ist kein Problem, du wirst mit Kohlenhydraten im Körper unter Umständen besser schlafen und am nächsten Morgen keinen Heißhunger verspüren.

MEAL PREP – VORBEREITUNG IST ALLES

Zum Glück können wir uns heute fast überall mit natürlichen und gesunden Lebensmitteln versorgen, sogar an Bahnhöfen und Flughäfen. Obst gibt es dort in beinahe jedem größeren Kiosk, und auch Gemüsesticks, ungesalzene Nüsse und gute Salate sind inzwischen fast überall zu bekommen, gerade in den großen Städten. Auch für Vegetarier oder Veganer ist meist etwas dabei. Wer jedoch auf Nummer sicher gehen und ganz genau wissen will, was in seinem Essen steckt, bereitet sich sein Essen zu Hause vor. Sophia und ich machen das oft. Klingt nach viel Aufwand? Keine Angst, es ist ganz einfach und geht schnell – mit meinen Tipps.

Entwickle eine Routine

Ich kenne viele Athleten und Hobbysportler, die immer sonntags ihre Unterwegsmahlzeiten für die gesamte Woche vorkochen und portionieren. Das ist sehr effektiv und spart Zeit. Versuche auch du, eine Routine zu entwickeln. Du kannst dir dein Essen dann in Transportdosen abfüllen. Inzwischen gibt es sogar spezielle Meal-Prep-Reisetaschen, in denen dein Essen gekühlt beziehungsweise warm bleibt. Die Dosen oder Taschen kannst du in deiner Handtasche, in der Büroküche, im Auto oder in deinem Spint aufbewahren.

Wenn ich Termine außerhalb habe, bereite ich mir mein Essen immer vorher zu und nehme es ganz bequem in Vorratsdosen mit.

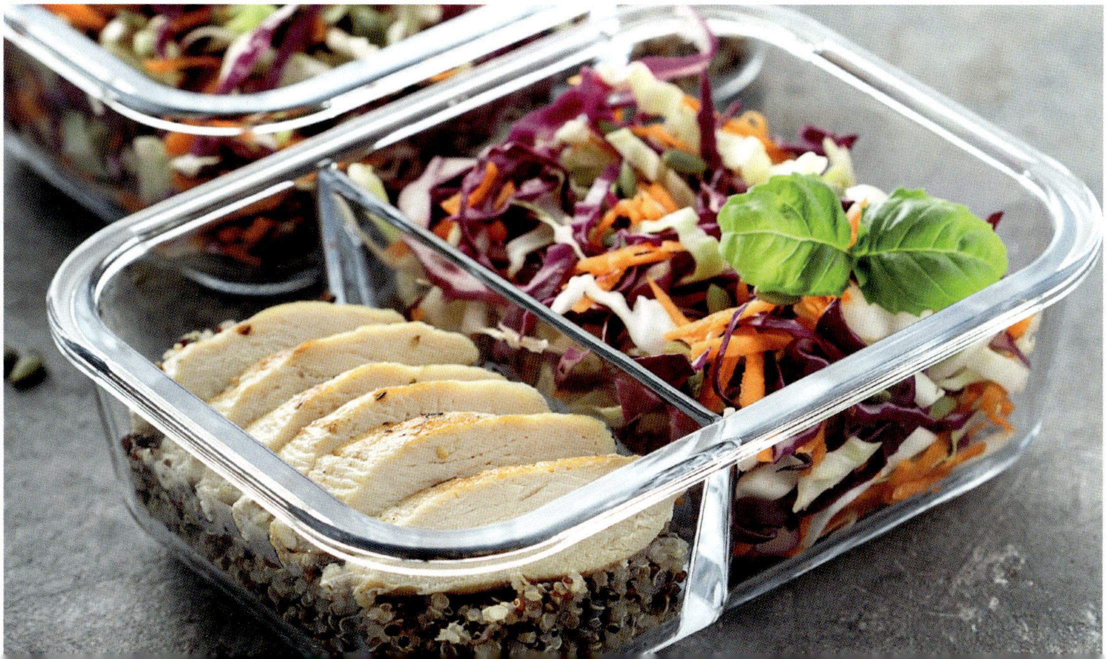

Das solltest du immer dabeihaben

Es gibt Dinge und Lebensmittel, die man eigentlich täglich benötigt. Daher solltest du sie jederzeit mit einpacken. Deine Checkliste für das Büro oder deine nächste Reise sieht so aus:

» Ein Shaker ist deine Allzweckwaffe! In ihm kannst du dir Shakes anrühren und auch mal schnell ein Porridge oder einen Obstsalat zubereiten.
» Trockenobst
» Nüsse
» Instanthaferflocken, in Wasser oder Milch beziehungsweise Mandelmilch verrührt, ergeben eine vollwertige Mahlzeit zum Trinken.
» Hartgekochte Eier

Achte auf das richtige Schichten!

Sofern du ein Dressing oder eine Soße zubereitet hast, solltest du diese als erste Schicht in deine Dose geben. Gießt du sie am Ende über dein Essen, könnte die Flüssigkeit »durchsuppen« und dein Essen matschig werden lassen. Achte außerdem immer auf die Haltbarkeit. Gerade ungekochte Lebensmittel solltest du ungekühlt nicht länger als einen Tag mit dir herumtragen.

Tipps für den Restaurantbesuch

Ein romantisches Abendessen mit dem Freund, ein Mittagessen im Kreis der Familie am Sonntag, ein Brunch mit der Clique im Café – das alles ist auch möglich, wenn man den Fitnesslifestyle lebt. Mein Motto ist: Unsere Lebensqualität ist das höchste Gut, daher sollten wir uns selbst nie zu sehr einschränken. Es gibt ein paar Tricks, mit denen du auch im Restaurant weitestgehend clean essen kannst. Vielleicht schaut dich ein Kellner mal komisch an, doch das sollte dir nichts ausmachen.

» Bestelle dir dein Gericht ohne Soße oder bitte darum, dass dir diese in einem Extragefäß serviert wird.
» Frage beim Kellner nach, ob die Gemüsebeilagen in Sahne oder Öl zubereitet werden. Gerade bei Spinat und Rahmgemüse lauern hier oft Unmengen an Kalorien, die man nicht im Blick hat.

- Wähle lieber eine leichte Tomatensoße und verzichte auf den leider sehr fettigen Parmesan und das Pesto auf deiner Pasta.
- Bitte den Kellner, vor dem Essen keinen Korb mit Weißbrot auf den Tisch zu stellen, dann kommst du gar nicht erst in Versuchung.
- Frage nach, ob es die Pasta auch in der Vollkornversion gibt. Diese steht nicht immer auf der Karte, gerade italienische Restaurants haben allerdings oft Vollkornnudeln vorrätig.
- Bestelle dein Steak ohne Kräuterbutter.
- Frage nach, ob das Gericht, das du bestellen wirst, Glutamat enthält – gerade bei Imbissen ist das oft der Fall. Meist ist dies auch im Kleingedruckten beziehungsweise in der Legende der Speisekarte ausgewiesen. Meide solche Gerichte.

Supplements

Supplements sind Nahrungsergänzungsmittel. In den vergangenen Jahren ist dieser Markt riesig geworden. Viele Hersteller preisen ihre Produkte beinahe schon als Wundermittel in Sachen Trainingserfolg an und engagieren Influencer als Markenbotschafter. Auch ich hatte viele Angebote, habe mich jedoch nie an einen Hersteller gebunden. Mein Standpunkt ist: Supplements sind nicht unbedingt schädlich, doch absolut verzichtbar, gerade für Hobbysportler, die keine Teilnahme an einem Bodybuilding-Wettbewerb planen. Ich habe lange Zeit Supplements konsumiert, dann ein Experiment gestartet und ein halbes Jahr lang auf jedes Nahrungsergänzungsmittel verzichtet. Und wisst ihr was? Ich habe mich ohne besser gefühlt als mit.

Ich halte es für am besten, alles, was unser Körper benötigt, aus natürlichen Lebensmitteln zu beziehen. Supplements ersetzen keine vollwertigen Nahrungsmittel, sie sind eine Ergänzung. Dennoch möchte ich dir einen Überblick über die gängigsten Supplements geben, damit du versteht, was dahintersteckt. Probiere gern selbst aus, ob dir ein Supplement hilft. Wie beim Training ist auch die Einnahme und Wirkung von Supplements individuell. Mir ist einfach wichtig, dass du nicht blind den Versprechungen der Werbung vertraust, sondern selbst entscheidest, was dir guttut und was für dich überflüssig ist.

Kreatin

Kreatin ist für mich das einzige Supplement, das erwiesenermaßen die Leistungsfähigkeit und die Ausdauer steigert. Gerade für ältere Menschen kann es sinnvoll sein, Kreatin einzunehmen. Es handelt sich um eine organische Säure, die natürlicherweise in deinem Körper vorkommt und aus mehreren Aminosäuren besteht. Durch die Nahrung nehmen wir Kreatin zum Beispiel über Fleisch und Fisch auf.

Mit der richtigen Dosierung, die zwischen drei und sieben Gramm pro Tag liegt, können nicht übermäßig trainierte Menschen einen zusätzlichen Muskelaufbau erreichen – natürlich immer nur in Kombination mit intensivem Training. Wegen des Kreatins lagert sich mehr Wasser in den Muskeln ein, und das steigert die Eiweißproduktion. Zudem kann Kreatin die Regeneration fördern.

BCAAs

BCAA steht für »Branched-Chain Amino Acids«, auf Deutsch: verzweigtkettige Aminosäuren. BCAAs sind die essenziellen Aminosäuren: Leucin, Isoleucin und Valin. Essenziell bedeutet, dass der Körper diese Aminosäuren nicht selbst herstellen kann. BCAAs sind an zahlreichen Stoffwechselprozessen beteiligt und schützen die Muskeln. Du kannst sie deinem Körper über die Nahrung zuführen, Thunfisch, rote Linsen und Rindfleisch enthalten viel davon. Sofern du über den Tag verteilst ausreichend Protein zu dir nimmst, deckst du auch deinen Bedarf an BCAAs.

Whey

Whey ist der englische Begriff für Molkenprotein. Whey-Proteinkonzentrat wird aus Milch gewonnen, ist reich an BCAAs, besitzt eine hohe biologische Wertigkeit, sprich, kann gut in körpereigenes Protein umgewandelt werden. Whey wird vor allem in Pulverform verkauft. Mit Wasser, Milch oder Mandelmilch gemischt ergibt es einen leckeren Shake. Es kann sogar zum Backen genutzt werden. Viele Sportler nehmen es direkt nach dem Training zu sich, um ihren Körper schnell und unkompliziert mit Eiweiß zu versorgen.

Zink

Ich halte das Supplementieren von Zink für ein wenig überbewertet. Natürlich ist Zink wichtig für unseren Körper, gerade im Winter kann es dazu beitragen, dass unser Immunsystem und die Abwehrkräfte gestärkt sind. Doch bei einer ausgewogenen Ernährung nehmen wir auch über diese ausreichend Zink zu uns. Zusätzlich Zink zu nehmen schadet nicht, hilft aber auch nicht zwingend.

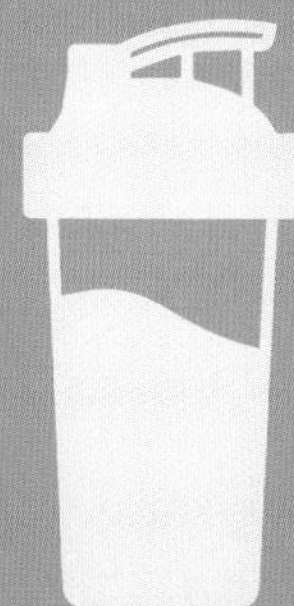

MEINE POWERREZEPTE

FRÜHSTÜCK

Leckeres Obst und gesunde Kohlenhydrate sind für mich der perfekte Start in den Tag! Das richtige Frühstück gibt mir Power für mein Training sowie alle anderen Aufgaben und ist die Grundlage für gute Laune. Vielen meiner Athletinnen und Gym-Mitglieder helfen meine Powermahlzeiten und -snacks zum Erfolg. Mit den folgenden Rezepten kannst du dir deinen Tag versüßen – ganz ohne raffinierten Zucker oder zu viele künstliche Süßstoffe. Ich bevorzuge zum Frühstück komplexe, langkettige Kohlenhydrate, die mich mindestens bis mittags mit Energie versorgen, sowie hochwertige Proteine.

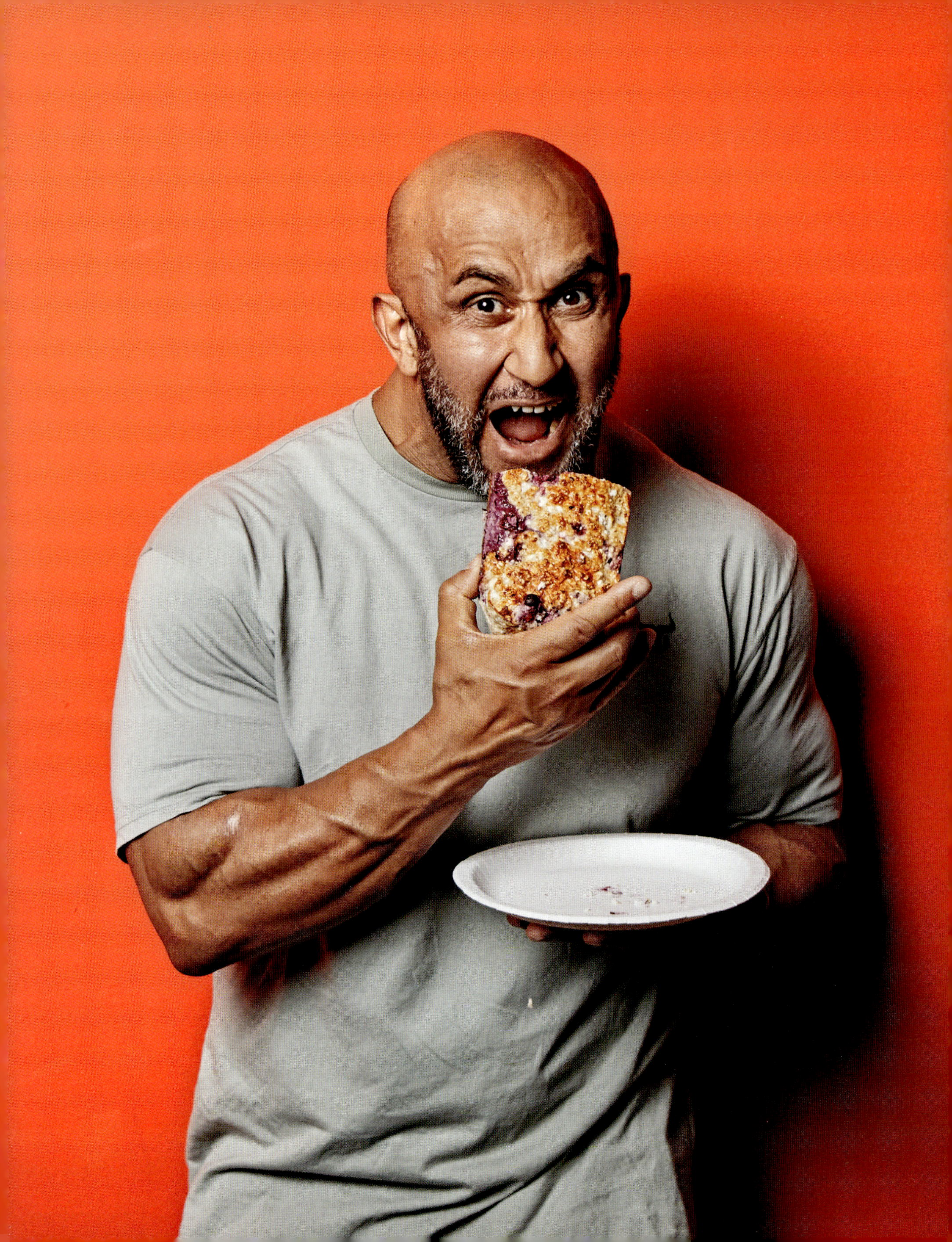

Ercans Frühstückskuchen

vegetarisch

Zubereitungszeit: 45 Minuten
Pro Portion etwa: 390 kcal • 40 g EW • 12 g F • 31 g KH

Für 2 Portionen

- 100 g zarte oder kernige Haferflocken
- 5 Eiklar
- 2 Eigelb
- 100 g Frischkäse light (0,4 % Fett i. Tr.)
- 50 g Beeren (z. B. Erdbeeren und Heidelbeeren) oder 50 g Trockenfrüchte
- 30 g Proteinpulver (z. B. Vanillegeschmack)
- 1 Msp. Bourbonvanillepulver

Außerdem:

- 1 Kastenbackform (ca. 30 × 12 cm)

So geht's

1. Den Backofen auf 200 °C Ober-/Unterhitze (180 °C Umluft) rund 10 Minuten vorheizen.
2. In einer Schüssel alle Zutaten mit einem Kochlöffel oder einem Rührbesen vermengen. Teig in eine Kastenform (Silikonformen bei dieser hohen Temperatur bitte nicht benutzen) geben und 20 Minuten im Ofen backen.
3. Den Frühstückskuchen nach dem Backen abkühlen lassen und in 2 Quadrate schneiden.

Mein Tipp

Mir schmeckt mein Kuchen mit zarten Haferflocken besser als mit kernigen, da sie sich eher auflösen. Falls du deinen Frühstückskuchen nur zum Teil aufisst, verpacke den Rest in Alufolie und stelle ihn in den Kühlschrank. Sophia hat sich ihren Kuchen oft über mehrere Tage aufgeteilt. Und zur Abwechslung schmeckt der Kuchen auch mit Mango statt Beeren total lecker!

Apfelküchlein

vegetarisch

Zubereitungszeit: 20 Minuten
Pro Portion etwa: 340 kcal • 12 g EW • 13 g F • 45 g KH

Für 2 Portionen
3 EL Kokosöl
3 Eier
3 EL Kokosmilch
1 TL Honig
5 EL Maismehl
1 Prise Salz
2 große Äpfel

So geht's

1. 2 EL Kokosöl in einem Topf bei mittlerer Temperatur zum Schmelzen bringen und anschließend in einer Schüssel mit den Eiern, der Kokosmilch, dem Honig, dem Maismehl und dem Salz in einer Schüssel glatt verrühren. Den Teig 5 Minuten ziehen lassen.
2. Die Äpfel in Scheiben schneiden und das Kerngehäuse entfernen. In einer beschichteten Pfanne 1 EL Kokosöl auf mittlerer Temperatur erhitzen, dann die Apfelscheiben in den Teig tauchen und im Kokosöl ausbacken.
3. Die Apfelküchlein aus der Pfanne nehmen und auf Küchenpapier abtropfen lassen. Anschließend auf zwei Tellern servieren.

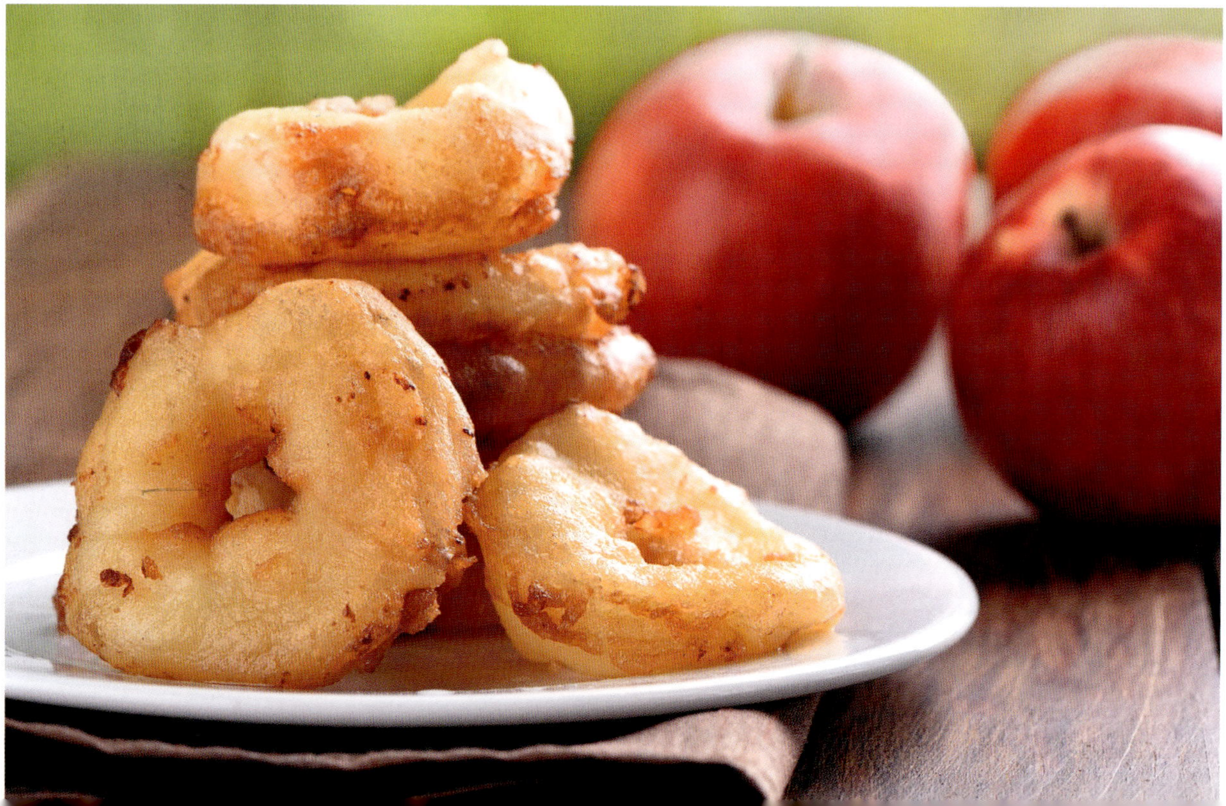

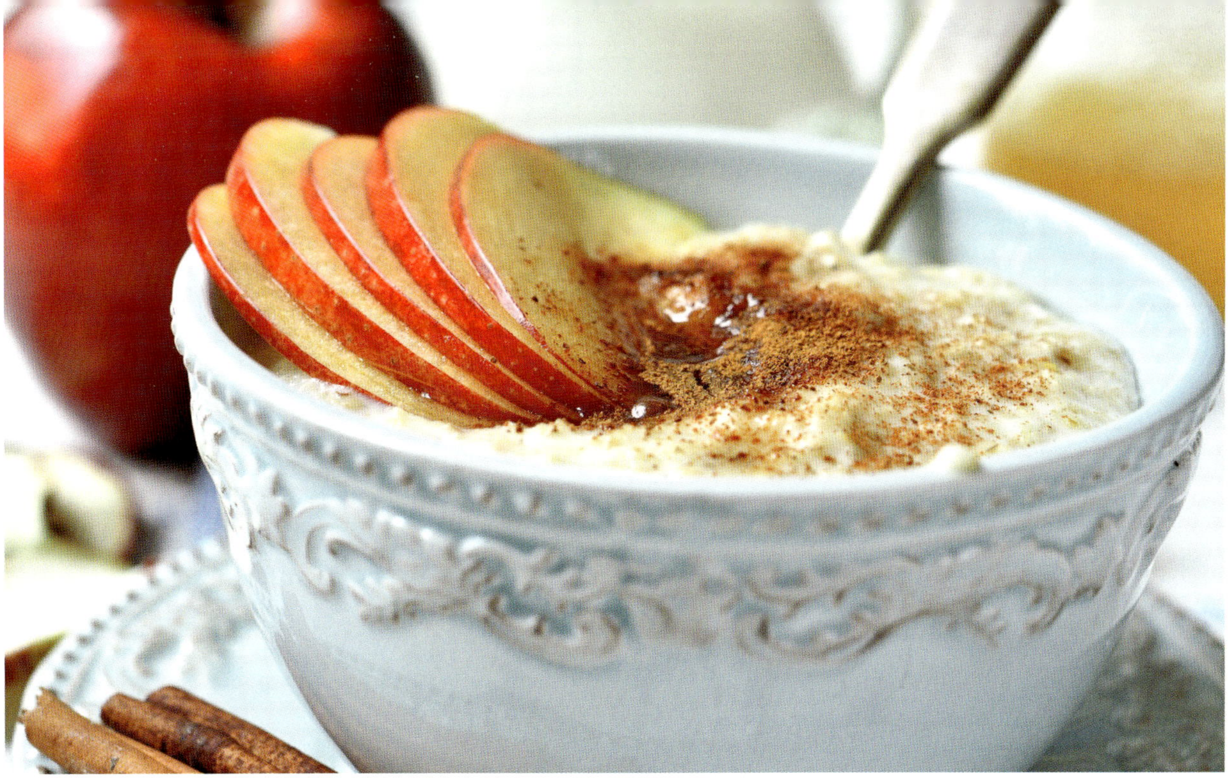

Power-Porridge

vegetarisch

Zubereitungszeit: 5 Minuten
Pro Portion etwa: 200 kcal • 17 g EW • 4 g F • 24 g KH

Für 2 Portionen
50 g zarte Haferflocken
30 g Proteinpulver (z. B. Vanillegeschmack)
100 ml fettarme Milch (1,5 % Fett) oder Mandelmilch
½ Apfel
1 EL Zimtpulver

So geht's

1. In einer Schüssel die Haferflocken und das Proteinpulver mit der Milch vermengen und rund 10 Minuten ziehen lassen.
2. Den Apfel halbieren, das Kerngehäuse entfernen und in feine Scheiben schneiden.
3. Die Apfelscheiben auf das Porridge geben und dieses vor dem Servieren mit Zimt bestreuen.

Mein Tipp

Ich bevorzuge mein Porridge warm. Du kannst dafür entweder vor dem Zubereiten die Milch erhitzen oder das fertige Porridge in der Mikrowelle erwärmen. Statt Haferflocken kannst du auch Quinoaflocken oder Reisflocken nutzen.

MEINE POWERREZEPTE

MITTAG- UND ABENDESSEN

Ich liebe es zu kochen. Neben dem Geschmack ist mir wichtig, dass es schnell und einfach geht. Gemüse ist bei jedem meiner Gerichte ein wichtiger Bestandteil. Mit bunten Farben sieht jedes Essen gleich leckerer aus. Darüber hinaus liefert uns das Gemüse wichtige Vitamine und Nährstoffe. Alle Gerichte kannst du zu Hause essen und auch mitnehmen – die Tipps für die To-go-Variante findest du in diesem Kapitel auf den Seiten 151 und 152.

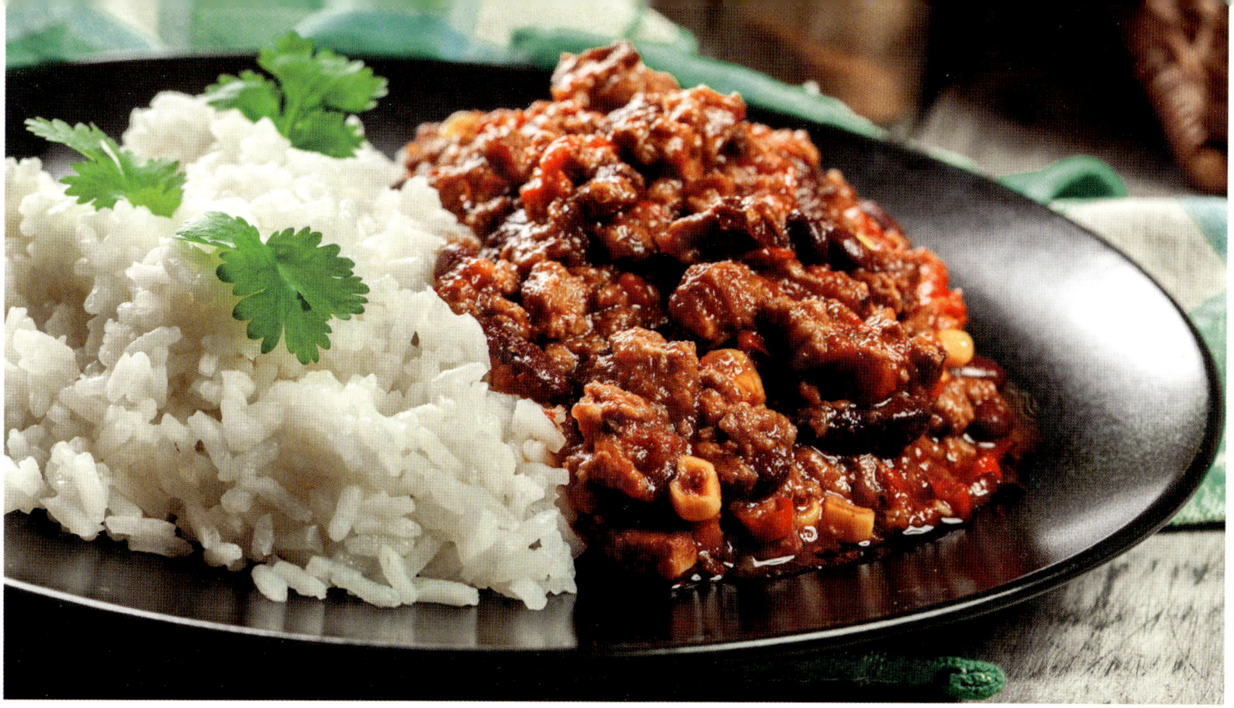

Low-Fat Chili con Carne

low-carb

Zubereitungszeit: 10 Minuten
Pro Portion etwa: 400 kcal • 44 g EW • 8 g F • 36 g KH

Für 2 Portionen
1 kleine Dose Mais (Abtropfgewicht 140 g)
1 Dose Kidneybohnen (Abtropfgewicht 255 g)
2 Chilischoten
1 Dose geschälte Tomaten (Abtropfgewicht 240 g)
1 EL Tomatenmark
Salz
schwarzer Pfeffer aus der Mühle
Kreuzkümmel
getr. Oregano
1 TL Kokosöl
300 g Rindertatar

So geht's

1. Den Mais und die Bohnen abtropfen lassen und gut abspülen. Die Chilischoten waschen und fein hacken. Mit den geschälten Tomaten in einen Topf geben, erhitzen und rund 5 Minuten auf mittlerer Temperatur leicht köcheln lassen.
2. Tomatenmark dazugeben und mit Salz, Pfeffer, Kreuzkümmel und Oregano würzen.
3. In einer beschichteten Pfanne das Öl erhitzen und das Tatar darin anbraten. Das gegarte Tatar zum Gemüse geben, gut durchmischen und vor dem Servieren kurz ziehen lassen.

Mein Tipp

Leichter Kräuterquark ist ein sehr leckeres Topping! Besonders gut schmeckt dieses Gericht auch mit Reis – beachte jedoch, dass das Chili dann kein Low-Carb-Gericht mehr ist.

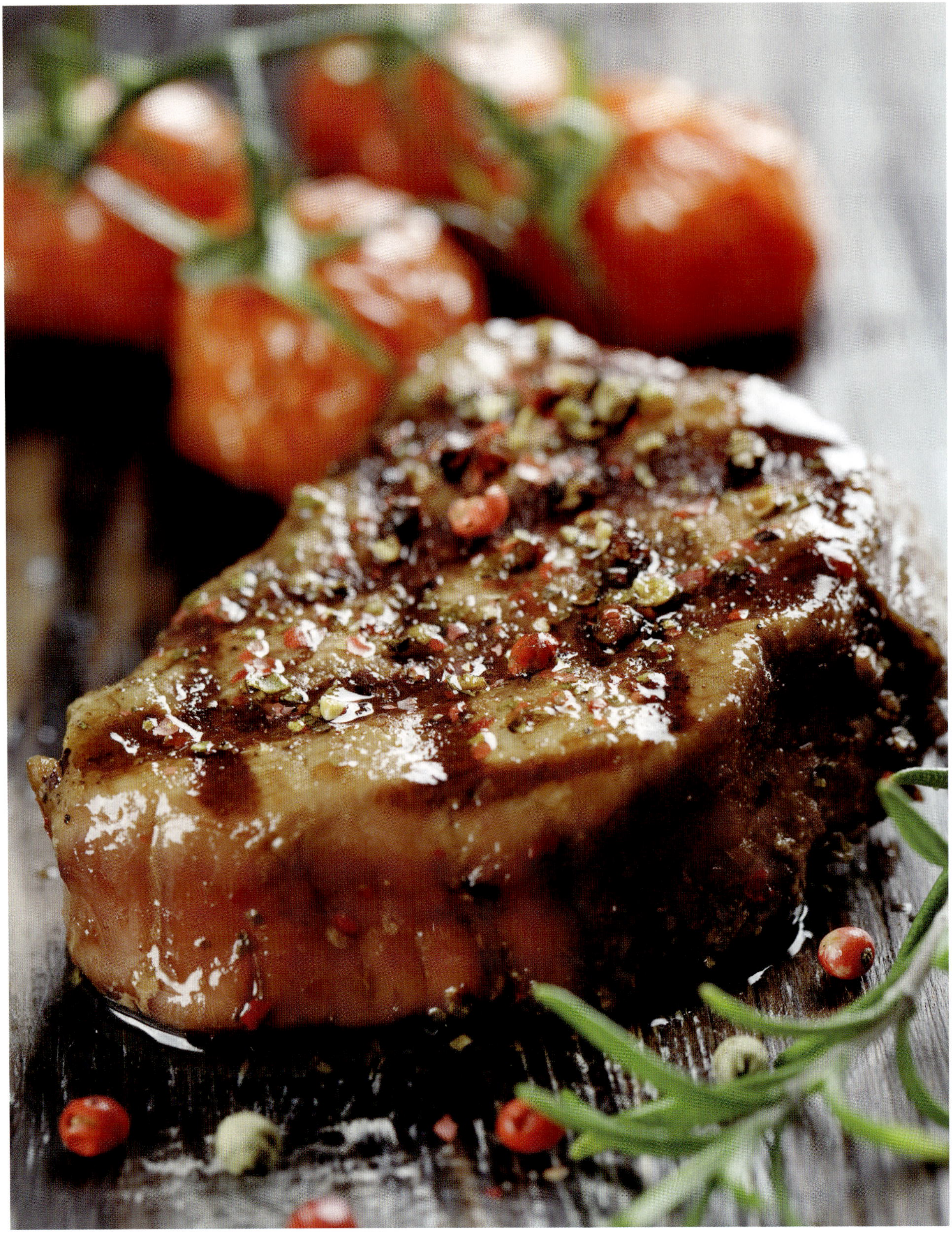

Ercans Fitnesssteak

low-carb

Zubereitungszeit: 20 Minuten
Pro Portion etwa: 610 kcal • 55 g EW • 21 g F • 50 g KH

Für 2 Portionen
100 g Basmati-Reis
2 Rip-Eye-Steaks (à 225 g)
1 rote Zwiebel
2 kleine Schalotten
2 mittelgroße Tomaten
1 rote Paprikaschote
1 TL Kokosöl
Salz
bunter Pfeffer aus der Mühle

So geht's

1. In einem Topf gesalzenes Wasser erhitzen und den Reis darin nach Packungsanleitung zubereiten.
2. Mit einem scharfen Messer die gröbsten Fettfasern aus dem Fleisch schneiden. Die Zwiebeln und die Schalotten abziehen und in Ringe schneiden. Die Tomaten halbieren und den Strunk entfernen. Die Paprikaschote halbieren und entkernen. Tomaten und Paprika anschließend in Scheiben schneiden.
3. Das Kokosöl in einer großen beschichteten Pfanne erhitzen. Die Steaks und die Zwiebeln in die Pfanne geben und anbraten, bis die Zwiebeln glasig und das Fleisch durch ist. Nun die Tomaten und die Paprika hinzugeben.
4. Einen Deckel auf die Pfanne setzen und Fleisch und Gemüse bei niedriger Temperatur einige Minuten köcheln lassen. Aus der aus Paprika und Tomaten austretenden Flüssigkeit entsteht nun eine wunderbare, natürliche Soße. Mit Salz und Pfeffer abschmecken.
5. Die Steaks zusammen mit dem Gemüse und dem Reis servieren. Nach Belieben die Steaks noch einmal mit buntem Pfeffer würzen.

Mein Tipp

Sofern du Fett sparen möchtest oder dir Öl für den Geschmack nicht so wichtig ist, kannst du zum Braten des Steaks auch Sprühöl benutzen. Für den mediterranen Super-Flavour schäle und halbiere eine Knoblauchzehe und brate sie gemeinsam mit dem Fleisch an. Dadurch erhält dein Steak ein tolles Knoblaucharoma.

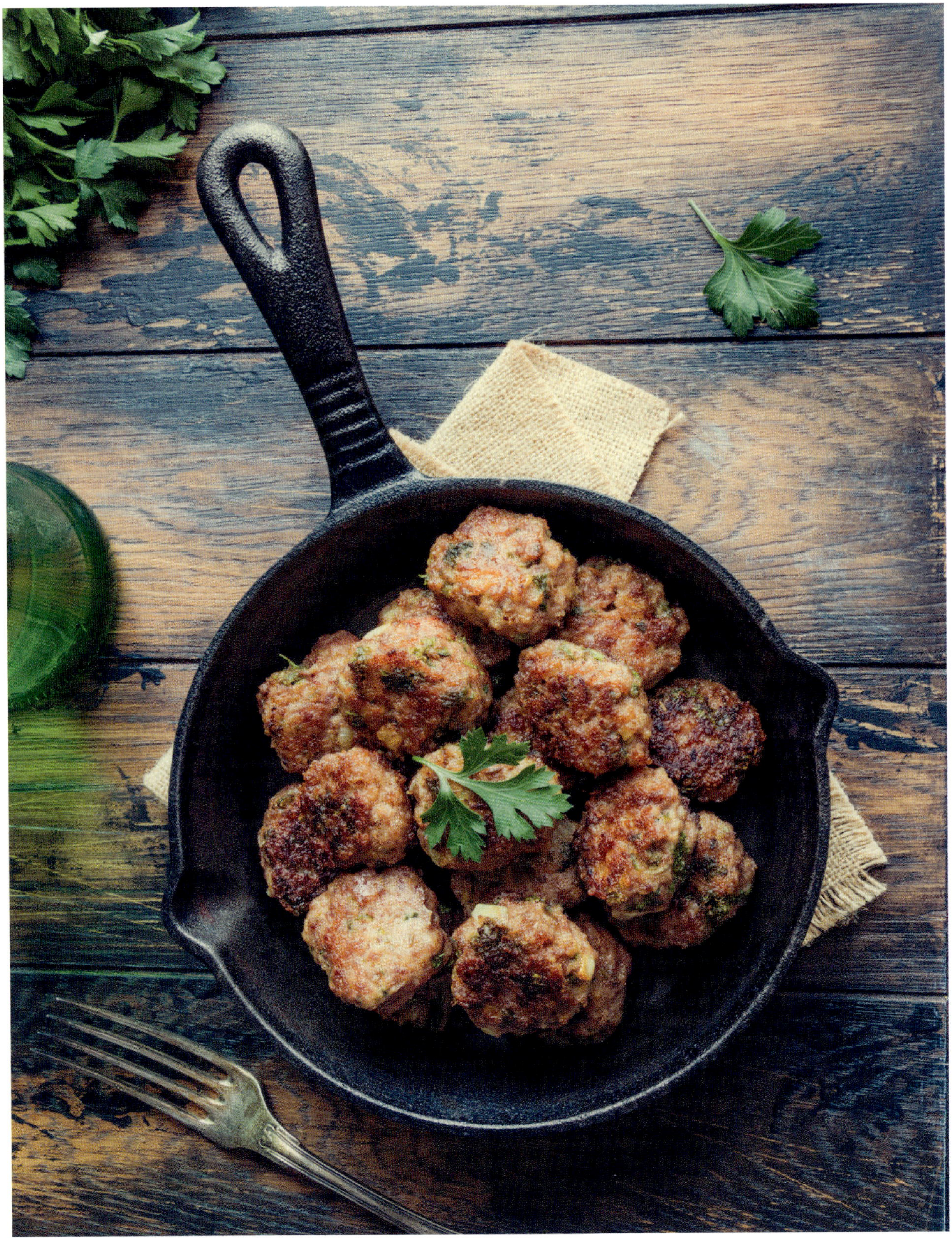

Ercans Fleischpflanzerl

Zubereitungszeit: 15 Minuten
Pro Fleischpflanzerl etwa: 170 kcal • 22 g EW • 9 g F • 10 g KH

Für 2 Portionen
(6–7 Fleischpflanzerl)
50 g zarte Haferflocken
3 Eier
2 mittelgroße Zwiebeln
½ Bund Petersilie
ein paar Zweige Rosmarin
2 Chilischoten
75 g Feta-Käse light
3 Knoblauchzehen
2 EL Kokosöl
500 g Rindertatar

So geht's

1. In einer Schüssel die Haferflocken mit den Eiern vermischen und quellen lassen.
2. Die Zwiebeln abziehen und fein würfeln. Die Petersilie und den Rosmarin abbrausen und trocken schütteln. Die Blätter abzupfen und fein hacken. Die Chilischoten waschen und fein hacken. Den Feta grob zerbröseln, die Knoblauchzehen abziehen und mit einem Messer fein hacken oder durch eine Knoblauchpresse drücken.
3. In einem kleinen Topf 1 EL Kokosöl erhitzen und die Zwiebeln darin anschwitzen. Den Knoblauch, den Rosmarin und die Chilis hinzugeben und alles umrühren.
4. Das Rindertatar in eine Schüssel geben und die Zwiebel-Chili-Mischung aus dem Topf dazugeben. Die gequollenen Haferflocken, die Petersilie und den Feta hinzufügen und die Fleischmasse kräftig verkneten. Aus der Masse 6 bis 7 kleine Fleischpflanzerl formen.
5. In einer beschichteten Pfanne 1 EL Kokosöl erhitzen und die Fleischpflanzerl darin von allen Seiten garbraten. Die Temperatur reduzieren, die Pfanne mit einem Deckel abdecken und die Fleischpflanzerl rund 10 Minuten ziehen lassen.
6. Die Fleischpflanzerl anschließend auf zwei Tellern servieren.

Mein Tipp

Sofern du aus deinen Fleischpflanzerln ein Low-Carb-Gericht zaubern möchtest, lass einfach die Haferflocken weg. Du kannst aus ihnen auch ein Low-Fat-Gericht machen. Trenne dafür die Eier und verwende nur das Eiklar. Außerdem kannst du den Feta durch Harzer Käse ersetzen. Ich gebe gern noch etwas Sambal Oelek oder Ajvar zu meinen Fleischpflanzerln, dadurch werden sie richtig schön scharf.

Pumping Hähnchen

glutenfrei

Zubereitungszeit: 15 Minuten
Pro Portion etwa: 715 kcal • 56 g EW • 8 g F • 105 g KH

Für 2 große Portionen

250 g glutenfreie Pasta (z. B. Tagliatelle oder Rigatoni)
2 Zwiebeln
400 g Hähnchenbrust
2 TL Kokosöl
4 Cherrytomaten
1 gelbe Paprikaschote
250 g grüner Spargel
200 g Champignons (optional)
Salz
schwarzer Pfeffer aus der Mühle
Cayennepfeffer (optional)
2 TL weißer Sesamsamen
2 kleine Stängel Petersilie
½ Zitrone (optional)

So geht's

1. In einem Topf gesalzenes Wasser erhitzen und die Pasta darin nach Packungsanleitung al dente kochen.
2. Die Zwiebeln abziehen und würfeln sowie die Hähnchenbrust in kleine Stücke schneiden. Das Kokosöl in einer großen beschichteten Pfanne auf hoher Temperatur erhitzen. Hähnchenbrust und Zwiebeln hineingeben und gar braten.
3. Inzwischen die Cherrytomaten halbieren, die Paprikaschote entkernen und in dünne Streifen schneiden. Den Spargel waschen, die verholzten Enden großzügig abschneiden und in Stücke schneiden. Falls gewünscht, die Champignons putzen und in Scheiben schneiden.
4. Sobald die Hähnchenbrust durchgebraten ist, die Tomaten, den Spargel und die Champignons mit in die Pfanne geben und mit Salz, Pfeffer und – falls gewünscht – Cayennepfeffer abschmecken. Die Pfanne mit einem Deckel abdecken und alles etwa 5 Minuten köcheln lassen.
5. Die fertige Pasta abgießen und zusammen mit den Paprikastreifen und den Sesamsamen kurz in die Pfanne geben. Alles vermischen.
6. Die Pasta auf zwei Teller verteilen und vor dem Servieren mit etwas Petersilie garnieren. Falls gewünscht, jeweils noch ¼ Zitrone zum Gericht servieren und den Saft über der Pasta ausdrücken.

Mein Tipp

Ich bringe mir aus den Urlauben in meiner Heimat, der Türkei, immer eine Paprika-Gewürz-Mischung mit, die diesem Gericht und vielen anderen eine wunderbare Würze verleiht. Halte auch du im Urlaub oder daheim in gut sortierten Supermärkten und auf Wochenmärkten nach solch orientalischen Gewürzmischungen Ausschau.

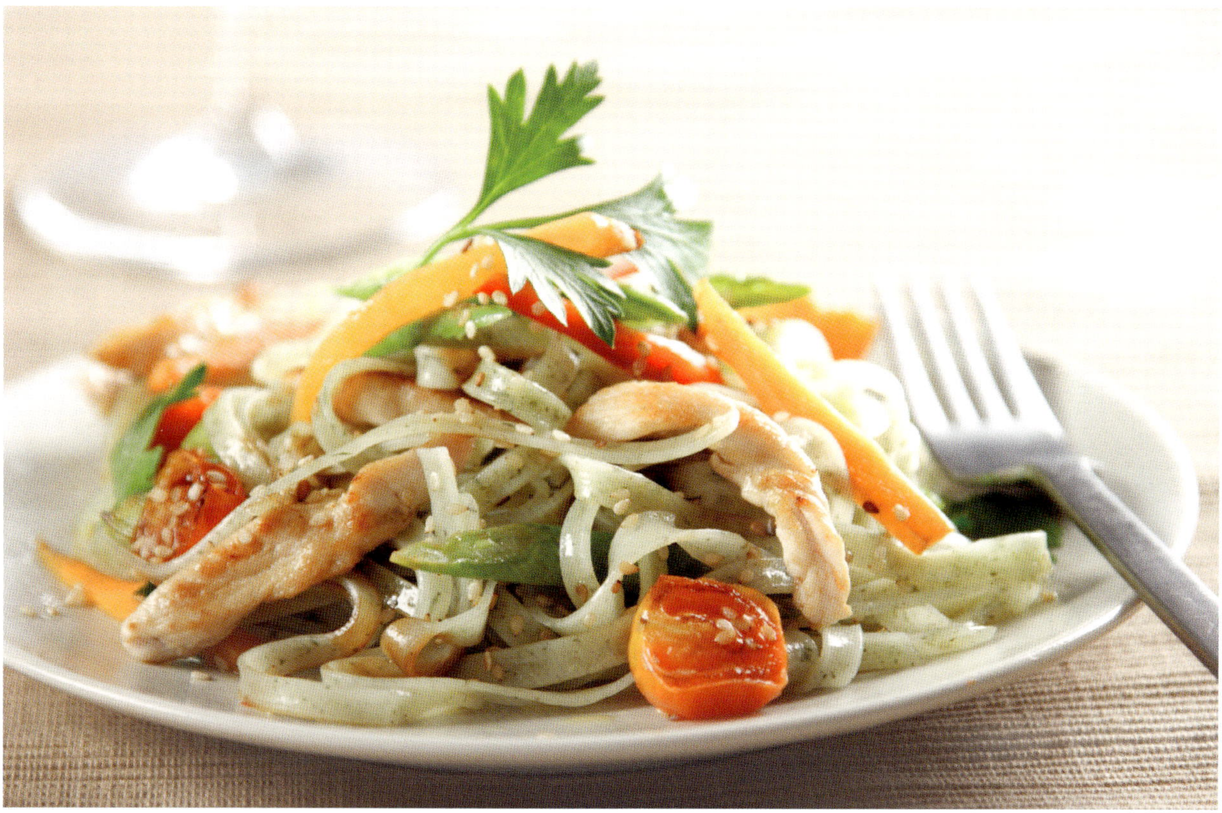

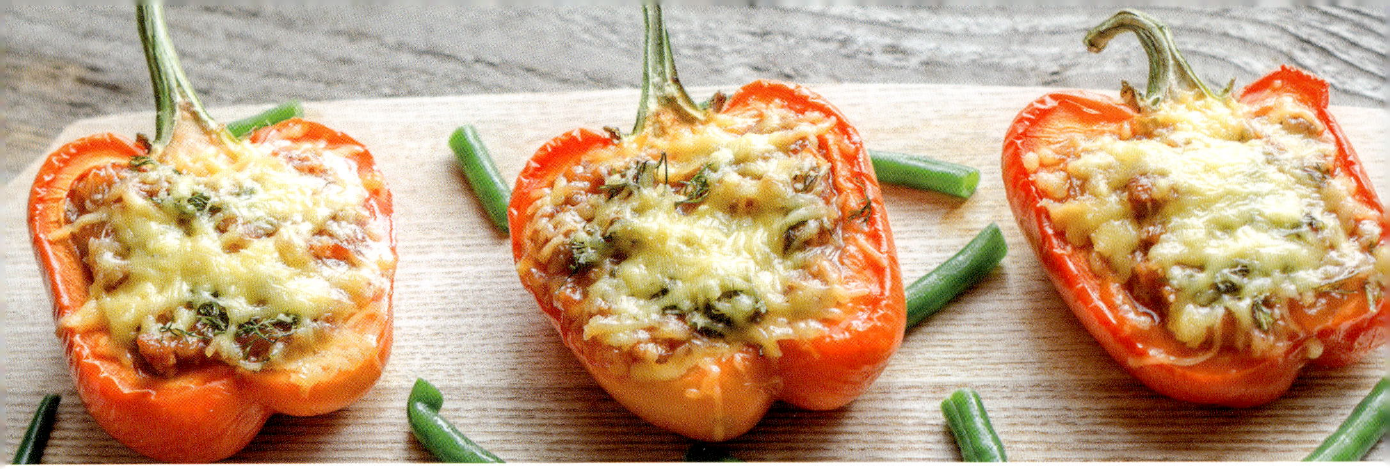

Gefüllte Gym-Paprika

low-carb

Zubereitungszeit: 15 Minuten
Backzeit: ca. 15 Minuten
Pro Portion etwa: 310 kcal • 56 g EW • 5 g F • 10 g KH

Für 2 Portionen
2 rote Paprikaschoten
1 Knoblauchzehe
½ Zwiebel
10 Blätter Basilikum
250 g Rindertatar
Salz
schwarzer Pfeffer aus der Mühle
Chilipulver
200 g Harzer Käse

Außerdem:
1 Backblech (ca. 37,5 × 44,5 cm)

So geht's

1. Den Backofen auf 175 °C Ober-/Unterhitze (150 °C Umluft) vorheizen.
2. Die Paprikaschoten waschen, halbieren und entkernen (den Stängel der Paprikaschoten kannst du dranlassen ober abschneiden, mit Stängel sieht das fertige Gericht noch besser aus). Die Hälften auf ein mit Backpapier ausgelegtes Backblech geben.
3. Den Knoblauch abziehen und fein hacken. Die Zwiebel abziehen und fein würfeln. Die Basilikumblätter abbrausen, trocken schütteln und fein hacken. Knoblauch, Zwiebel und Basilikum zum Tatar geben, die Tatarmasse mit Salz, Pfeffer und Chilipulver würzen, gut durchmischen und in vier Portionen aufteilen.
4. Die Paprikahälften mit der Tatarmischung füllen. Den Käse reiben und darüberstreuen.
5. Die gefüllten Paprika im Ofen 15 Minuten backen. Sobald der Käse goldbraun ist, die Paprika aus dem Ofen nehmen und auf einem Teller servieren.

Mein Tipp

Statt des Chilipulvers kannst du natürlich auch eine frische Chilischote verarbeiten. Hacke sie dann fein, bevor du sie unter das Tatar mischst.

Fitnessdöner

Zubereitungszeit: 15 Minuten
Pro Portion etwa: 400 kcal • 29 g EW • 11 g F • 44 g KH

Für 2 Portionen
100 g frischen Rotkohl
50 g frischen Weißkohl
100 g Salatgurke
½ Zwiebel
100 g Cherrytomaten
1 TL Olivenöl
1 TL Apfelessig
Salz
schwarzer Pfeffer aus der Mühle
200 g Putenbrustfilet
Gyros-Gewürzmischung
1 EL Kokosöl
2 Vollkornpitataschen
100 g Kräuterquark light (10 % Fett i. Tr.)

So geht's

1. Rot- und Weißkohl in Streifen schneiden. Die Gurke waschen und ebenfalls in dünne Streifen schneiden. Die Zwiebel abziehen, halbieren und in dünne Scheiben schneiden. Die Tomaten waschen und vierteln. Das Gemüse in einer Schüssel mit Olivenöl, Essig sowie Salz und Pfeffer vermischen.
2. Das Putenfilet in Würfel schneiden und großzügig mit der Gyros-Gewürzmischung bedecken. Das Kokosöl in einer beschichteten Pfanne erhitzen und das Fleisch darin scharf anbraten, bis es gar ist.
3. Den Backofen auf 200 °C Ober-/Unterhitze (180 °C Umluft) vorheizen und die Pitabrote für 5 Minuten in den Ofen legen.
4. Die Taschen aus dem Ofen nehmen, aufklappen, innen jeweils mit der Hälfte des Quarks bestreichen und mit dem Salat und den Putenfiletstücken füllen.

Mein Tipp

Vollkornpitas sind nicht in jedem Supermarkt erhältlich, dafür in sehr vielen Onlineshops. Such also gegebenenfalls im Internet nach ihnen. Für eine vegane Dönervariante kannst du statt des Putenbrustfilets Tofu oder andere Fleischersatzprodukte nehmen.

Zucchininudeln mit Garnelen

low-carb

Zubereitungszeit: 15 Minuten
Pro Portion etwa: 380 kcal • 33 g EW • 15 g F • 28 g KH

Für 2 Portionen
2 EL Pinienkerne
1 Zitrone
200 g Biogarnelen
1 Zwiebel
1 Chilischote
3 Knoblauchzehen
1 EL Kokosöl
125 g Cherrytomaten
1 Bund Basilikum
2 große Zucchini
schwarzer Pfeffer aus der Mühle

So geht's

1. Die Pinienkerne in einer beschichteten Pfanne rösten, bis sie goldbraun sind, dann herausnehmen und beiseitestellen.
2. Die Zitrone auspressen und den Saft mit 100 ml Wasser in einen Topf geben. Die Garnelen dazugeben und bei mittlerer Hitze leicht anbraten, bis sie gar sind.
3. Die Zwiebel abziehen und fein würfeln. Die Chilischote waschen und fein hacken. Den Knoblauch abziehen und durch eine Knoblauchpresse drücken.
4. Das Kokosöl in einer beschichteten Pfanne erhitzen und Zwiebeln, Chili und Knoblauch darin anschwitzen. Die Cherrytomaten waschen, halbieren und in die Pfanne geben. Das Basilikum waschen, trocken schütteln, die Blätter von den Stängeln zupfen, fein hacken und ebenfalls einrühren.
5. Die Zucchini waschen, mit einem Spiralschneider in Spaghettiform schneiden und mit den gekochten Garnelen in die Pfanne geben. Alles gut vermischen. Die Zucchini in der heißen Pfanne garen, bis sie bissfest sind. Die Garnelen-Gemüse-Pfanne mit Pfeffer abschmecken und vor dem Servieren die Pinienkerne darüberstreuen.

Mein Tipp

Du kannst statt der Garnelen auch Rindfleischstreifen oder Tofu verwenden. Für mich ist es vor allem ein Gericht, das mich vom Sommerurlaub träumen lässt.

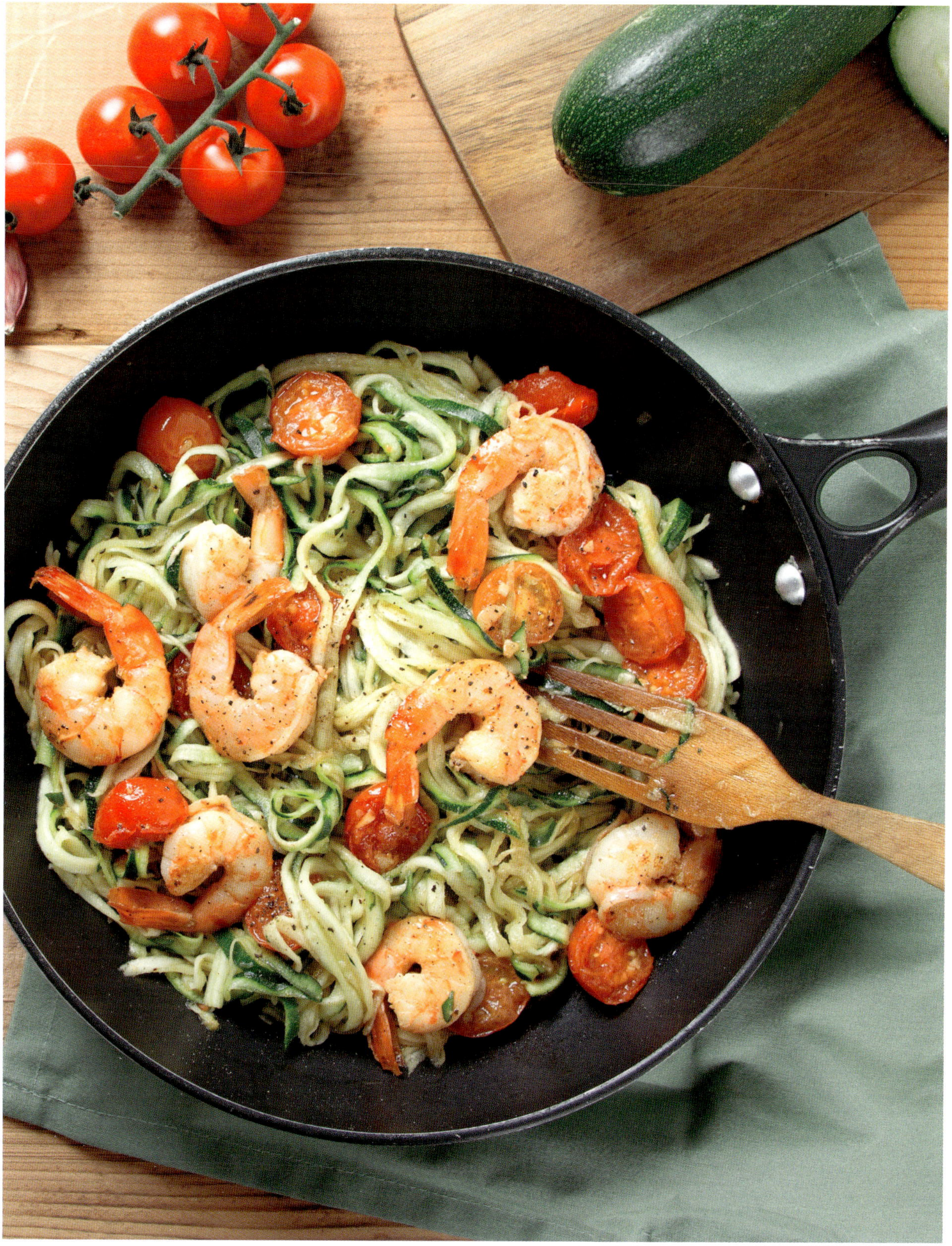

Wildlachs mit Süßkartoffeln

Zubereitungszeit: 30 Minuten
Pro Portion etwa: 520 kcal • 50 g EW • 13 g F • 50 g KH

Für 2 Portionen

3 große Süßkartoffeln
400 g Wildlachs (aus Wildfang)
Salz
schwarzer Pfeffer
aus der Mühle
Paprikapulver, edelsüß
3 Knoblauchzehen
1 TL Kokosöl
500 g frischer Spinat

Außerdem:

1 Backblech
(ca. 37,5 × 44,5 cm)

So geht's

1. In einem Topf gesalzenes Wasser erhitzen und die Süßkartoffeln darin garen.
2. Den Backofen auf 200 °C Ober-/Unterhitze (180 °C Umluft) vorheizen. Ein Backblech mit Backpapier auslegen.
3. Den Lachs in etwa 4 Zentimeter breite Streifen schneiden und auf dem Blech verteilen. Mit Salz, Pfeffer und Paprika würzen.
4. Die Knoblauchzehen abziehen, halbieren und ebenfalls auf das Blech geben. Den Lachs für 15 bis 20 Minuten in den Ofen geben.
5. In einer beschichteten Pfanne das Kokosöl bei niedriger Temperatur erhitzen. Den Spinat waschen, abtropfen lassen und im Kokosfett kurz andünsten, dann salzen und pfeffern.
6. Die fertig gekochten Süßkartoffeln abgießen, schälen, in Scheiben schneiden und auf zwei Teller verteilen. Den Spinat und den gegarten Lachs dazugeben.

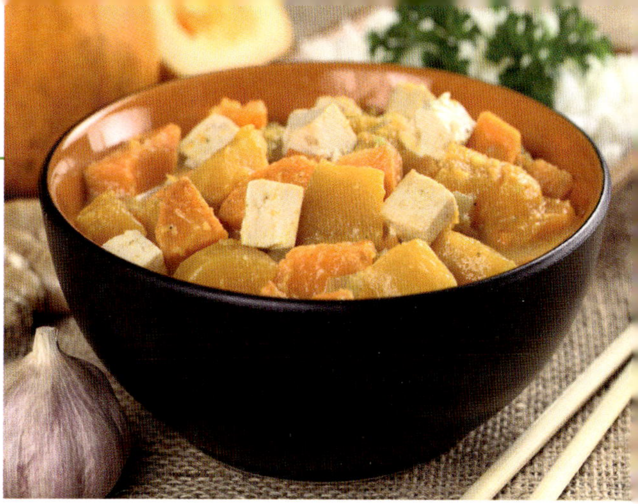

Power-Tofu-Schale mit Süßkartoffel

vegan

Zubereitungszeit: 20 Minuten
Pro Portion etwa: 400 kcal • 13 g EW • 10 g F • 65 g KH

Für 2 Portionen

1 kleiner Hokkaidokürbis (ca. 1 kg)
1 Süßkartoffel
1 l Biogemüsebrühe
2 EL Kokosöl
1 Zwiebel
100 g Tofu
½ TL Currypulver
Salz
schwarzer Pfeffer aus der Mühle

So geht's

1. Den Kürbis putzen, halbieren, mit einem Löffel entkernen und grob würfeln. Die Süßkartoffel schälen und ebenfalls grob würfeln.
2. In einem Topf die Gemüsebrühe zum Kochen bringen. Den Kürbis sowie die Süßkartoffel hineingeben und in ca. 10 Minuten garkochen. Die überschüssige Flüssigkeit abgießen, sodass Kürbis und Süßkartoffel nur noch leicht mit der Gemüsebrühe bedeckt sind, und die Hitze reduzieren.
3. 1 EL Kokosöl in einer beschichteten Pfanne erhitzen. Die Zwiebel abziehen, fein würfeln und glasig dünsten.
4. Den Tofu grob würfeln, mit Currypulver vermischen, in die Pfanne geben und bei mittlerer Hitze goldbraun braten. Immer wieder umrühren.
5. Den Kürbis und die Süßkartoffel auf zwei Schälchen verteilen, mit Salz und Pfeffer abschmecken und die Tofuwürfel dazugeben.

Mein Tipp

Um deinem Tofu mehr Aroma zu verleihen, kannst du die Tofuwürfel bereits am Tag vor dem Kochen in Sojasauce einlegen und über Nacht ziehen lassen. Verfeinern kannst du die Power-Tofu-Schale auch, indem du vor dem Servieren geriebenen oder gepressten Knoblauch und gehackte Chili darüberstreust.

Low-Carb-Minipizzen

vegan

Backzeit: 15–18 Minuten
Pro Stück etwa: 115 kcal • 6 g EW • 6 g F • 9 g KH

Für 6 kleine Pizzen
Für den Teig:
50 g Rote-Linsen-Mehl
50 g geschroteter Leinsamen
10 g Chiasamen
1 EL Olivenöl
100 ml Wasser
1 Prise Salz

Für die Soße:
1 Knoblauchzehe
1 Chilischote
200 g Tomaten
getr. Oregano

Für den Belag:
50 g veganer Käse
1 rote oder gelbe Paprikaschote (optional)
100 g Champignons

Außerdem:
1 Backblech (ca. 37,5 × 44,5 cm)

So geht's

1. Für den Teig in einer Schüssel das Rote-Linsen-Mehl, die Leinsamen und die Chiasamen vermengen. Olivenöl und Wasser dazugießen, salzen und den Teig gut durchkneten, bis er keine Klumpen mehr bildet. Den Teig 10 Minuten quellen lassen. Währenddessen den Backofen auf 180 °C Ober-/Unterhitze (150 °C Umluft) vorheizen.
2. Für die Soße den Knoblauch abziehen und zusammen mit der Chilischote fein hacken. Die Tomaten waschen, den Strunk entfernen und stückeln. In einer Schüssel Knoblauch, Chili und Oregano mit den Tomaten vermischen.
3. Den gequollenen Pizzateig nun in 6 Portionen teilen und mit einem angefeuchteten Löffel auf ein mit Backpapier ausgelegtes Backblech geben, sodass 6 runde Minipizzen entstehen. Diese im Backofen rund 10 Minuten vorbacken.
4. In der Zwischenzeit den Käse reiben und die Champignons putzen und in Scheiben schneiden, zudem – falls gewünscht – die Paprika waschen, entkernen und in feine Streifen schneiden.
5. Sobald der Teig durch, aber noch nicht knusprig ist, das Backblech aus dem Ofen nehmen. Mit einem Löffel die Pizzasoße auf den Minipizzen verteilen, dann die Champignons, gegebenenfalls die Paprika sowie den Käse darauf verteilen.
6. Das Blech wieder in den Ofen schieben. Die Minipizzen 6 bis 8 Minuten backen, von jetzt an aber am besten nicht mehr aus den Augen lassen, sodass der Teig nicht zu dunkel wird. Sobald der Rand schön knusprig und der Käse geschmolzen ist, sind die Minipizzen fertig.

Mein Tipp

Verfeinern kannst du die fertig gebackenen Pizzen noch zusätzlich, indem du frisches Basilikum darüberstreust.

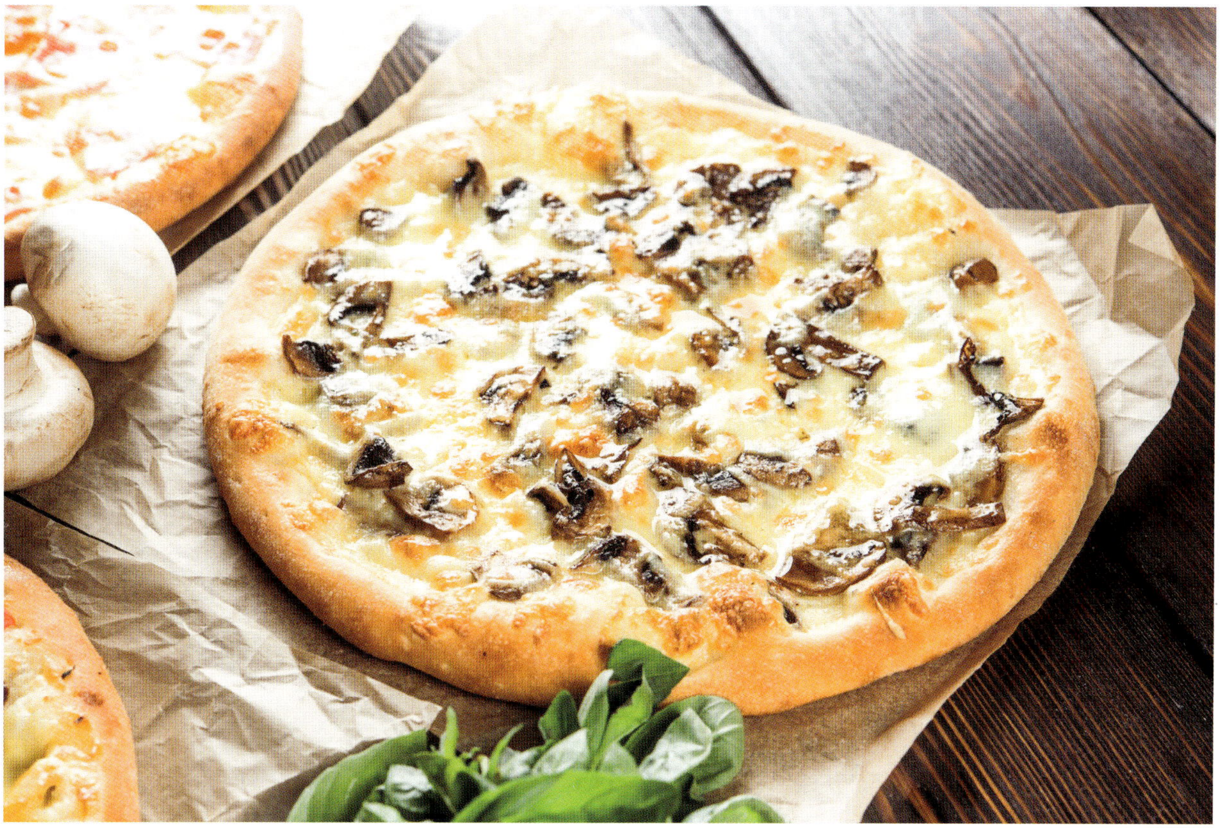

Gewinner-Couscous-Bowl

vegetarisch

Zubereitungszeit: 20 Minuten
Pro Portion etwa: 270 kcal • 17 g EW • 6 g F • 36 g KH

Für 2 Portionen
300 ml Biogemüsebrühe
50 g Couscous
100 g Zuckerschoten
100 g Kidneybohnen
1 EL Tomatenmark
Cayennepfeffer
2 EL scharfes rotes Pesto
100 g Kräuterquark light (10 % Fett i. Tr.)

So geht's

1. In einem Topf die Gemüsebrühe aufkochen. Den Couscous in die Gemüsebrühe einrühren, vom Herd nehmen und 10 Minuten ziehen lassen.
2. Die Zuckerschoten waschen. Etwas Wasser in einer beschichteten Pfanne erhitzen und die Zuckerschoten darin etwa 10 Minuten dünsten, bis sie bissfest sind.
3. Die Bohnen abtropfen lassen und gründlich abspülen. Zuckerschoten, Bohnen, Tomatenmark, Cayennepfeffer sowie Pesto zum Couscous geben und alles gründlich vermengen.
4. Den Gewinner-Couscous auf zwei Bowls verteilen und jeweils die Hälfte des Kräuterquarks daraufgeben.

Mein Tipp

Die Gewinner-Couscous-Bowl schmeckt sowohl warm oder lauwarm als auch kalt sehr gut. Im Sommer ist der Couscous eine tolle Beilage zu Gegrilltem.

Linsensuppe

vegan

Zubereitungszeit: 25 Minuten
Pro Portion etwa: 460 kcal • 30 g EW • 9 g F • 65 g KH

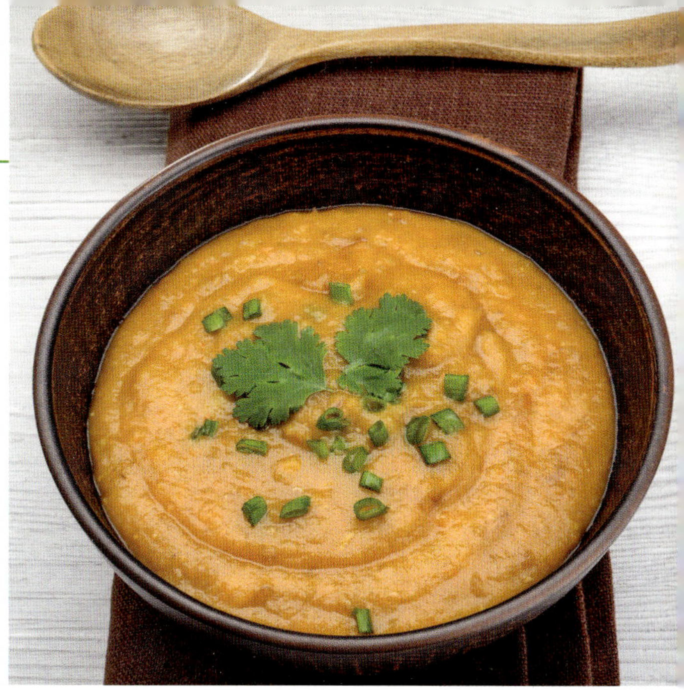

Für 2 Portionen

1 Zwiebel
1 Frühlingszwiebel
2 rote Paprikaschoten
1 Chilischote
2 cm großes Ingwerstück
1 EL Kokosöl
200 g rote Linsen
250 ml Kokosnussdrink
½ Zitrone
Salz
schwarzer Pfeffer aus der Mühle
Currypulver
etwas Petersilie und Schnittlauch zum Garnieren

So geht's

1. Die Zwiebel abziehen und fein würfeln. Die Frühlingszwiebel putzen und in dünne Ringe schneiden. Die Paprikaschoten waschen, entkernen und klein würfeln. Die Chilischote waschen und fein hacken. Den Ingwer schälen und reiben.
2. Das Kokosöl in einem Topf erhitzen. Zwiebeln, Chili und Ingwer kurz darin anschwitzen, anschließend die Paprikawürfel und die Linsen dazugeben. Den Kokosnussdrink und gegebenenfalls Wasser dazugießen, bis alles bedeckt ist.
3. Die Linsen bei mittlerer Hitze etwa 15 Minuten köcheln lassen. Sobald die Linsen zerfallen, den Topf von der Herdplatte nehmen.
4. Die Zitrone auspressen. Die Linsen mit einem Pürierstab pürieren und mit Zitronensaft sowie Salz, Pfeffer und Curry abschmecken.
5. Die Petersilie abbrausen, trocken schütteln und ein paar Blätter fein hacken. Den Schnittlauch abbrausen, trocken, schütteln und in kleine Röllchen schneiden.
6. Die Suppe in zwei Suppenschalen füllen und mit Petersilie und Schnittlauch bestreut servieren.

Mein Tipp

Sofern du den Fettgehalt deiner Linsensuppe senken möchtest, verwende statt des Kokosnussdrinks Biogemüsebrühe.

Gemüsechips mit Proteincreme

vegetarisch

Zubereitungszeit: 15 Minuten
Backzeit: ca. 45 Minuten
Pro Portion etwa: 360 kcal • 7 g EW • 24 g F • 28 g KH

Für 2 Portionen
Für die Gemüsechips:
1 festkochende Kartoffel
1 Rote Bete
1 Zucchini
1 Pastinake
4 EL Rapsöl
Salz
schwarzer Pfeffer aus der Mühle

Für die Proteincreme:
½ Biozitrone
½ Bund Schnittlauch
100 g saure Sahne

Außerdem:
1 Backblech (ca. 37,5 × 44,5 cm)

So geht's

1. Den Backofen auf 175 °C Ober-/Unterhitze (150 °C Umluft) vorheizen.
2. Die Kartoffel, die Rote Bete und die Pastinake waschen, putzen, gut trocknen, schälen und alles in dünne Scheiben schneiden. Die Zucchini waschen, putzen und ebenfalls in dünne Scheiben schneiden.
3. In einer kleinen Schüssel das Rapsöl mit etwas Salz und Pfeffer vermengen. Ein Backblech mit Backpapier auslegen und die Gemüsescheiben darauf verteilen. Das Gemüse mit einem Pinsel mit der Ölmarinade bestreichen und anschließend rund 45 Minuten im Ofen backen. Ab und zu die Ofentür öffnen, damit Dampf entweichen kann.
4. Für die Proteincreme die Zitrone heiß waschen, trocknen, halbieren und die Schale einer Hälfte abreiben, die Zitrone auspressen. Den Schnittlauch abbrausen, trocken schütteln und in kleine Röllchen schneiden. Abrieb und Saft der Zitrone mit dem Schnittlauch in eine kleine Schüssel geben und mit der sauren Sahne gut verrühren.
5. Die fertigen Chips in zwei kleine Schüsseln füllen und zusammen mit der Proteincreme als Dip servieren.

Mein Tipp

Du kannst deine Gemüsechips auch aufbewahren, ohne dass sie labbrig werden. Packe sie dafür luftdicht ab, zum Beispiel in einen Gefrierbeutel. Gibst du noch Reis dazu, bleiben deine Chips auf jeden Fall knusprig. Bei Zimmertemperatur kannst du sie so bis zu 2 Tage aufbewahren.

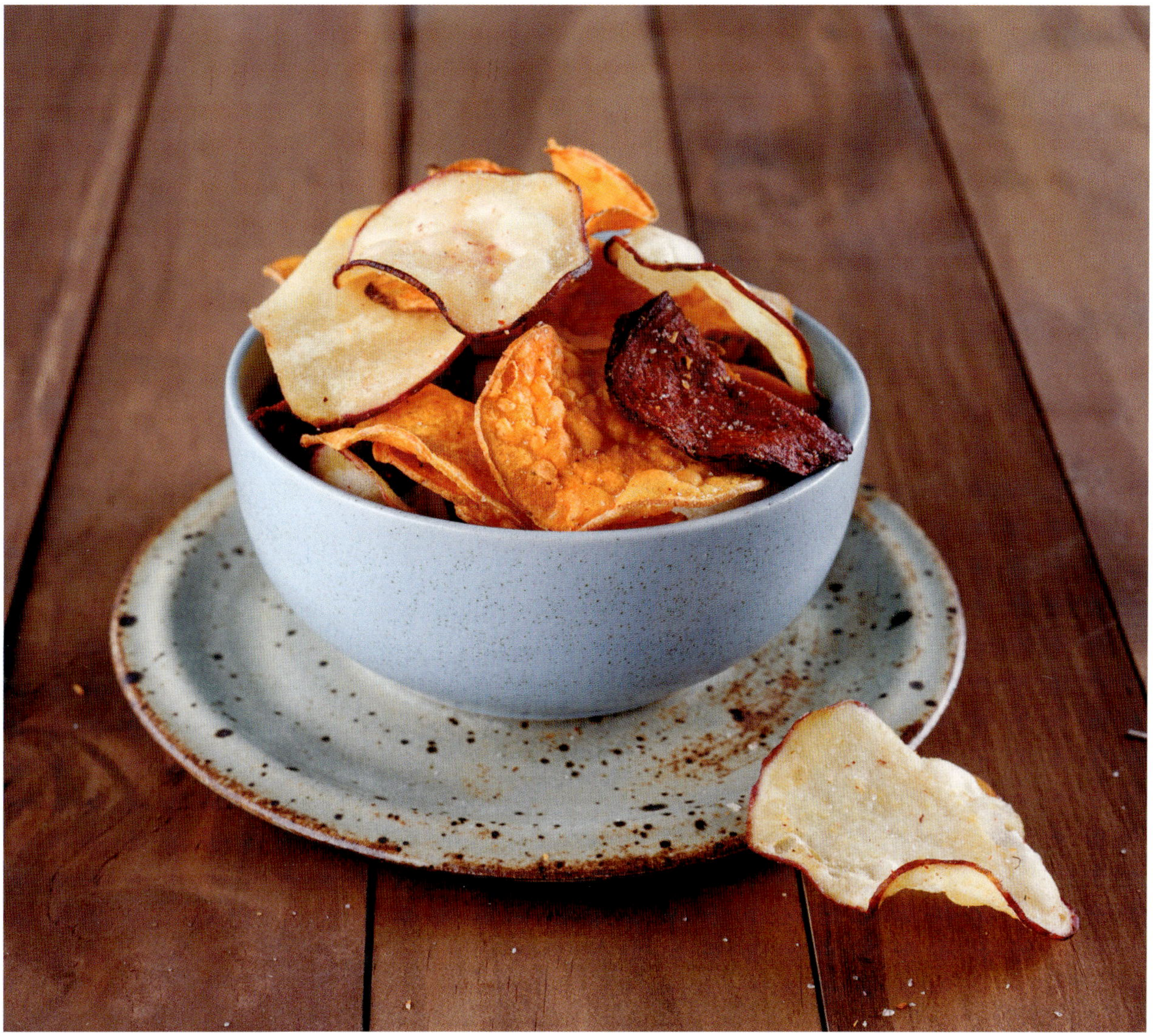

MEINE POWERREZEPTE

DESSERT

Wie Sophia liebe auch ich es, ein herzhaftes Essen mit etwas Süßem abzurunden. Das Gute daran ist: Für leckere Desserts brauchst du keinen raffinierten Zucker oder Massen an Süßstoffen. In meinen Fitnessdesserts steckt zudem jede Menge Protein, sie enthalten wenig Fett und nur gesunde Kohlenhydrate.

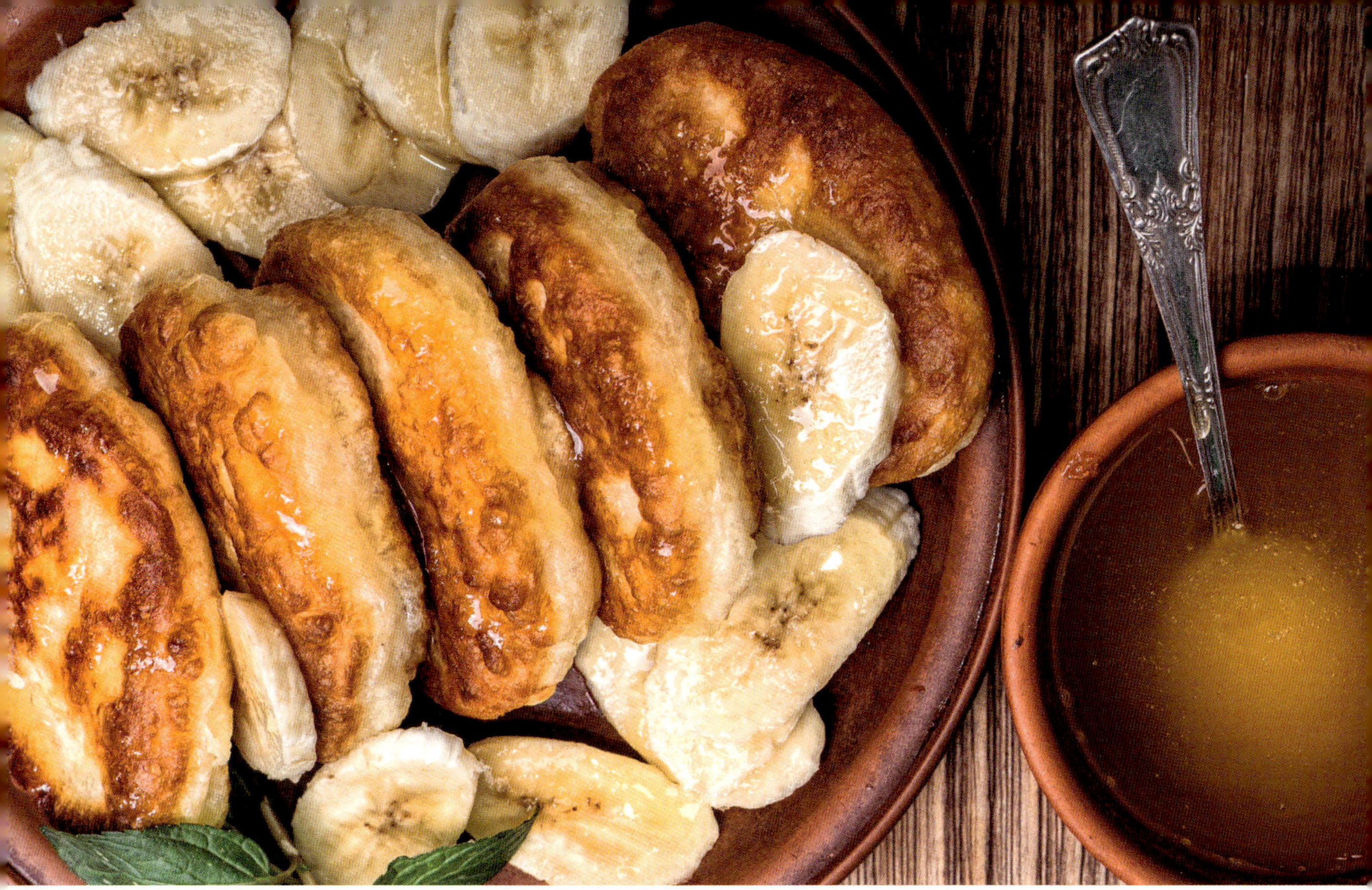

Power-Pancakes

vegetarisch

Zubereitungszeit: 15 Minuten
Pro Stück etwa: 200 kcal • 11 g EW • 6 g F • 24 g KH

Für 5 Pancakes
50 g zarte Haferflocken
3 große reife Bananen
2 Eier
40 g Proteinpulver (z. B. Vanillegeschmack)
2 TL Sonnenblumenöl
1 TL Honig oder Agavendicksaft

So geht's

1. Die Haferflocken mit einem Pürierstab in einer Schüssel zerkleinern. 2 Bananen, die Eier und das Proteinpulver hinzugeben und zu einem glatten Teig verarbeiten.
2. In einer beschichteten Pfanne das Öl erhitzen. Den Teig portionsweise in die Pfanne geben und etwa 5 Pancakes goldbraun ausbacken.
3. Die Pancakes auf einem großen Teller anrichten. Die übrige Banane in Scheiben schneiden und dazulegen. Vor dem Servieren Honig oder Agavendicksaft über die Pancakes und die Banane träufeln.

Protein-Käsekuchen mit Beeren

vegetarisch

Zubereitungszeit: 10 Minuten
Backzeit: ca. 70 Minuten
Pro Stück etwa: 345 kcal • 45 g EW • 8 g F • 23 g KH

Für ca. 7 Stücke
Für den Boden:
6 Reiswaffeln
100 g Erythrit

Für den Belag:
600 g fettarmer Frischkäse (0,2 % Fett i. Tr.)
600 g Magerquark (0,3 % Fett i. Tr.)
4 Eier
100 g Erythrit
100 ml fettarme Milch (1,5 % Fett)
140 g Proteinpulver (z. B. Vanillegeschmack)
2 EL Zitronensaft
125 g frische Beeren (z. B. Himbeeren oder Erdbeeren)

Außerdem:
1 Springform (Ø 26 cm)

So geht's

1. Den Backofen auf 200 °C Ober-/Unterhitze (180 °C Umluft) vorheizen und eine Springform mit Backpapier auslegen.
2. In einer Schüssel die Reiswaffeln in möglichst kleine Teile zerbröseln. Erythrit in einem kleinen Topf zum Schmelzen bringen. Sobald der Erythrit flüssig ist, die zerbröselten Reiswaffeln hinzugeben und gut verrühren. Die entstandene Masse als Kuchenboden in die Kuchenform füllen, gleichmäßig verteilen und festdrücken.
3. Für den Belag in einer Schüssel Frischkäse, Magerquark, Eier, Milch, Proteinpulver und Zitronensaft verrühren. Die Masse anschließend auf den Kuchenboden geben, glattstreichen und den Käsekuchen im Ofen 10 Minuten backen. Die Ofentemperatur dann auf 150 °C reduzieren und den Kuchen etwa 60 Minuten weiterbacken. Dabei darauf achten, dass er nicht zu dunkel wird.
4. Die Erdbeeren waschen, trocken tupfen und halbieren. Den Kuchen aus dem Ofen nehmen, auskühlen lassen und mit den Erdbeeren verzieren.

Mein Tipp

Du kannst den Kuchen statt mit Reiswaffeln auch mit Maiswaffeln und je nach Saison mit anderen Beeren, zum Beispiel Blaubeeren, oder mit Pflaumen zubereiten. Auch gehackte Trockenfrüchte eignen sich gut. Und statt Erythrit kannst du deinen Kuchen mit Stevia süßen.
Du kannst dir deinen Kuchen zudem gut einteilen, mindestens zwei Tage bleibt er im Kühlschrank sehr schön frisch.

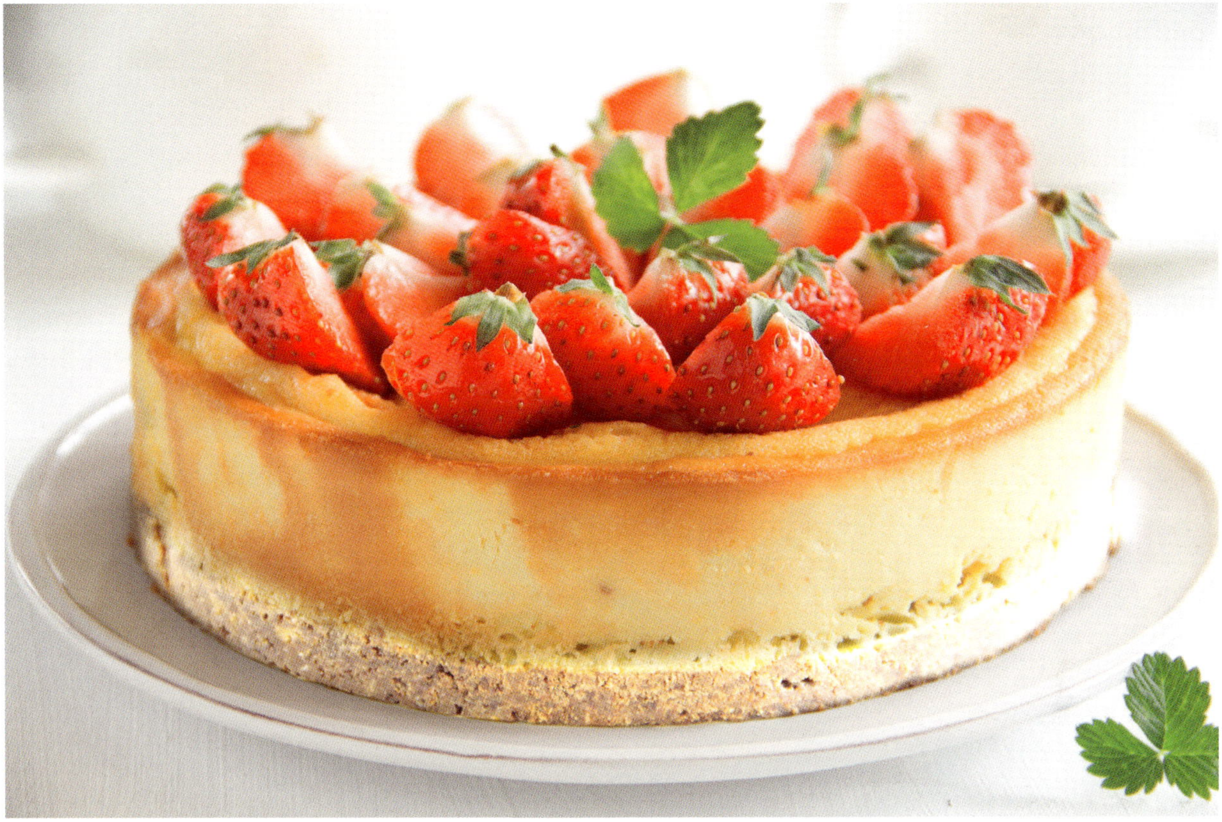

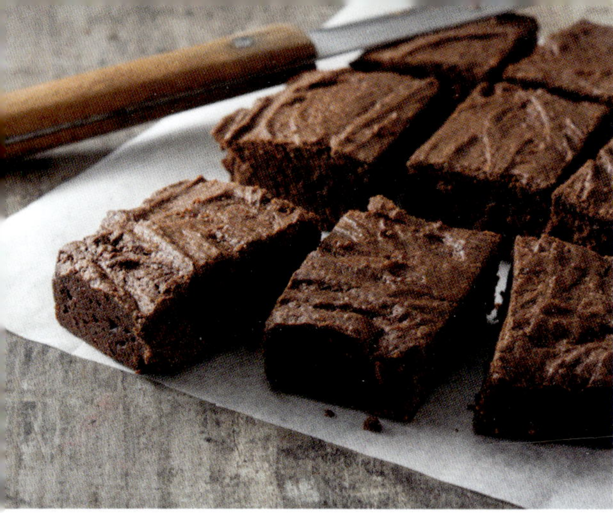

Fitness-Brownies

vegetarisch

Zubereitungszeit: 5 Minuten
Backzeit: 30–40 Minuten
Pro Brownie etwa: 190 kcal • 10 g EW • 11 g F • 12 g KH

Für 8 Brownies
50 g zarte Haferflocken
1 Vanilleschote
1 Dose Kidneybohnen (Abtropfgewicht 255 g)
2 EL Mandelmus
6 EL Kakaopulver, stark entölt
1 Ei
2 Eiklar
1 EL Magerquark
1 TL Backpulver
1–2 EL Honig
2 TL Instantkaffeepulver
1 Prise Salz
2 TL Kokosöl

Außerdem:
1 rechteckige Backform (ca. 25 × 15 cm)

So geht's

1. Den Backofen auf 200 °C Ober-/Unterhitze (180 °C Umluft) vorheizen.
2. Die Haferflocken mit einem Pürierstab in einer Schüssel zerkleinern. Die Vanilleschote aufschneiden, das Mark herauskratzen und zu den Haferflocken geben.
3. Die Kidneybohnen abtropfen lassen, heiß abwaschen und gemeinsam mit den restlichen Zutaten – bis auf das Kokosöl – in die Schüssel geben. Alles mit einem Pürierstab vermengen und zu einem glatten Teig verarbeiten.
4. Eine rechteckige Backform mit dem Kokosöl einfetten. Den Teig in die Form geben und auf der mittleren Schiene in den Backofen schieben. Nach etwa 30 Minuten mit einem Holzstäbchen in den Teig stechen und prüfen, ob er schon durchgebacken ist. Wenn kein Teig mehr an dem Stäbchen kleben bleibt, sind die Brownies fertig.
5. Die Brownies aus dem Ofen nehmen und in 8 Quadrate schneiden.

Mein Tipp

Wer seine Brownies noch verfeinern möchte, kann 10 Walnüsse und 5 Espressobohnen nacheinander in einem Mörser zerkleinern und über den noch warmen Kuchen streuen.

Ananas-Bananen-Nicecream mit Beeren

vegetarisch

Zubereitungszeit: 5 Minuten
Kühlzeit: 2 Stunden
Pro Portion etwa: 310 kcal • 7 g EW • 14 g F • 40 g KH

Für 2 Portionen

200 g Ananas
1 Banane
2 EL fettarmer Joghurt (1,5 % Fett)
50 g gehackte Pistazien
50 g gemischte Beeren

So geht's

1. Die Ananas schälen, vom Strunk befreien und in grobe Würfel schneiden. Die Banane schälen und grob zerteilen. Die Ananas- und Bananenstücke zusammen mit dem Joghurt in einen Standmixer geben und auf höchster Stufe zu einer glatten Masse verrühren.
2. Die Masse 2 Stunden im Kühlfach gefrieren lassen.
3. Die Nicecream anschließend auf zwei kleine Schälchen verteilen und mit den Pistazien und den Beeren garniert servieren.

Mein Tipp

Falls dir mal wenig Zeit zum Zubereiten deiner Nicecream bleibt, kannst du statt frischer Ananas und Banane auch tiefgefrorenes Obst nehmen – dann musst du die Cream vor dem Essen nicht kaltstellen und gefrieren lassen.

Und wie geht es jetzt weiter?

Zuerst einmal: Danke! Du interessierst dich für mich und meine Philosophie, sonst hättest du mein Buch nicht bis zum Ende gelesen. Du hast jede Menge gelernt, über Training, Ernährung und Motivation, und das Gelernte hoffentlich schon umgesetzt. In diesem Fall: Glückwunsch! Ich bin stolz auf dich, du hast mein Programm bravourös durchgezogen.

Dieses Buch mag nun zu Ende sein – doch dein Weg geht weiter. Du würdest mich glücklich machen, wenn du dranbleibst, wenn du jetzt richtig Lust auf weitere Fortschritte hast und weitermachst, wenn du dich dauerhaft gesund ernährst und stetig an deinem Körper arbeitest. Lebe wie eine Athletin: aktiv, gesund, fit und strahlend.

Dieses Buch soll daher keines der Bücher sein, die du einmal liest und dann ins Regal stellst. Dieses Buch soll dir ein Begleiter sein. Zieh es immer wieder hervor, wenn du dir bei einer Übung unsicher bist oder etwas nachschlagen willst. Halte gleichzeitig deine Augen und Ohren offen und sei bereit für Neues: Auf meinen Kanälen findest du immer aktuelle Videos zu den Themen Training, Ernährung und Motivation:

» YouTube: PumpingErcan
» Instagram: @pumping.ercan
» Facebook: Ercan Demir

Und vergiss nie: Am meisten lernst du von dir selbst. Finde heraus, was dir gefällt und was dir guttut. Probiere dich aus. Fordere dich. Fördere dich. Verschiebe deine Grenzen. Schreibe deine Geschichte, hinterlasse deine Fußstapfen auf dieser wunderbaren Welt. Höre immer auf deinen Körper und deine eigene Stimme. Und vor allem: Sei geduldig und gehe liebevoll mit deinem Körper um. Er wird es dir danken. Und falls du mal durchhängst, denke immer daran: Zum Erfolg gibt es keinen Fahrstuhl. Wir alle müssen die Treppe nehmen. Das Schöne ist aber, dass das Treppensteigen viel mehr Spaß macht, als mit dem Fahrstuhl zu fahren.

Bleib sportlich und genieß dein Leben!

Trainings- und Ernährungstagebuch zum Ausfüllen

Vielen meiner Klientinnen und Athletinnen hat es sehr geholfen, ein Trainings- und Ernährungstagebuch zu führen. Das ist nicht ausschließlich etwas für Anfängerinnen, auch viele erfahrene Sportlerinnen halten sich an diese Methode, um ihre Fortschritte zu dokumentieren und sich zu steigern. Glaub mir: Egal, wie gut dein Gedächtnis ist, du kannst dir nicht immer merken, wie viele Wiederholungen und welches Gewicht du beim letzten Training geschafft hast. Insofern kannst du ohne Notizen oder ein Tagebuch auch nur schwer feststellen, welches Gewicht nötig ist, um dich zu steigern. Außerdem siehst du gerade rückblickend anhand der Pläne, an welchen Tagen und zu welcher Tageszeit du die meiste Power hattest. Das wiederum lässt Rückschlüsse darauf zu, ob du eher eine Abendsportlerin bist oder Training am Morgen besser für dich geeignet ist. Und du siehst, welchen Trainingsplan du in der Phase genutzt hast, in der du die größten Fortschritte gemacht hast.

Ich empfehle dir, dass du dir die folgenden Pläne mehrfach kopierst. So hast du erst einmal genug Blankopläne zur Hand. Lege eine Mappe an und hefte deine ausgefüllten Pläne ab. Führe die Tagebücher mindestens vier Wochen lang und analysiere dann, ob es dauerhaft eine geeignete Methode für dich ist. Hier sind zwei Hinweise für dich bezüglich der Rubriken in den Tabellen.

» **Notizen:** Dieses Feld kannst du wunderbar dafür nutzen, um abends aufzuschreiben, wie du mit der Ernährung dieses Tages zurechtgekommen bist: Ist es mir heute schwergefallen, mich gesund zu ernähren? Hatte ich noch Hunger? Welche Gewürze passten perfekt zu dem Mittagessen?

» **Snacks:** Als leckeren und gesunden Snack bietet sich vieles an. Probiere aus, was dir am besten bekommt und schmeckt. Generell empfehle ich proteinhaltige Snacks, zum Beispiel Mandeln, Magerquark mit Früchten oder einen selbst gemachten Shake aus Milch und/oder Joghurt, Zimt und etwas Mandelmus. Zahlreiche Ideen findest du auch auf meinem YouTube-Channel PumpingErcan. Achte auch bei Snacks darauf, dass deren Kalorienzahl und Makronährstoffe mit deinem Ernährungsplan kompatibel sind. Kostenlose Kalorienrechner findest du online.

Trainingstagebuch

Tag/Datum: ____________________ **Beginn des Trainings (Uhrzeit):** ______________

Körpergewicht: _________________ **Trainierte Körperpartie:** ____________________

Übung	Wdh. Satz 1	Wdh. Satz 2	Wdh. Satz 3	Wdh. Satz 4	Gewicht	Satzpause

Ernährungstagebuch

Tag: ______________________			Datum: ______________	
Mahlzeit	**Was?**	**Wie viel?**	**Kalorien?**	**Notizen**
Frühstück				
Snack 1				
Mittag				
Snack 2				
Abendessen				
Snack 3				
Getränke				
Tagesfazit in Kalorien:				

DANKE!

Ich möchte mich an dieser Stelle bei all denen bedanken, die meinen Weg bis hierhin begleitet haben: bei allen, die mir die Ehre erwiesen haben und in meinem Gym trainiert haben, ob nun lediglich einmal oder über Jahrzehnte.

Zuerst möchte ich den besonderen Menschen in meinem Leben danken: meinen Eltern, die mich nie daran gehindert haben, meinen Weg zu gehen. Ich liebe euch!

Danke auch meiner Physiotherapeutin in der Reha damals, ohne die ich wohl nie zum Bodybuilding gekommen wäre. Ich denke oft und gern an dich!

Ich danke Hildegard Schäfer, der Weltmeisterin im Paar-Posing, die mich aufgenommen hat wie eine Mutter. Ich werde dir auf ewig dankbar sein und freue mich, dass wir bis heute Kontakt halten. Du bist ein wunderbarer Mensch!

Ein großes Dankeschön gilt Sophia Thiel, die eine Freundin geworden ist. Gemeinsam haben wir vieles möglich gemacht, was unmöglich schien. Ich bin stolz auf dich!

Karl Ess habe ich viel zu verdanken. Du bist ein Mann, der positiv und groß denkt. Und du bist ein unheimlich herzlicher Mensch. Danke, dass du in mein Leben getreten und mein Freund geworden bist.

Und schließlich möchte ich mich noch bei Tanja Kollbauer (Instagram: twentyeightofjuly) bedanken, die uns mit ihrer guten Laune und ihrer tollen Übungsausführung als Model für die Fotos in diesem Buch sehr geholfen hat.

Die Autoren

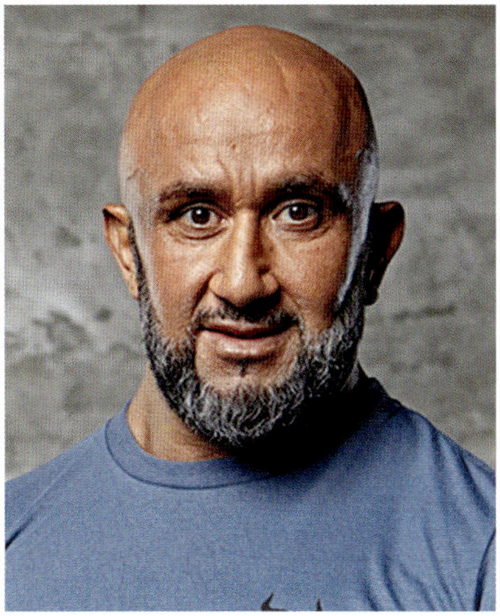

Ercan Demir alias Pumping Ercan ist eine Bodybuilding-Legende – und einer der erfolgreichsten Fitnesstrainer Europas. Er gewann die Bodybuilding-Europameisterschaft im Schwergewicht und entdeckte Fitnessstar Sophia Thiel. Ercan hat sich auf das Training junger Frauen spezialisiert, die abnehmen oder Muskeln aufbauen wollen. Auf seinen Social-Media-Channels folgen ihm rund 250 000 Menschen. Der Dokumentarfilm über sein Leben, *Pumping Ercan,* begeisterte die Kinobesucher. Sein Studio Ercan's Body Gym in München ist seit Jahrzehnten eine Pilgerstätte für Sportbegeisterte. Mitte 2019 wird Ercan dieses Studio schließen und mit Sophia Thiel zeitnah ein neues und größeres Gym in München eröffnen.

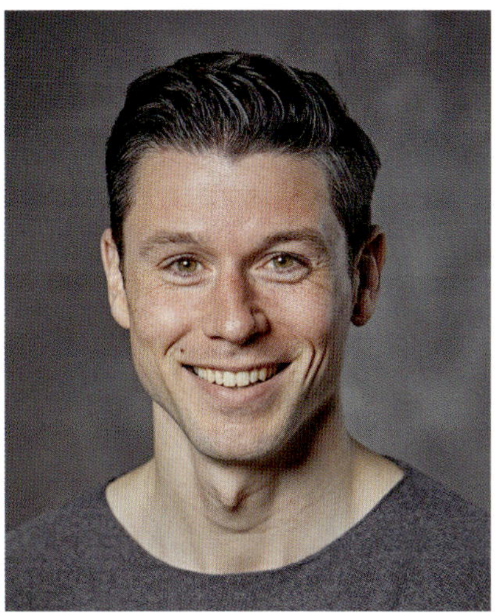

Julien Wolff ist Autor und Sportjournalist. Fitness und Natural Bodybuilding sind seine Leidenschaften. Er hat das Phänomen Ercan selbst erlebt: Der Trainer bereitete ihn 2017 für die Deutsche Meisterschaft des Natural-Bodybuilding-Verbandes GNBF in der Klasse *Men's Physique* vor.

Übungsregister

Rezeptregister